イラスト図解
治し方がよくわかる
# 心のストレス病

You can know the way of getting rid of stress disease.
A guide of getting rid of stress disease by illusrate by a picture

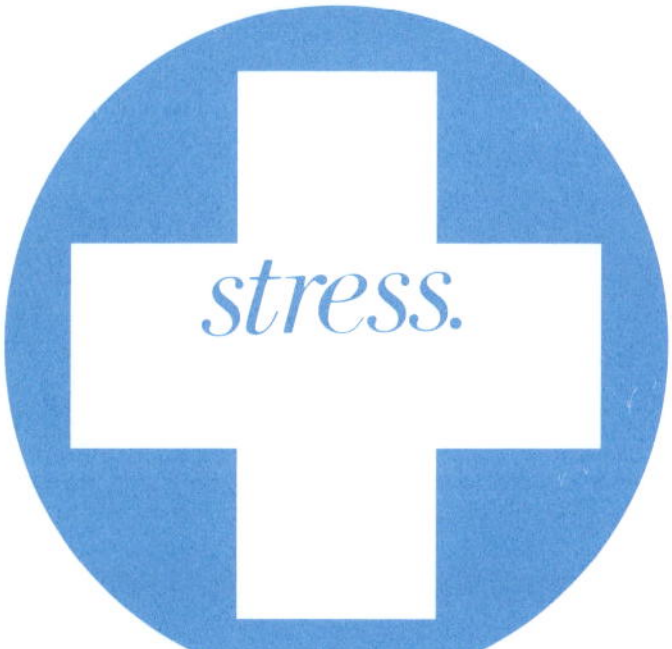


NTT情報流通基盤総合研究所・メンタルヘルスカウンセラー
竹之内敏

幻冬舎

# はじめに

この本を手に取ったあなたは、毎日の生活にストレスを感じているのではありませんか。現代人の生活には、ストレスの原因がごろごろ転がっています。多すぎる仕事、職場の人間関係、リストラ、家族との軋轢《あつれき》、失恋や離婚、うまくいかない就職……。ストレスの原因をあげればきりがないほど。人生の中で、こうしたストレスの原因につまずいてしまうのは、むしろ当然といえるでしょう。

そんなとき、ストレスをうまくコントロールできるかどうかで、その人の人生は大きくかわってきます。ストレスをまともに受けてしまえば、それ自体が苦痛であるのに加え、心と体のさまざまな病気が引き起こされます。気分は晴れず、長く暗いトンネルを歩き続けるような毎日になってしまうかもしれません。

一方、ストレスをうまくコントロールすることができれば、ストレス状況に陥ったとしても、それをやり過ごすことができます。両者を分けるのは、ストレスをコントロールするテクニックをもっているかどうかです。

現在、日本では1年間に3万人もの人が、自殺によって命を失っているといいます。このような過酷なストレス社会を元気に生き抜いていくためには、ストレスをコントロールする方法を身につけておく必要があります。

実際に役に立つテクニックをまとめました。あなたに合ったストレス解消法をみつける手助けになれば幸いです。

メンタルヘルスカウンセラー
竹之内　敏

# 目次

CONTENTS

Chapter 1

## 第1章 ストレスに負けないための基礎知識

第2章

## 積極的にストレスを解消するテクニック

Chapter2.

第3章

# 心の疲れを回復させるいやしの工夫

Chapter3.



# 第4章 ストレスとの上手なつきあい方

Chapter4.



## 第5章 ストレスが襲いかかるのはこんなとき

Chapter5



# 第6章 ストレスで起こる体の異常と心の異常

Chapter6.



# 第7章 カウンセリングを受けて心を救う

Chapter7.

Chapter 1.

# 第1章 ストレスに負けないための基礎知識

現代社会で生活していく以上、ストレスを避けて通ることはできません。大切なのは、ストレスをうまくコントロールし、心と体に対する影響を最小限に食い止めること。それには、まずストレスについてよく知っておくことが必要です。

Chapter 1.
1

# あなたのストレスはどのくらい？ストレスレベル自己診断テスト

Stress Control

どのくらいストレスを受けているかは、自分の感覚だけでは、なかなか正確にはわかりません。自覚していないストレスに気づくためにも、自己診断テストを行って、ストレスレベルを確認してみましょう。

START

Yes: →

どちらかといえば Yes: →

No: ……→

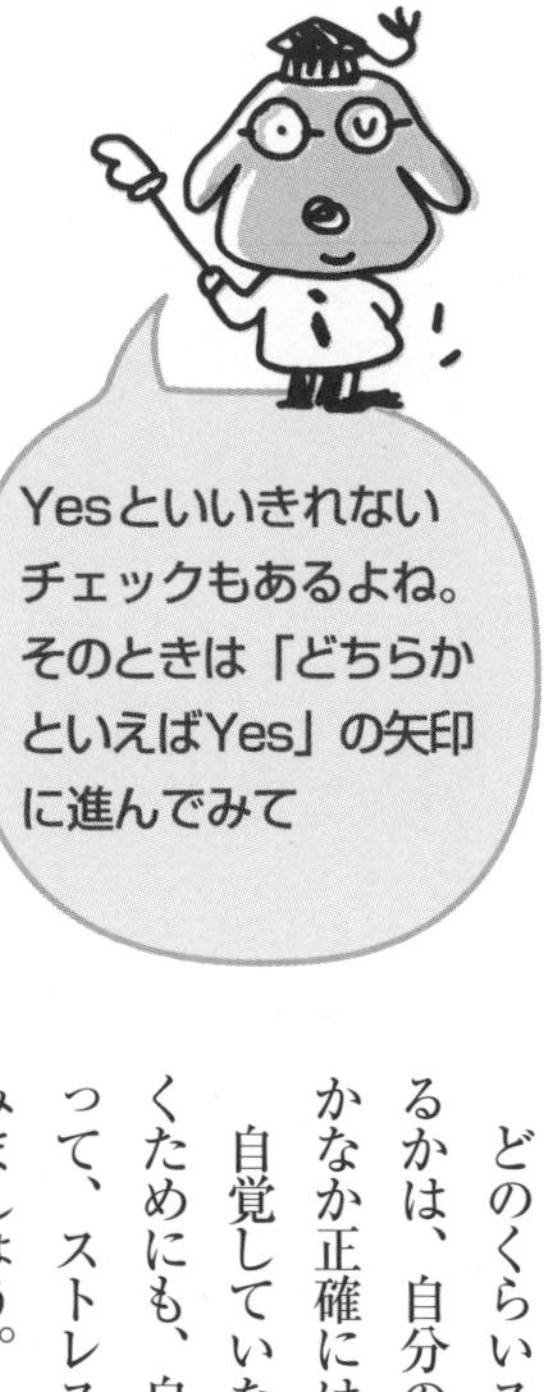
Yesといいきれないチェックもあるよね。そのときは「どちらかといえばYes」の矢印に進んでみて

「趣味は？」と聞かれたらすぐに答えられる

ときには仕事で手を抜くこともある

自分なりの気晴らし方法がある

一家団欒《だんらん》を楽しんでいる

ストレスレベル

**「最適」**

**診断！** ストレスとのつきあい方が上手。この調子なら、ストレス病にかかる心配はないでしょう。最適レベルを維持できるよう心がけましょう

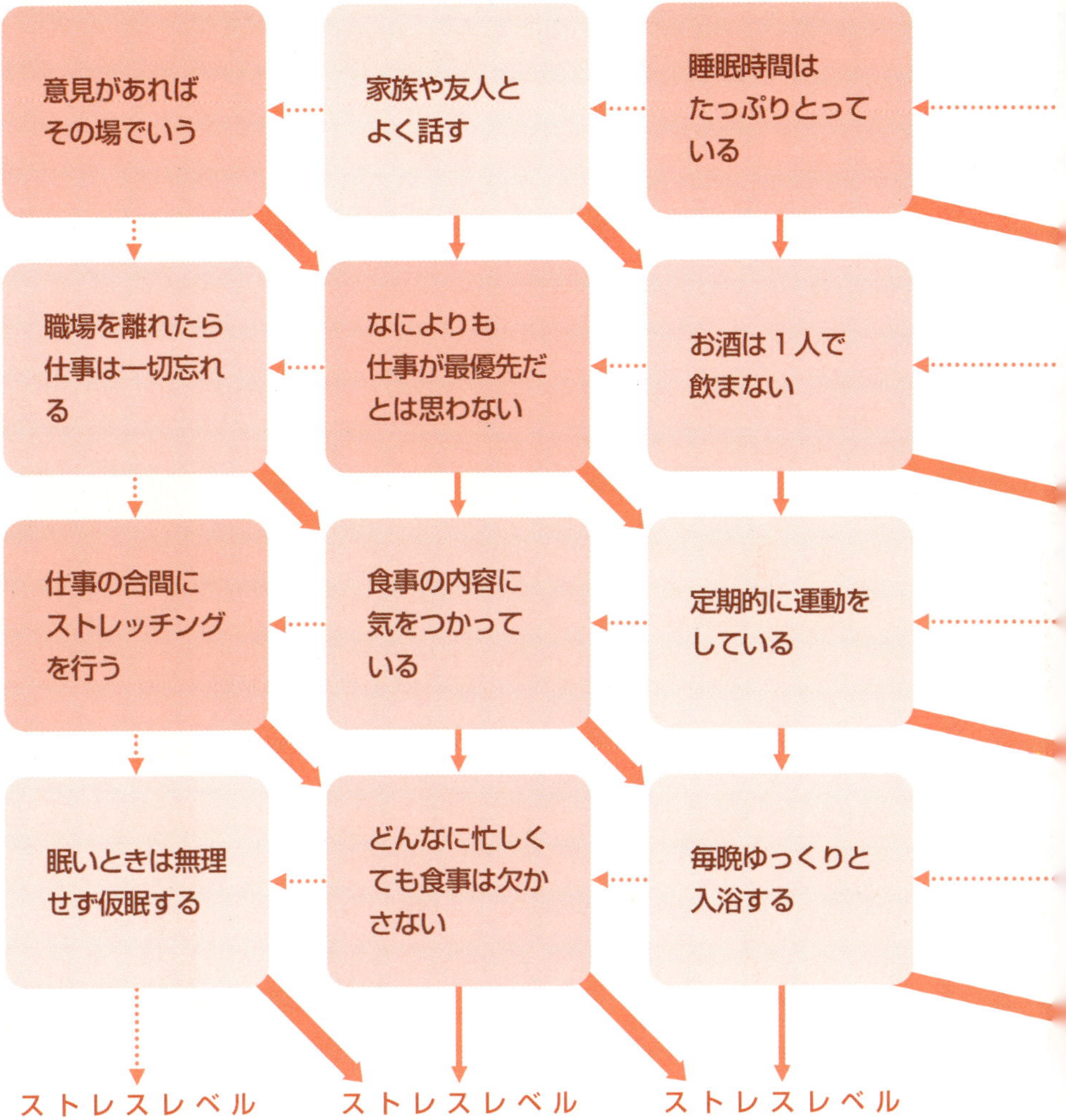
意見があれば
その場でいう
家族や友人と
よく話す
睡眠時間は
たっぷりとって
いる
職場を離れたら
仕事は一切忘れ
る
なによりも
仕事が最優先だ
とは思わない
お酒は１人で
飲まない
仕事の合間に
ストレッチング
を行う
食事の内容に
気をつかって
いる
定期的に運動を
している
眠いときは無理
せず仮眠する
どんなに忙しく
ても食事は欠か
さない
毎晩ゆっくりと
入浴する

ストレスレベル
## 「危険!!」

**診断!** ちょっとしたストレスでも、対処しきれません。このままではストレス病が心配。Yesのチェック項目を１つでも増やしましょう

ストレスレベル
## 「要注意！」

**診断!** 多少のストレスとはつきあえるようですが、大きなストレスには対処しきれません。積極的にストレス解消法を身につけましょう

ストレスレベル
## 「まずまず」

**診断!** 職場でも家庭でも、少し気持ちを発散させるともっといいでしょう。いい意味で人生の手抜きを身につけたいもの。少しまじめすぎ

Chapter 1.

2

# ストレスは必要でもたまりすぎはトラブルになる

Stress Control

## ストレスには必ず原因がある

ゴムボールを指で押したときのゆがみが「ストレス」で、指が「ストレッサー」。指を離せば、ボールは丸い形に戻るが、押したままだと、ボールはゆがんだまま

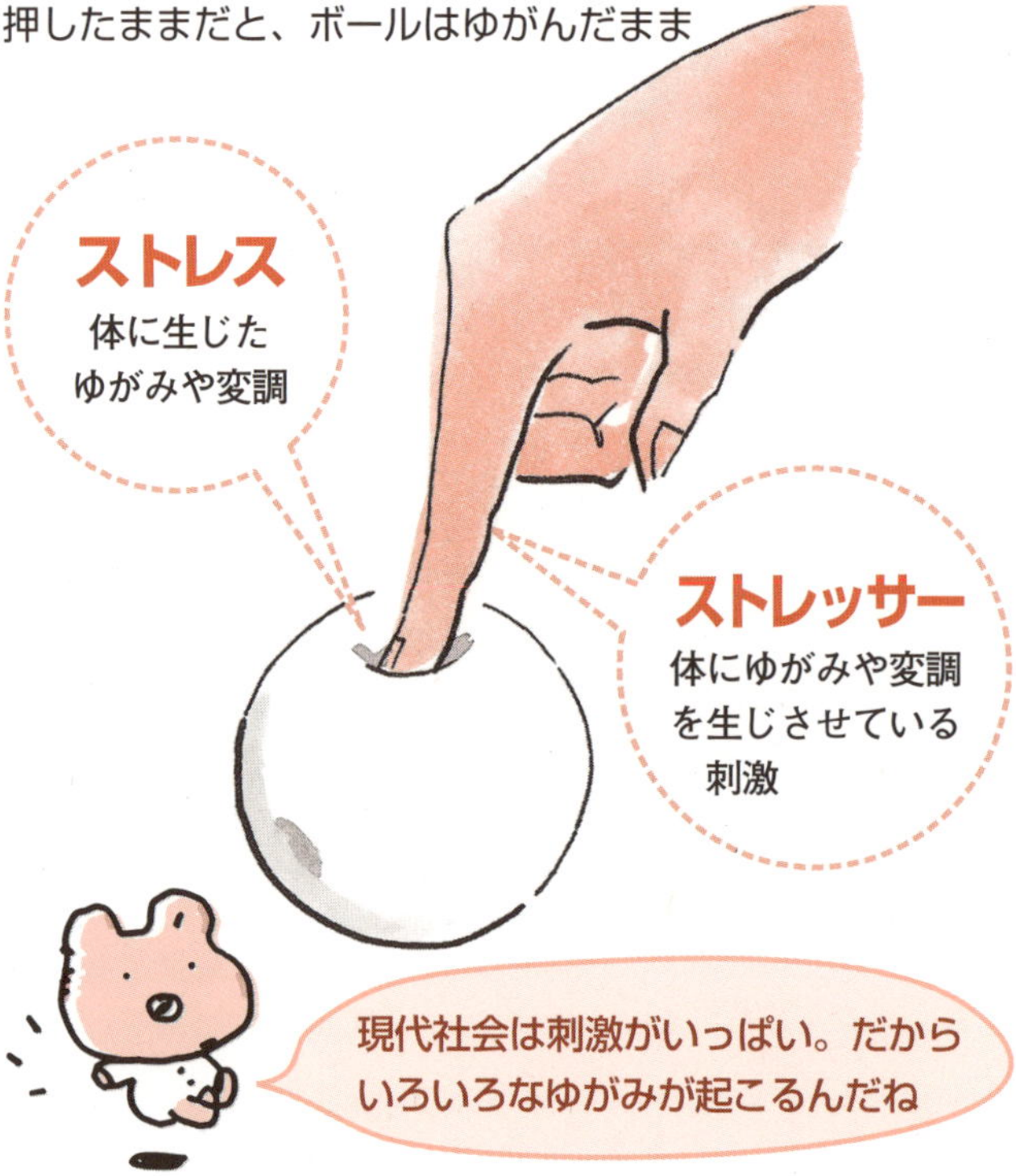
ストレス
体に生じた
ゆがみや変調
ストレッサー
体にゆがみや変調
を生じさせている
刺激
現代社会は刺激がいっぱい。だから
いろいろなゆがみが起こるんだね

ストレスという言葉は、医学的には、「なんらかの刺激が体に加えられた結果、体が示したゆがみや変調」と定義されています。そして、このような状態を引き起こす刺激をストレッサーといいます。

たとえば、自分の実力以上の仕事を与えられ、できるかどうか不安で眠れなくなった人がいるとしましょう。このケースでは、難しい仕事を与えられたという状況が「ストレッサー」で、不安で眠れないという状態が「ストレス」ということになります。

私たちが日常会話で使う「スト

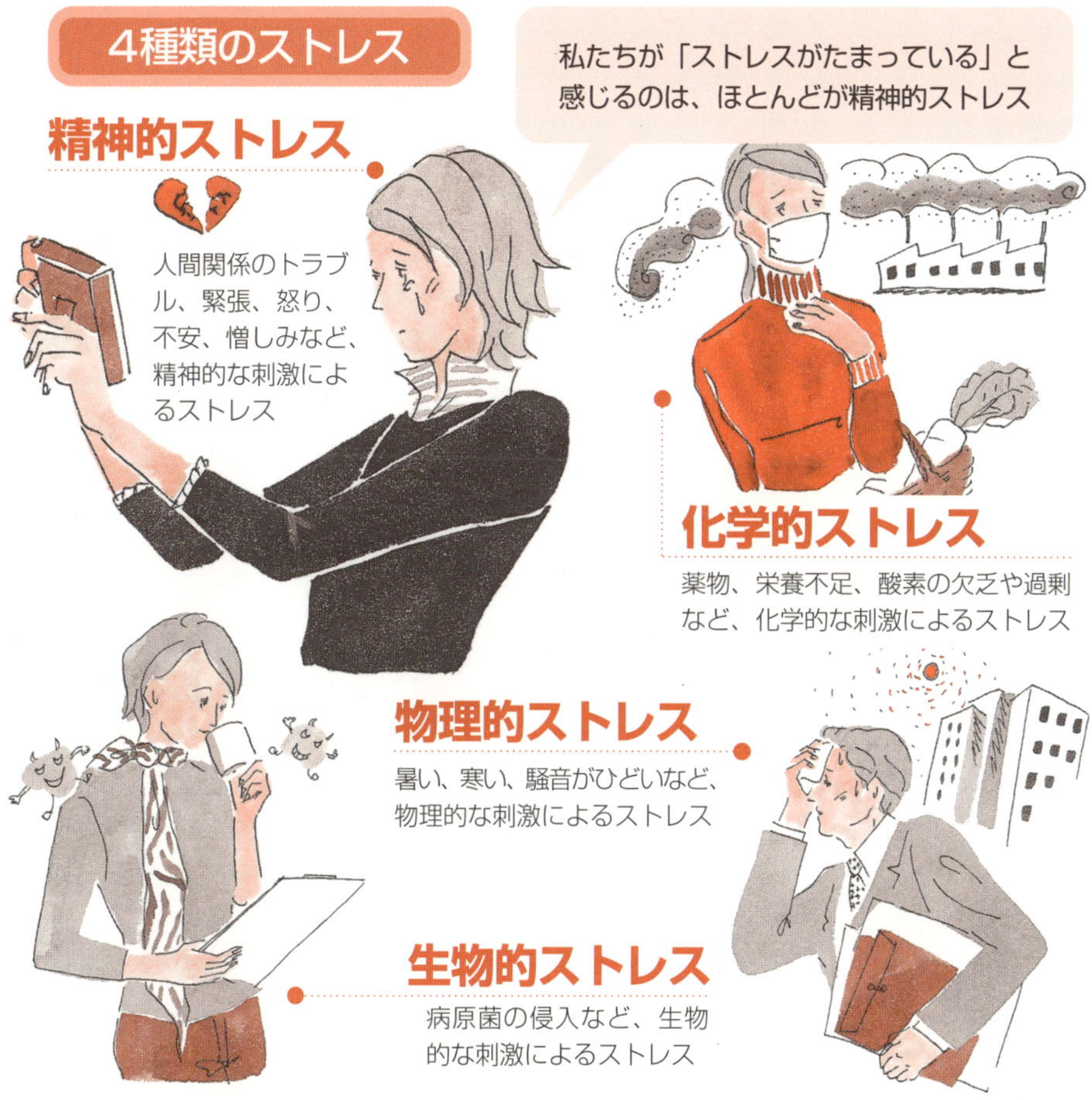

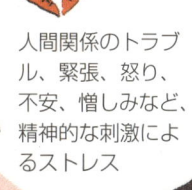

4種類のストレス
私たちが「ストレスがたまっている」と感じるのは、ほとんどが精神的ストレス
精神的ストレス
人間関係のトラブル、緊張、怒り、不安、憎しみなど、精神的な刺激によるストレス
化学的ストレス
薬物、栄養不足、酸素の欠乏や過剰など、化学的な刺激によるストレス
物理的ストレス
暑い、寒い、騒音がひどいなど、物理的な刺激によるストレス
生物的ストレス
病原菌の侵入など、生物的な刺激によるストレス


レス」という言葉は、ストレッサーとストレスを含めて用いています。本書でも、日常的に使うときと同じように、ストレスという言葉を使っていきます。

## ストレスゼロもこまりもの

一般に、ストレスはよくないものと考えられています。

しかし、人間をストレスのまったくない状態に置くと、体温の調節機能が鈍くなる、暗示にかかりやすくなる、幻覚や幻想が現れる、といった状態になることが実験で確かめられています。

ストレスは心と体のバランスを保つのに欠かすことのできないものだといえます。ただ、それが過剰になると、さまざまなトラブルを引き起こしてしまうのです。

Chapter 1.
3

# ストレスを感じていない人にもストレスはある

Stress Control

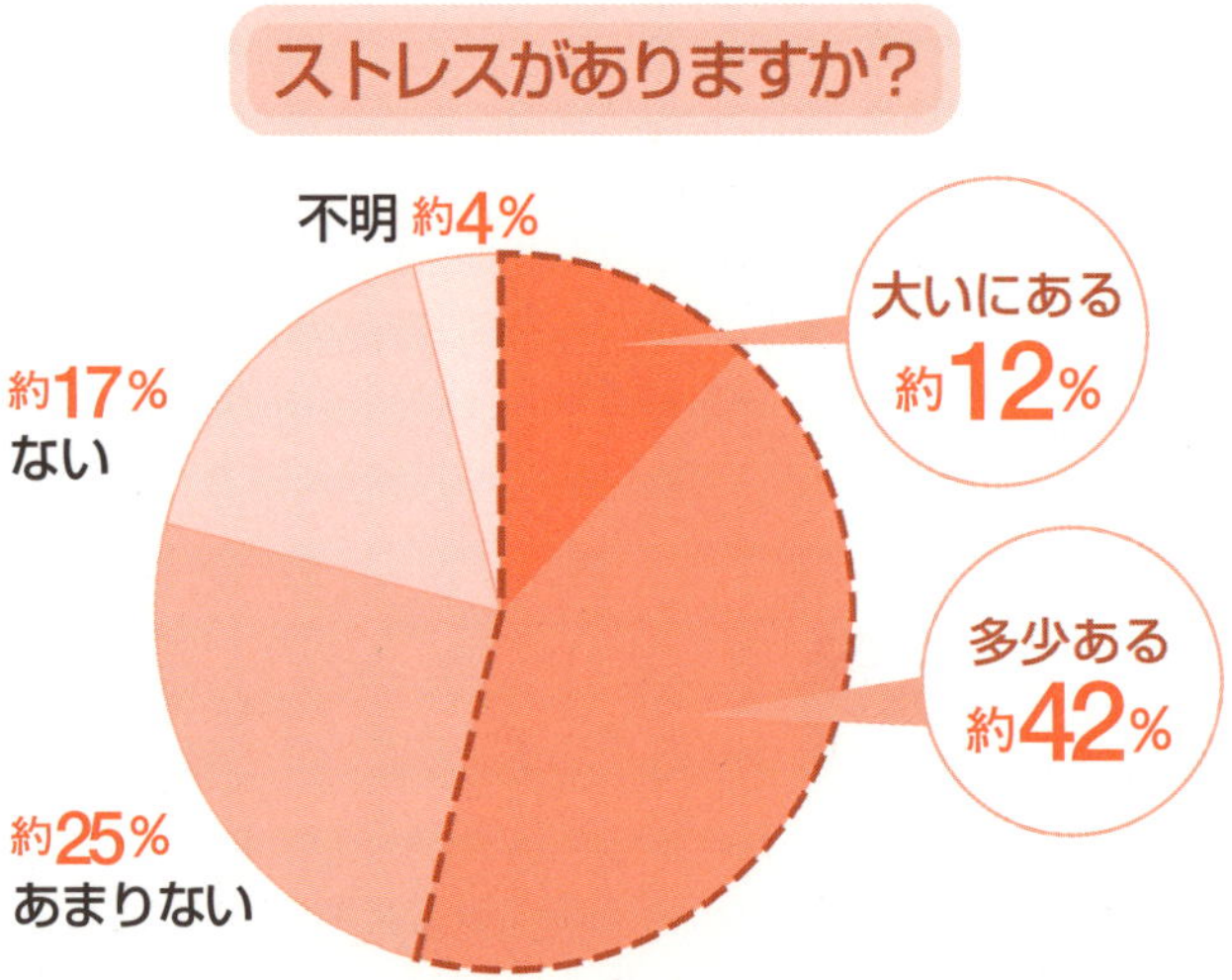
ストレスがありますか？
不明 約4％
大いにある 約12％
約17％ ない
多少ある 約42％
約25％ あまりない

資料　厚生労働省「平成12年保健福祉動向調査の概況」

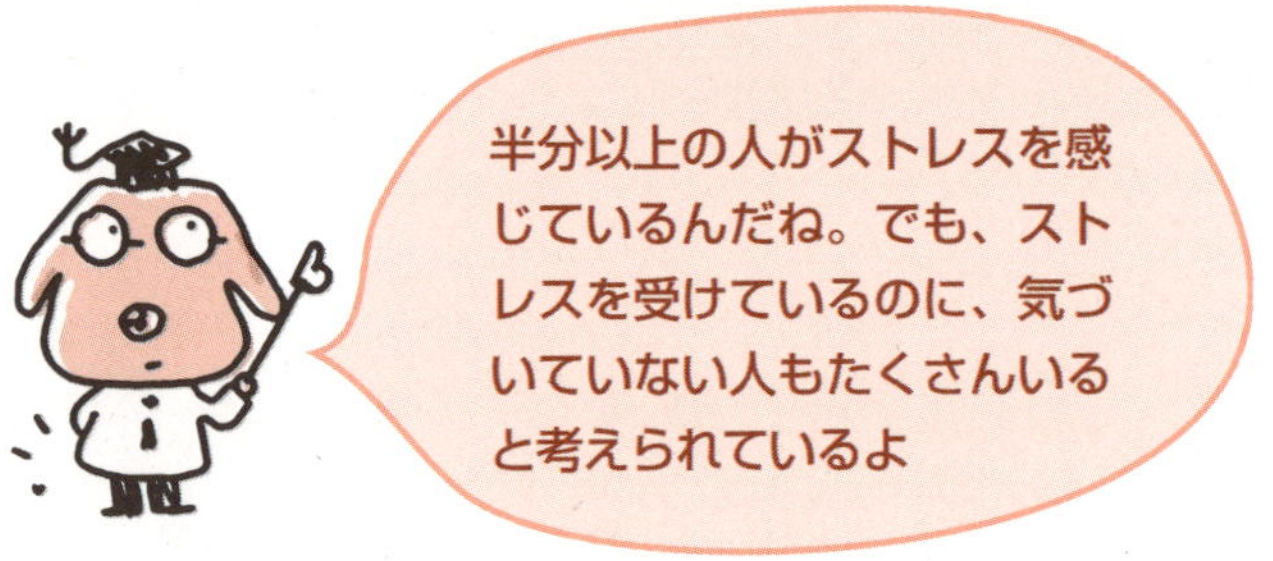
半分以上の人がストレスを感じているんだね。でも、ストレスを受けているのに、気づいていない人もたくさんいると考えられているよ

現代社会はストレス社会といわれます。厚生労働省の調査によれば、「ストレスが大いにある」あるいは「ストレスが多少ある」と答えた人は、全体の約54％。

特に20代後半の女性に限ると、「ストレスがある」と答えた人が70％を超えていました。

実に多くの人がストレスを実感しているわけですが、残りの人たちにストレスがないのかといえば、決してそうではありません。

この調査は、あくまでストレスを自覚しているかどうかを調べたもの。「ストレスはあまりない」「ス

## ストレスに気づいていない人が危ない

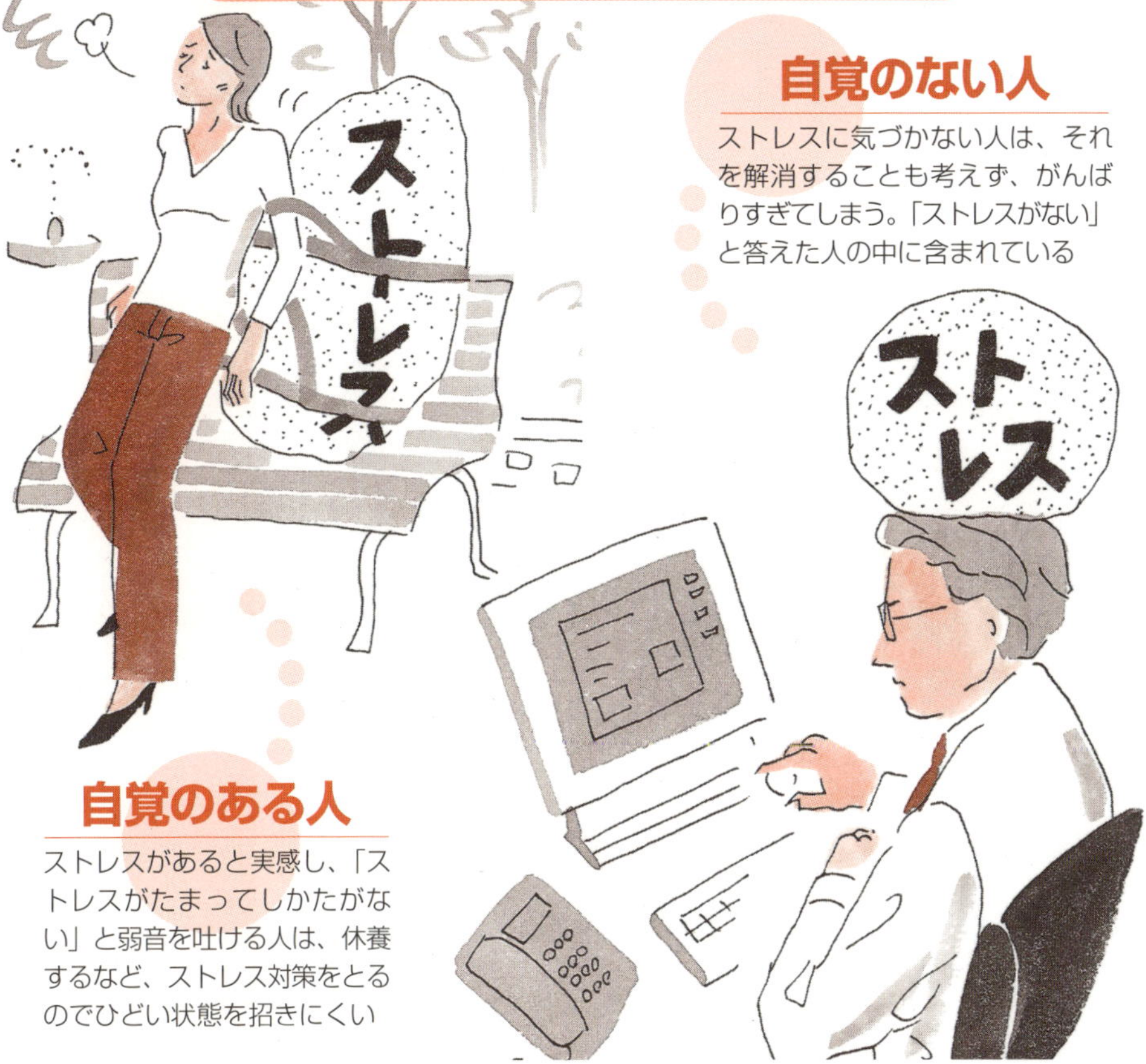


### 自覚のない人

ストレスに気づかない人は、それを解消することも考えず、がんばりすぎてしまう。「ストレスがない」と答えた人の中に含まれている

### 自覚のある人

ストレスがあると実感し、「ストレスがたまってしかたがない」と弱音を吐ける人は、休養するなど、ストレス対策をとるのでひどい状態を招きにくい

トレスはない」と答えた人たちの中に、大きなストレスを受けている人が潜んでいる可能性はあるのです。

### 自分のストレスを見逃さない

ストレスにさらされ、すでに疲れきっているのに、忙しすぎて自分では気づいていない人がいます。「ストレスなんかたまっていない。元気、元気！」とがんばってしまう人は、特に注意しなければなりません。がんばりすぎてしまうことで、ある日突然、心や体に異常が現れることがあるからです。

大切なのは、自分のストレスを見逃さず、早めに気づくこと。ストレスに気づけば、それを解消するために、いろいろ対処していくことができます。

Chapter 1. 4

# ストレスの中身でストレスのタイプがわかる

Stress Control

## あなたのストレスはどちらのタイプ？

### ストレスには急性ストレスと慢性ストレスがある

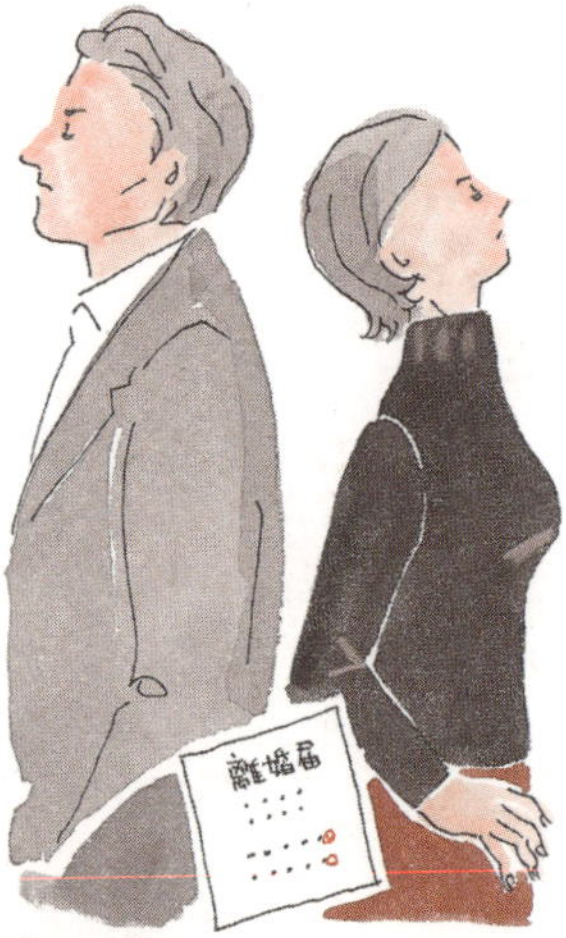


**急性ストレス**

家族や知人の死、離婚、失職など、急におとずれた環境の変化でもたらされる

**慢性ストレス**

夫婦間の不和、残業続きの仕事、リストラに対する不安など、じわじわと続く

ストレスは「急性ストレス」と「慢性ストレス」に分類することができます。

急性ストレスとは、環境の変化などによって急に襲いかかるストレスのこと。慢性ストレスとは、じわじわと数か月も数年も続くストレスをさします。

急性ストレスにも慢性ストレスにもいろいろなものがありますが、その内容によって、ストレスの強さは大きく異なります。

左の表は、ストレスの内容とストレスの強さの関係を示しています。

## ストレスの内容とその強さ

この表は、どんなことに、どのくらいのストレスを感じるかをまとめたもの。ただし、ストレスの感じ方は人それぞれ。これが全面的にあてはまるとはいえないが、ストレスの強さを知る目安として役立ててほしい

| ストレスの強さ | 急性ストレス | 慢性ストレス |
|---|---|---|
| 軽度 | **入学**　**卒業**　子どもの**誕生** | **消極的**な性格 |
| | **就職**　**昇進** | |
| | | 経済**不安** |
| | **転居** | |
| | 子どもの**独立**　**失恋** | 仲間うちの**けんか** |
| | **結婚** | |
| | | 仕事の**不満** |
| | **退職** | |
| | | 上司との**トラブル** |
| | **別居**　**暴行**　交通**事故** | |
| | **離婚** | 家庭**不和** |
| | 病気の**発症** | |
| | | 経済的**困難** |
| | 自然**災害** | |
| **重度** | 配偶者の**死**　子どもの**死** | 自分または子どもの**重い病気** |

Chapter 1.

5

# ストレスでダメージを受けやすい4つの性格はこれ

Stress Control

同じ状況に置かれていても、ストレスの影響を強く受ける人と、そうでない人がいます。

どの程度ストレスを受けるかは、その人の性格によって大きな差があります。

ストレスによるダメージが大きくなりやすいのは、①まじめで几帳面な人、②頑固で厳格な人、③内向的でおとなしい人、④取り越し苦労の多い人。

こうした性格の人は、ストレスを背負い込んでしまったり、ストレスを増幅してしまったりすることが多いのです。

## 1. まじめで几帳面な人

完全主義者で責任感が強く、努力家。人から頼まれたら断れず、全部を自分で背負い込みがち。妥協できなく、うまくいかないと落ち込む

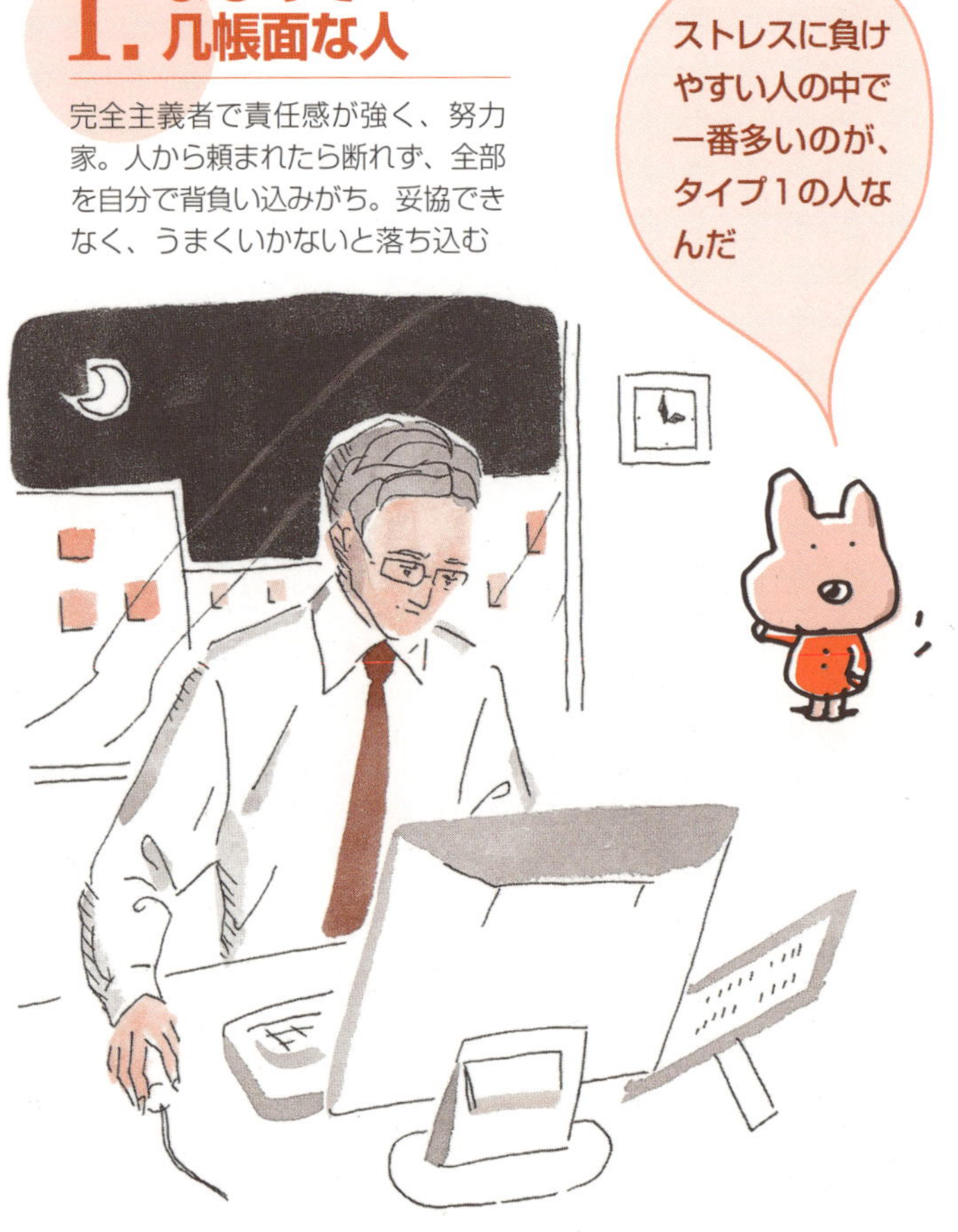
ストレスに負けやすい人の中で一番多いのが、タイプ1の人なんだ

## 2.
## 頑固で厳格な人

失敗が許せず、人のミスにカッカとし、その怒りがストレスに。「私の言うとおりにやれ！」と頭ごなしに言うのはこのタイプ

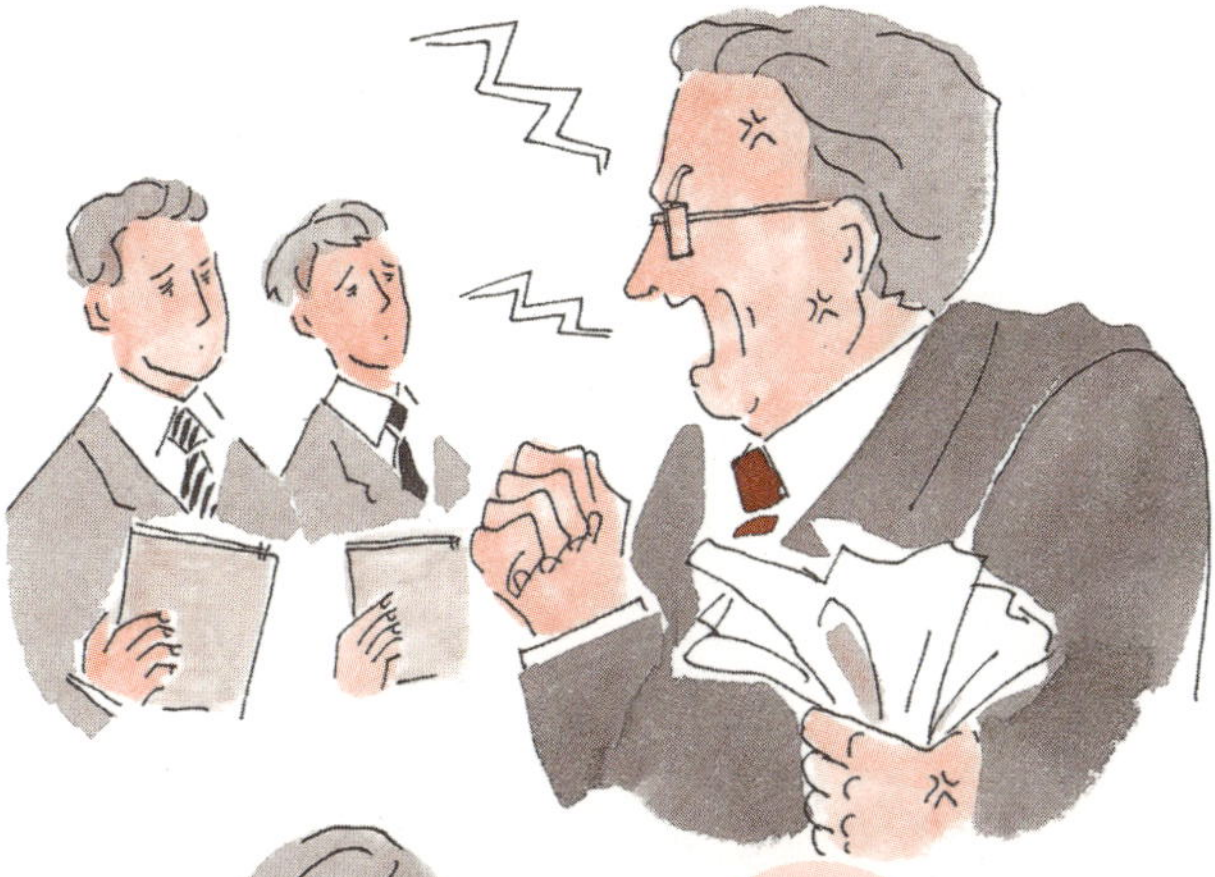

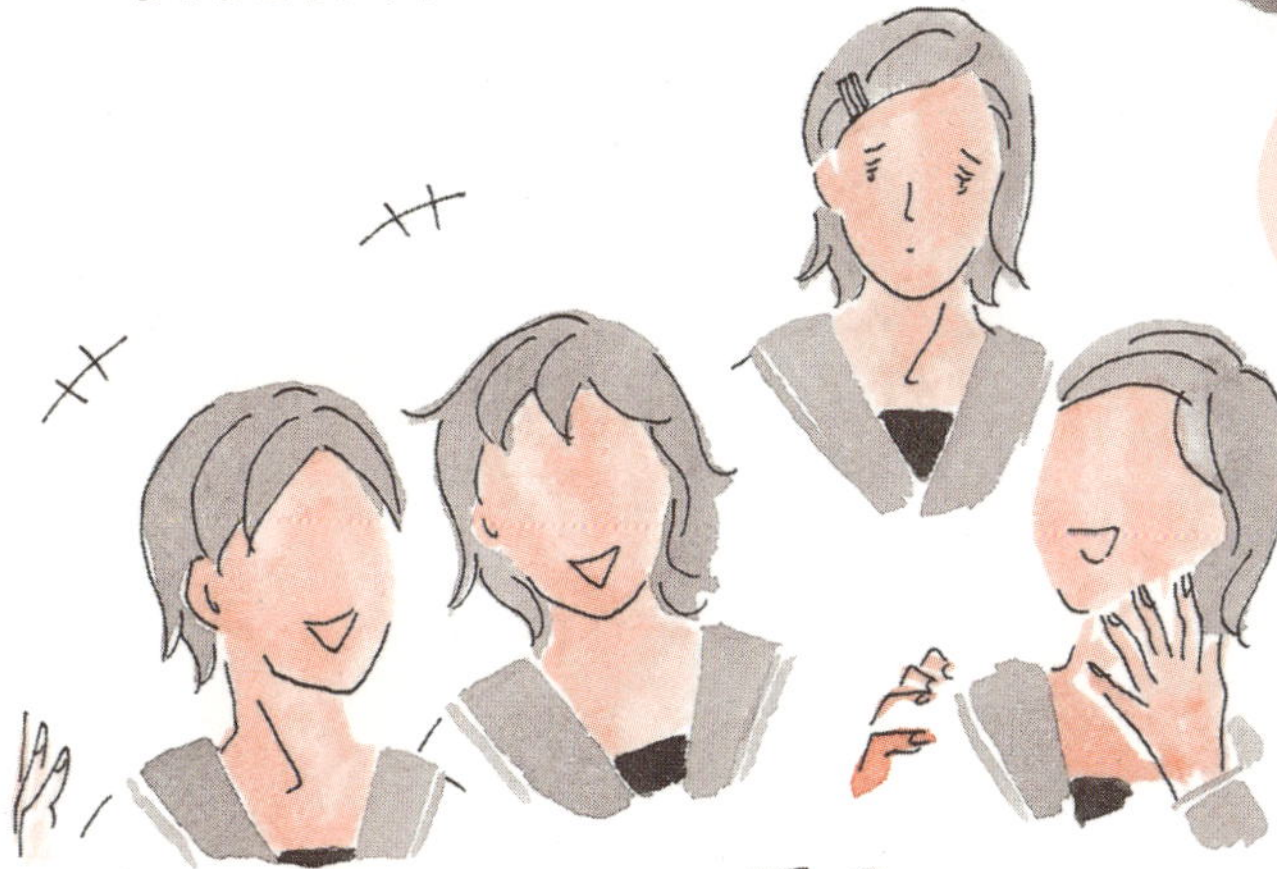

## 3.
## 内向的でおとなしい人

いやなことでも「NO」と断れない。家に帰りたくても、誘われると断れず、後になって後悔したり、自己嫌悪に陥ったりする

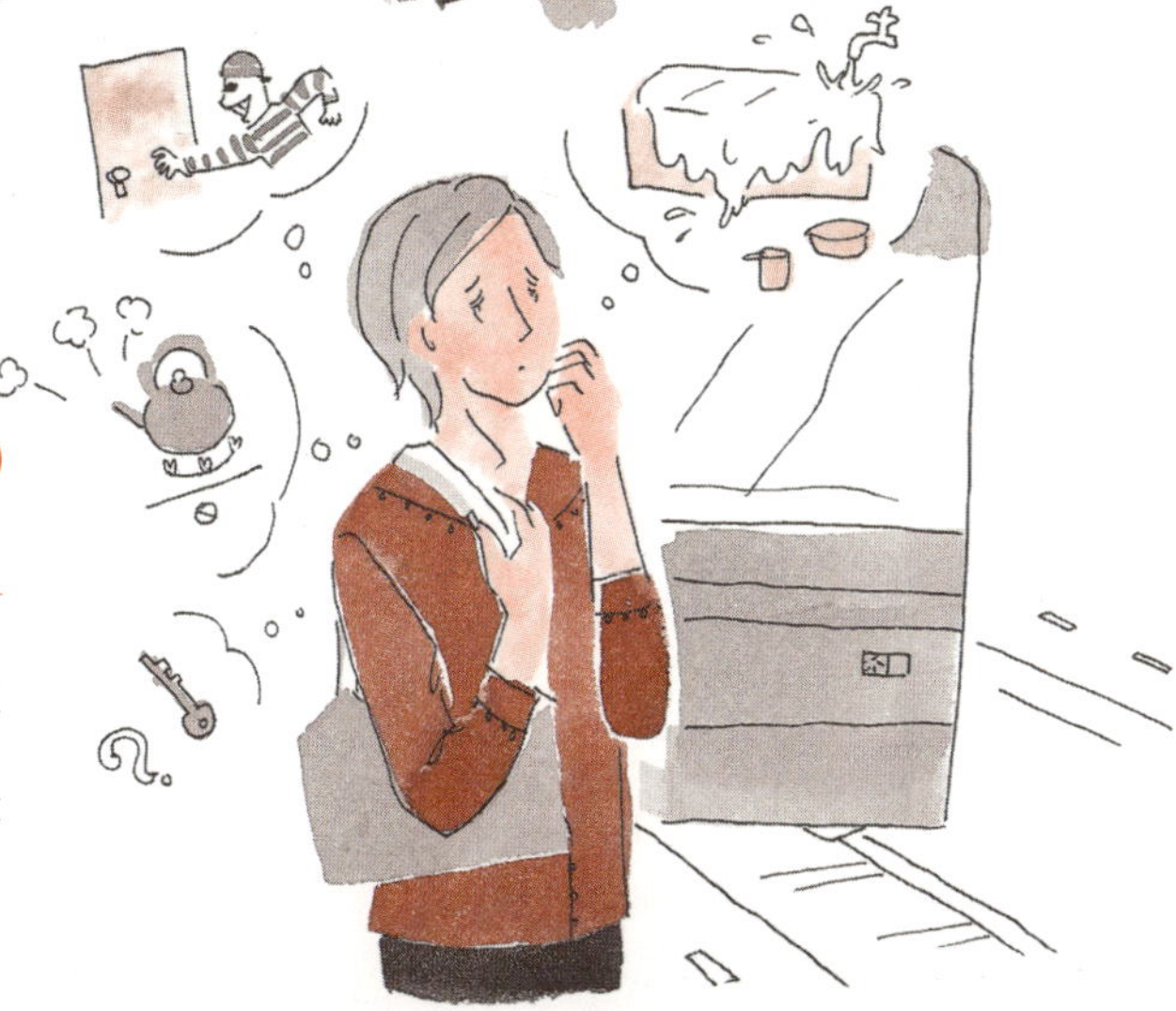

## 4.
## 取り越し苦労の多い人

あれは大丈夫かな、これはうまくいくかなと心配になり、心の休まる暇がない。このタイプの人は、常に不安におびやかされている

Chapter 1.

6

# ストレスと休みなく戦うことが心と体を痛めつける

Stress Control

## 人間のストレスは長引く

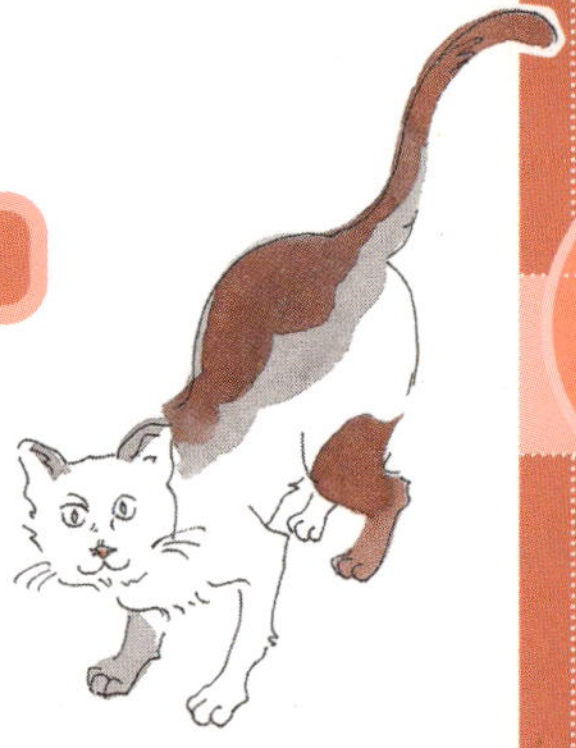

### 敵と遭遇した動物

戦うにしても逃げるにしても一瞬。ストレス反応によって機敏に行動できる

### ストレスが続く人間

ストレス反応が起きるのは動物と同じ。ただ、ストレスが長引くためダメージを受けてしまう

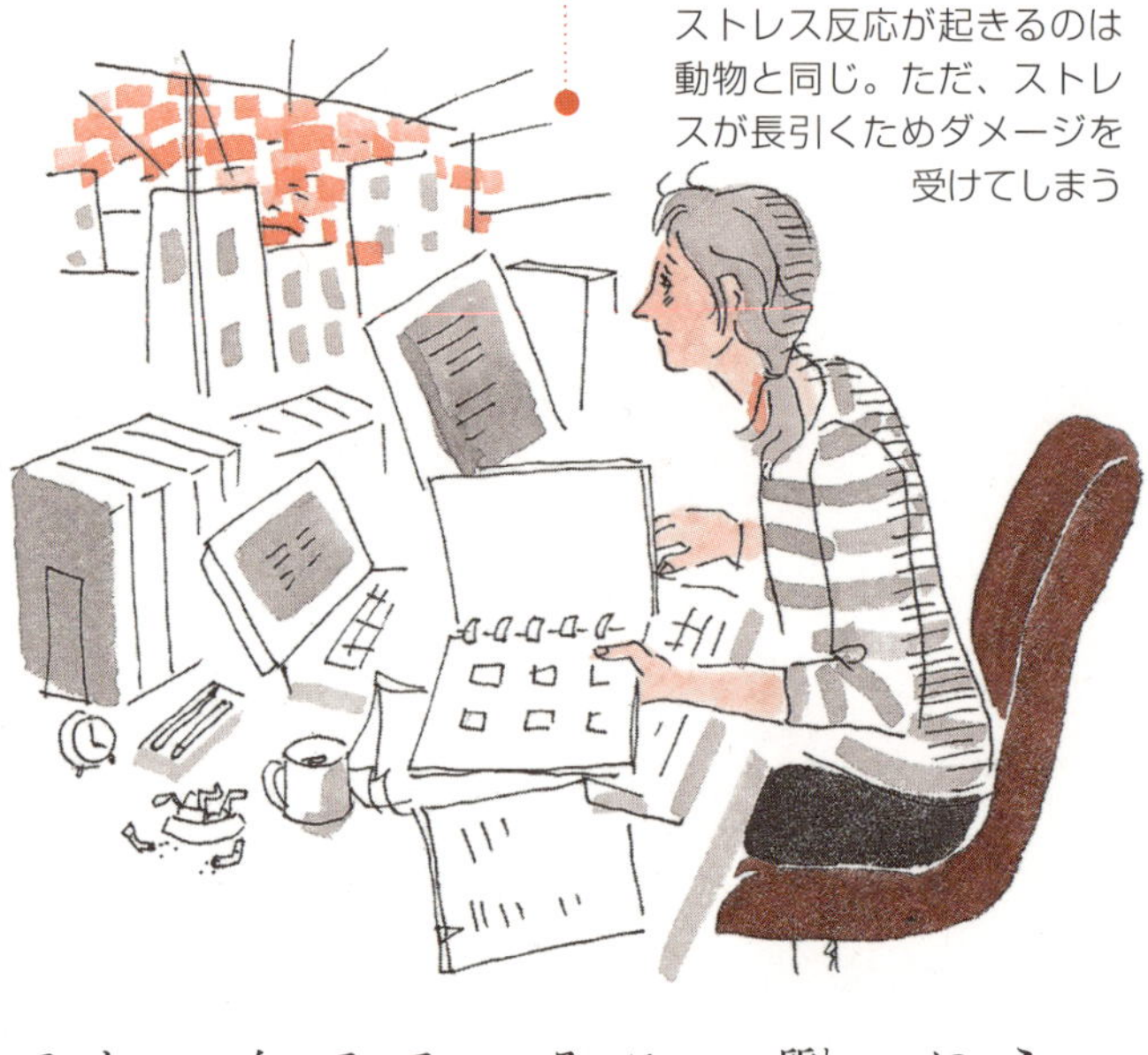

動物は敵に出会った瞬間、「戦うべきか、逃げるべきか」を瞬時に判断し、機敏に行動します。

機敏に行動できるのは、副腎髄《ふくじんずい》質《しつ》から分泌されるカテコラミンというホルモンの働きで、「ストレス反応（緊急時反応）」と呼ばれる一連の反応が起きるためです。

ストレス反応とは、気が高ぶって興奮状態になり、血管が収縮して血圧が上がり、心拍数が増え、血糖値が上昇する、といった反応。

自分の心と体を、戦ったり逃げたりするのに適した状態にするのです。

## ストレス反応が起こるメカニズム

脳がストレス状態を認識すると、図のような経路で刺激が伝わり、カテコラミンという物質が分泌される。それによって起こるストレス反応は、筋肉や脳に酸素とエネルギーを効率よく送り、機敏な行動を可能にする。敵と遭遇した動物と同じような反応が、ストレス状態に置かれた人間にも起きている

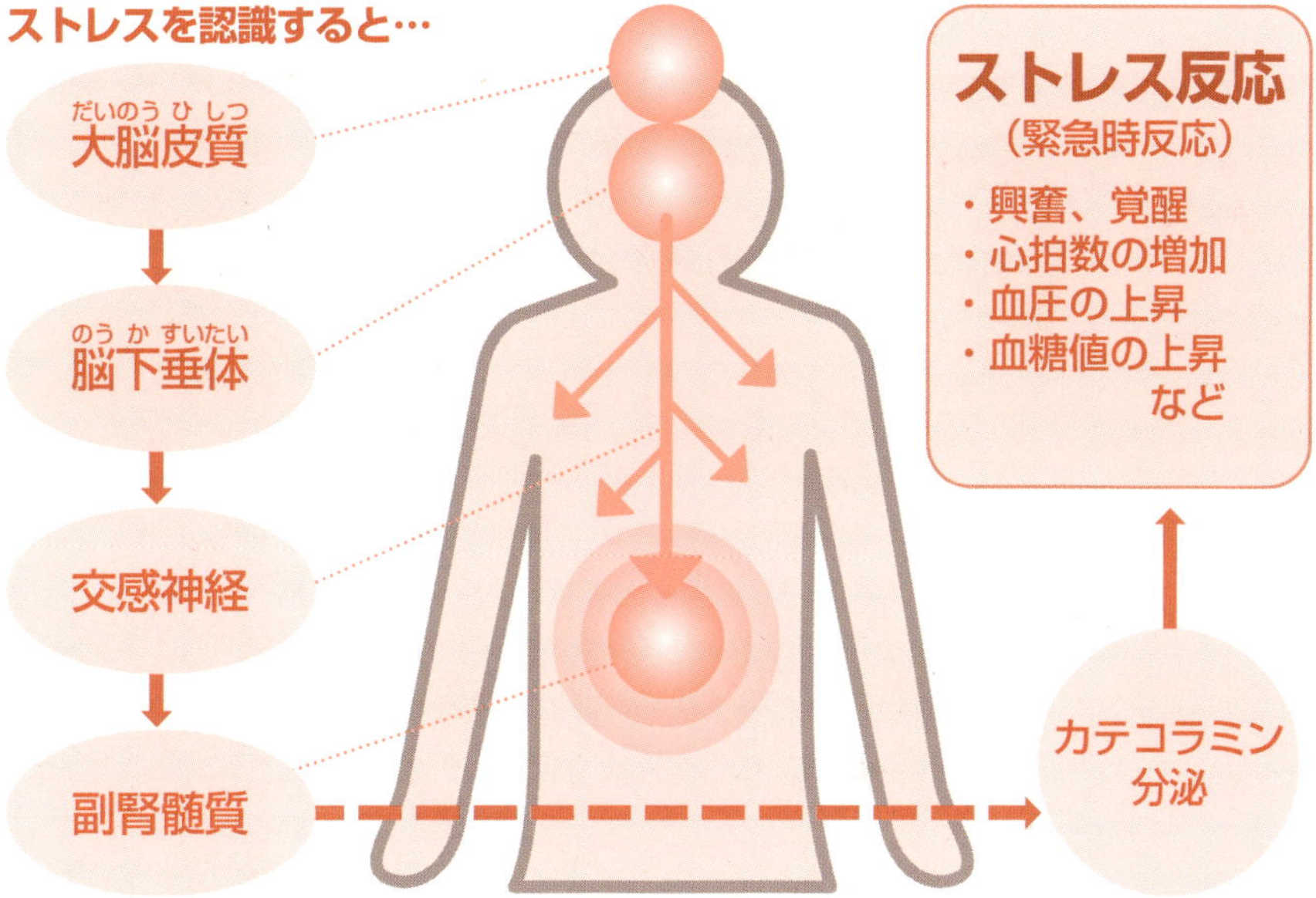

ストレスを認識すると…
大脳皮質《だいのうひしつ》
脳下垂体《のうかすいたい》
交感神経
副腎髄質
ストレス反応
（緊急時反応）
・興奮、覚醒
・心拍数の増加
・血圧の上昇
・血糖値の上昇
など
カテコラミン
分泌


### ストレスの連続が問題に

人間の場合は、ストレスを受けたときに、ストレス反応が起こります。たくさんの仕事を与えられる、重い責任がのしかかる……。そのとき、体の中では、敵に遭遇した動物と同じ反応が起こります。

動物の場合、敵と対峙《たいじ》するのは短時間で、戦うにしても逃げるにしても、結論はすぐに出ます。ところが、人間のストレスは短時間で解決するとは限らず、多くの場合、ストレス反応がずっと続いてしまいます。まさに24時間戦っているようなもの。

そして、ストレス反応が長く続くことで、心と体に負担がかかり、いろいろなトラブルが起きてくることになるのです。

# Q 過度なストレスと適度なストレスの違いはなんですか？

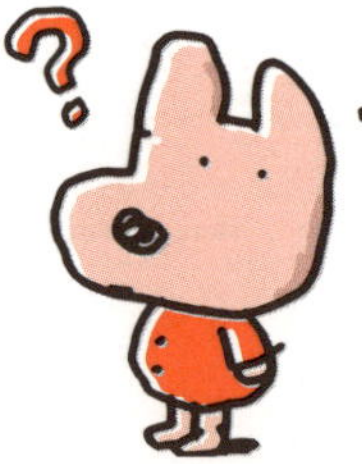

# A 人をイキイキさせるのが適度なストレス

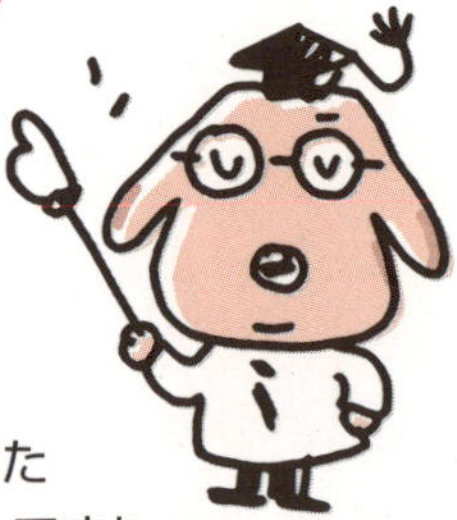

**生徒** ストレスって悪者だとばかり思っていたけど、適度なストレスというのもあるんですね。

**先生** そのとおり。たとえば、今夜はデートだから5時までに仕事を終わらせなければ、という状況を考えてみよう。残業になったら約束の時刻に遅れてしまう。ちょっとしたストレス状況だね。

**生徒** でも、あまり辛くなさそう。そういうときって、はりきるから、4時半に仕事が終わっちゃったりしますよ。

**先生** だとしたら、それは適度なストレスだったということ。適度なストレスは交感神経を目覚めさせて、判断力や行動力を高める作用をもっている。カナダのハンス・セリエ博士は「ストレスは人生のスパイスだ」と言っているね。いい言葉だろ。

**生徒** 過度のストレスは？

**先生** 山のような仕事を与えられて、やってもやっても終わらないという状況になると、相当辛いし、仕事の能率も落ちてくる。身体的な症状も出てくるかもしれない。こんな状況になっていたら、それは過度なストレスと考えていいね。

Chapter2.

# 第2章

# 積極的にストレスを解消するテクニック

ストレスを受けて緊張状態にある心と体を、効果的にリラックスさせる方法があります。このテクニックを身につけておけば、ストレスに負けそうになったときでも大丈夫。短時間で心身のストレス状態を解消することができます。

Chapter 2.
1

# メンタルトレーニング 1
# 落ち着いて自分と向き合う

Stress Control

## メンタルトレーニングの流れ

**現状の問題点を洗い出す**

- 理想と現実の間にあるギャップがどんなことなのか冷静に観察する

↓

**改善に向けての提案**

- なにをかえたらいいのか直せることを探す

↓

**目標を定めた計画立案**

- それぞれの目標に合った具体的なやり方を決める

↓

**実現へ向けて行動する**

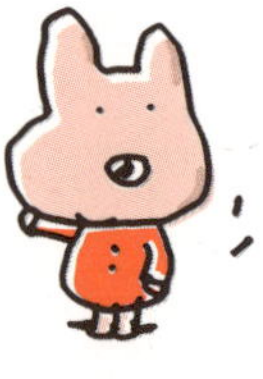

これを実践していくことが、
メンタルトレーニングなんだ


できると思っていたことが実際にはできなかった、ということが日常生活にはよくあります。思っていることの半分もできなかったり、ミスをおかして予期せぬ結果を招いてしまったり……。

うまくいかない原因の1つは心にあります。人間は心をベースに行動するため、心が目指す方向を向いていればうまくいくことも、方向がずれているとうまくいきません。

また、心のエネルギー（やる気）にも左右されます。メンタルトレーニングとは、心を目指す方向に

## 自分をみつめることから始める

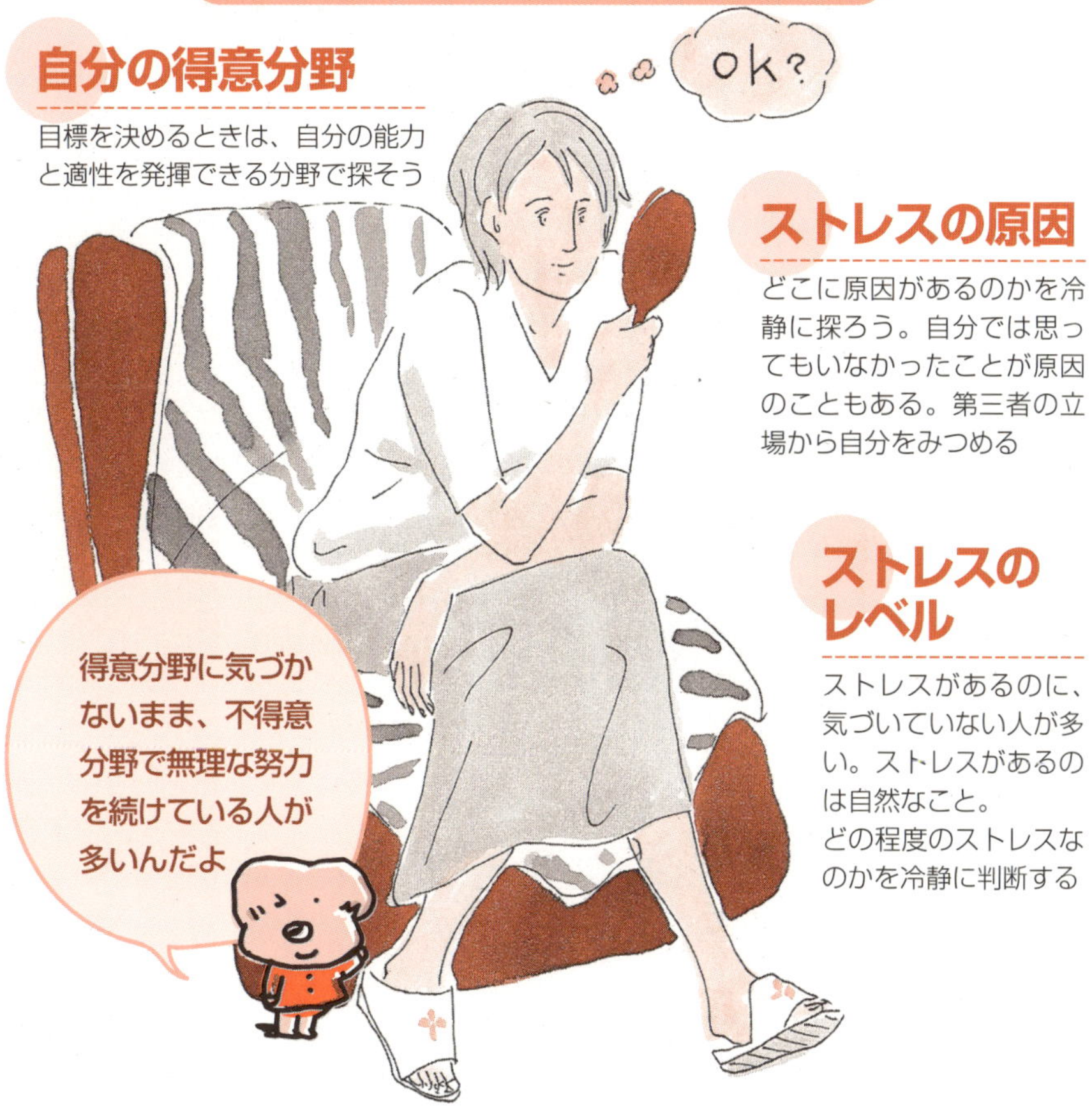
ok?
自分の得意分野
目標を決めるときは、自分の能力と適性を発揮できる分野で探そう
ストレスの原因
どこに原因があるのかを冷静に探ろう。自分では思ってもいなかったことが原因のこともある。第三者の立場から自分をみつめる
ストレスのレベル
ストレスがあるのに、気づいていない人が多い。ストレスがあるのは自然なこと。どの程度のストレスなのかを冷静に判断する
得意分野に気づかないまま、不得意分野で無理な努力を続けている人が多いんだよ

向け、そのエネルギーを高めていくトレーニングなのです。

### ストレスで心が方向を失う

うまくいかないことがあったら、現状の問題点を冷静に洗い出してみましょう。ストレスがあると感じたら、それは重大な問題だといえます。ストレスの原因が気になって、心が目指すべき方向を向かなくなり、心のエネルギーも低下してしまうからです。

客観的に自分をみて、ストレスの程度や原因を探り、どこを改善したらいいのか、具体的にどう直していくのかを考えます。

目標が決まったら行動してみます。うまくいかなかったら、また問題点を洗い出す。これを繰り返せば、うまくいくようになります。

Chapter 2.

2

# メンタルトレーニング2
# ネガティブなセルフトークをやめる

Stress Control

## 心の中の言葉が行動を左右する

ネガティブなセルフトークは、行動を消極的にし、パフォーマンスのレベルを低下させる

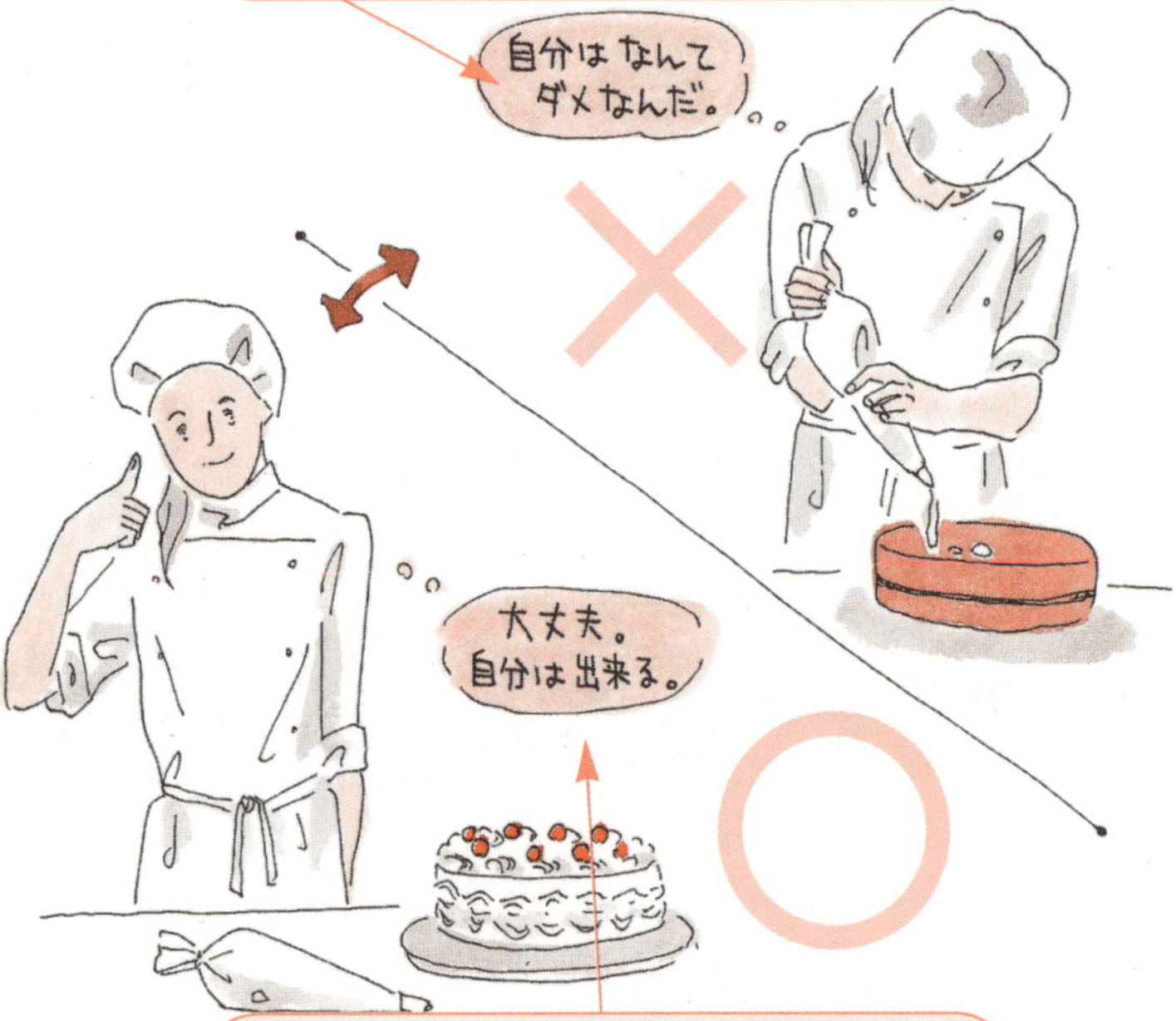
自分はなんてダメなんだ。
大丈夫。自分は出来る。

ポジティブなセルフトークは積極的な行動と高いレベルのパフォーマンスを引き出す

仕事で失敗をおかしたとき、あなたは心の中でどんな言葉をつぶやくでしょうか。

「なんであんな失敗をしたんだ」

「なんて自分はだめなんだ」

「どうしたらいいんだろう」

「また失敗するかもしれないいな」

心の中がそんなネガティブなセルフトーク（自問自答）でいっぱいになると、ストレスは増大し、心のエネルギーは低下してしまいます。過去の失敗にとらわれ、心の方向も、目指すべき方向に向かなくなってしまうのです。

ネガティブな思考は、行動を消

## 感情しだいで体もかわる

**ストレス**

**否定的感情**
↓
・アドレナリン
・ノルアドレナリン（P172、173参照）
↓
●筋肉緊張
●β波優位（P28参照）
●免疫力低下
↓
**体が重くなり、消極的で動きが鈍い**

**肯定的感情**
↓
・ドーパミン（P172、173参照）
・βエンドルフィン（P86、87参照）
↓
●筋肉弛緩
●α波優位*（P28、29参照）
●免疫亢進*
↓
**体が軽くなり、積極的に動ける**

＊優位…ほかより有利に働いている
＊亢進…ふだんより度合が高まる

やる気が大事っていわれるとおり、気のもちようで体も変化するんだね

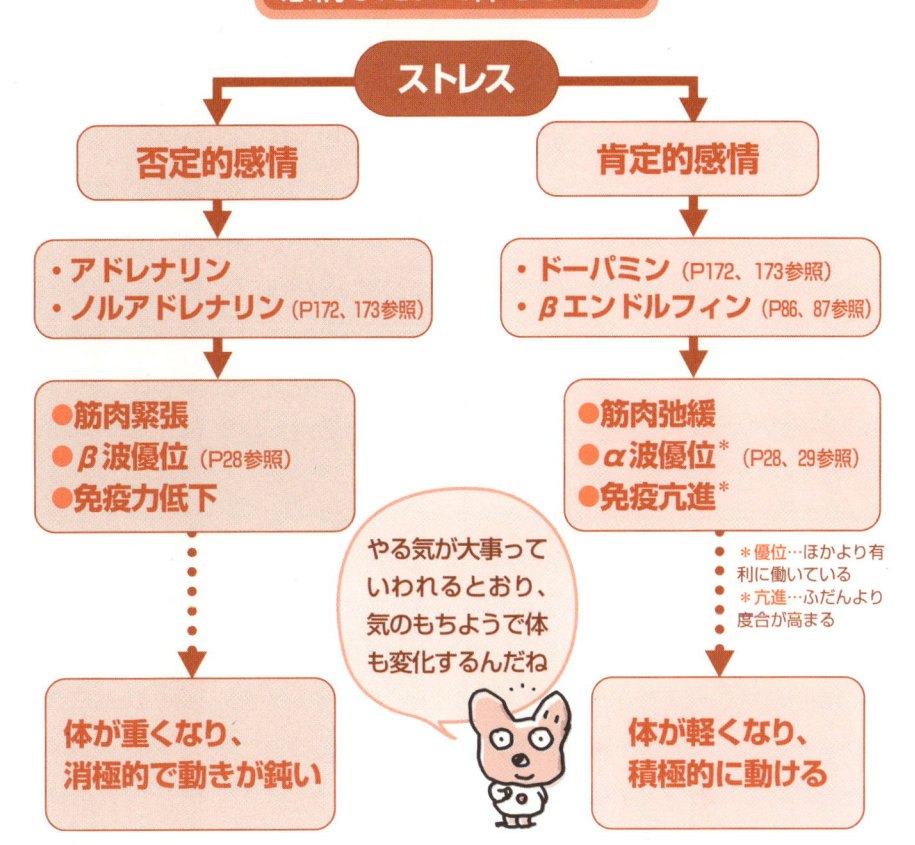

極的にさせるだけでなく、体にも影響を及ぼし、筋肉の緊張や免疫力の低下を招きます。

### プラス思考を心がける

ところが、失敗をおかしたとしても、セルフトークをポジティブな言葉にかえるだけで、心の状態は大きく変化します。

「大丈夫、自分はできる！」
「失敗なんて誰でもするんだ」
「もう失敗はしないだろう」

心に浮かびそうになるネガティブな言葉を押しとどめ、とにかくポジティブな言葉を心の中でつぶやきます。それだけで、失敗によるストレスが軽減します。

そして、脳の中では、ストレス状態のときとは、まったく異なる物質が分泌され始めるのです。

Chapter 2. 3

## メンタルトレーニング3
# リラックス状態が潜在能力を引き出す

Stress Control

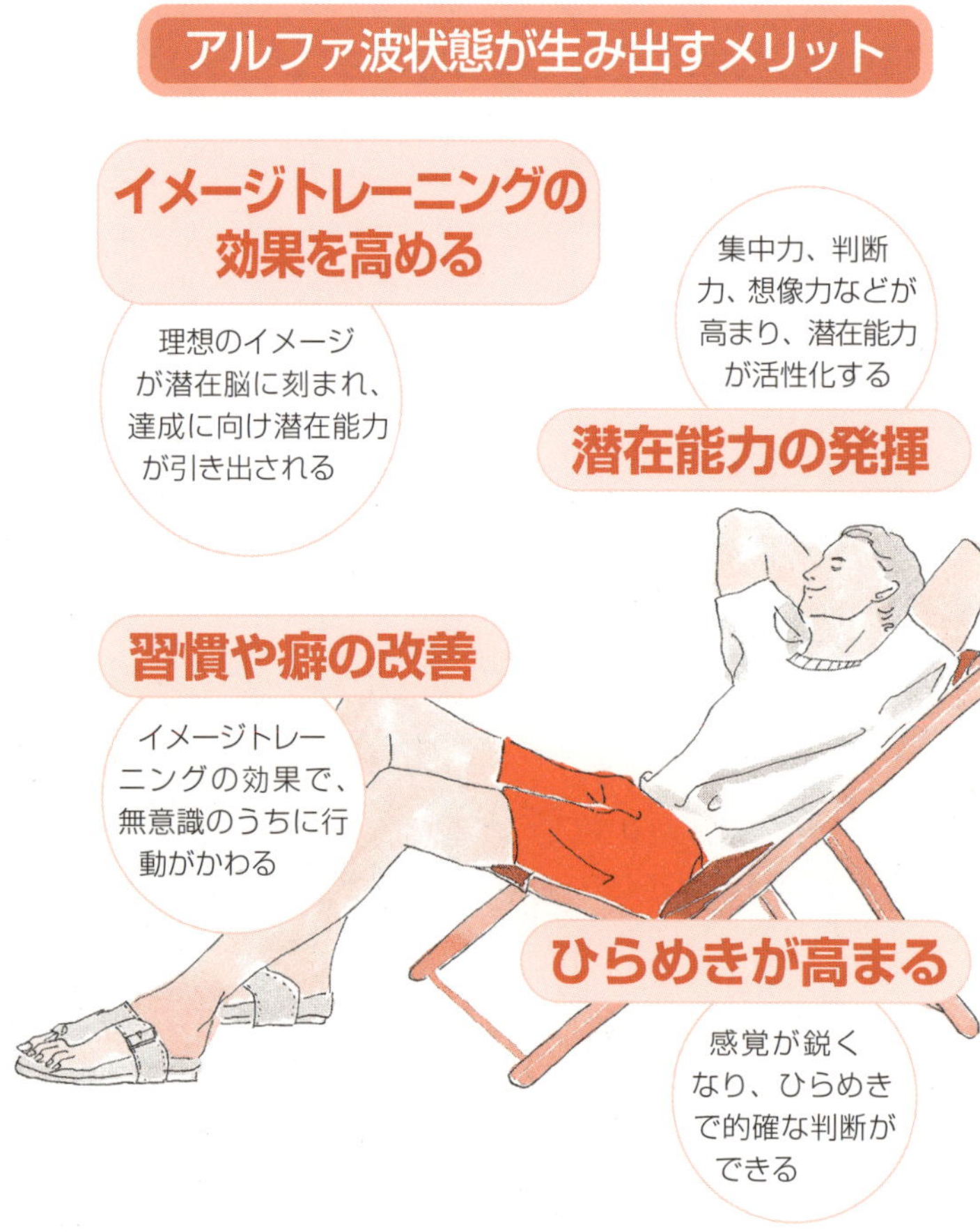

アルファ波状態が生み出すメリット
イメージトレーニングの効果を高める
理想のイメージが潜在脳に刻まれ、達成に向け潜在能力が引き出される
集中力、判断力、想像力などが高まり、潜在能力が活性化する
潜在能力の発揮
習慣や癖の改善
イメージトレーニングの効果で、無意識のうちに行動がかわる
ひらめきが高まる
感覚が鋭くなり、ひらめきで的確な判断ができる


脳は活動状況に応じて、異なる脳波を出します。デルタ（$\delta$）波とシータ（$\theta$）波は睡眠中の脳波、ベータ（$\beta$）波は起きているときの通常の脳波、ガンマ（$\gamma$）波は興奮しているときの脳波です。

心身ともにリラックスしたときには、アルファ（$\alpha$）波が多く出ることがわかっています。

脳からアルファ波が出る状態になると、集中力、判断力、想像力などが高まります。また、感覚が鋭くなるので、いわゆる勘とひらめきが働くようになるのです。

ある仕事を行うとき、アルファ

## アルファ波を出すためには

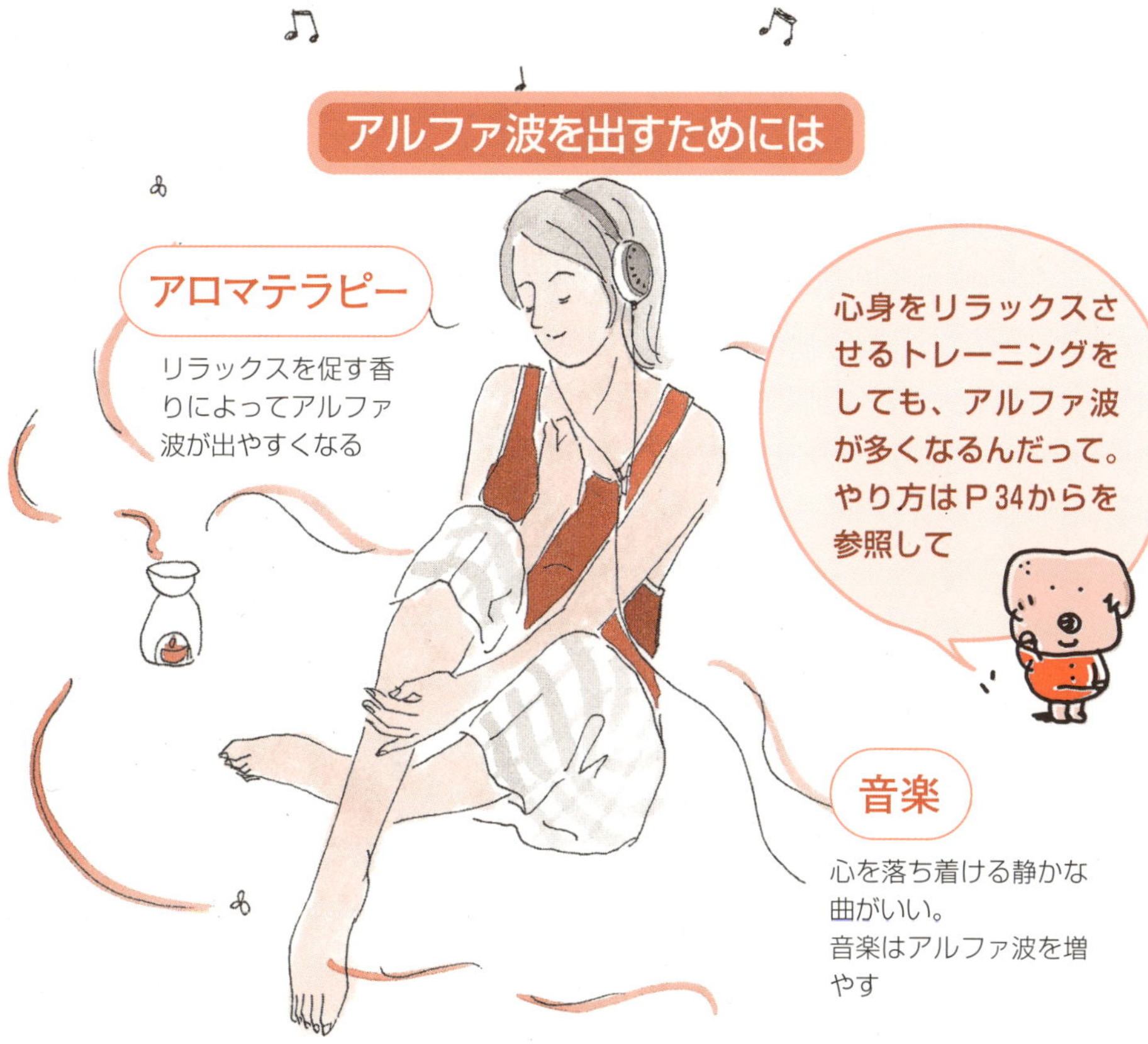

アロマテラピー
リラックスを促す香りによってアルファ波が出やすくなる
心身をリラックスさせるトレーニングをしても、アルファ波が多くなるんだって。やり方はＰ34からを参照して
音楽
心を落ち着ける静かな曲がいい。
音楽はアルファ波を増やす


column

### リラックスして本領発揮

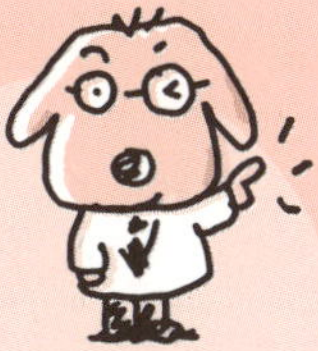

車の運転を考えてごらん。初心者が意識して考えながら運転しているうちは、ぎこちない動きだよね。

運転に慣れて、リラックスした状態で集中できるようになると、車間距離、車幅、後続車、エンジンの音や回転数、スピードなど、自分の車に関するさまざまな情報が無意識に入ってくるようになる。すると瞬時に的確な判断を下せるようになるんだ。

これがアルファ波の出ている状態。アルファ波状態は、人生におけるさまざまな仕事において、潜在能力を引き出す効果があるんだよ。

波状態をつくり出すことができれば、潜在能力が引き出され、自分が考えていた以上の仕事ができるようになります。当然、ストレスは軽減することになります。

Chapter2.
4
# メンタルトレーニング4
# ひとつのことに集中して全力を注ぐ

Stress Control

あれこれやろうとするとストレスに

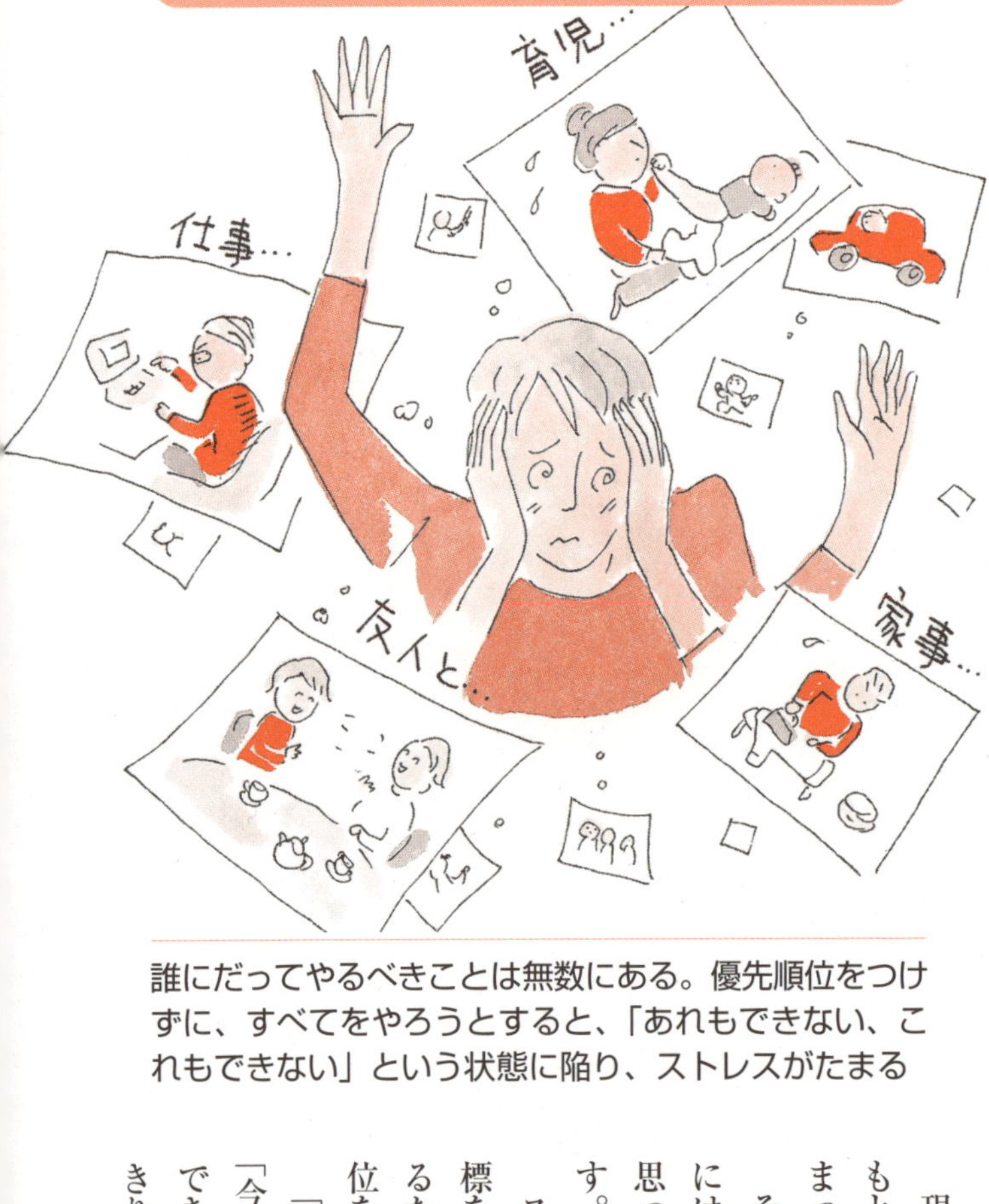


誰にだってやるべきことは無数にある。優先順位をつけずに、すべてをやろうとすると、「あれもできない、これもできない」という状態に陥り、ストレスがたまる

現代人は多忙です。あれもこれもと追いまくられ、ストレスがたまっている人も多いでしょう。そして、ストレスがたまるわりには仕事がはかどらず、できると思ったことができなかったりします。

ストレスの軽減には、自分の目標をはっきりさせ、それを達成するために、やるべきことに優先順位をつけることが大切です。

「今やらなければならないこと」「今しかできないこと」「今だからできること」がなんなのかをはっきりさせ、そこに集中しましょう。

column

## 過去は振り返らず、未来へ集中

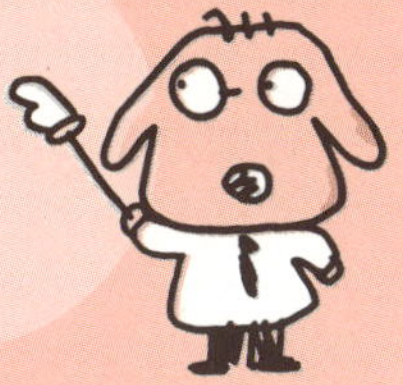

なにか失敗をしたときも、失敗したという過去にとらわれないで、未来を切り開くために今なにをすればいいかを考えて、そこに全力を注ぐようにしよう。

集中すべき点は、3つも4つもいらないよ。ただ1つでいい。迷うことなく1つのことに全力を注ぎ、成功するまでそれをやり続ける。そのほうがストレスも少ないし、目標に近づいていくよ。

## 目標を細分化して今やるべきことを鮮明に

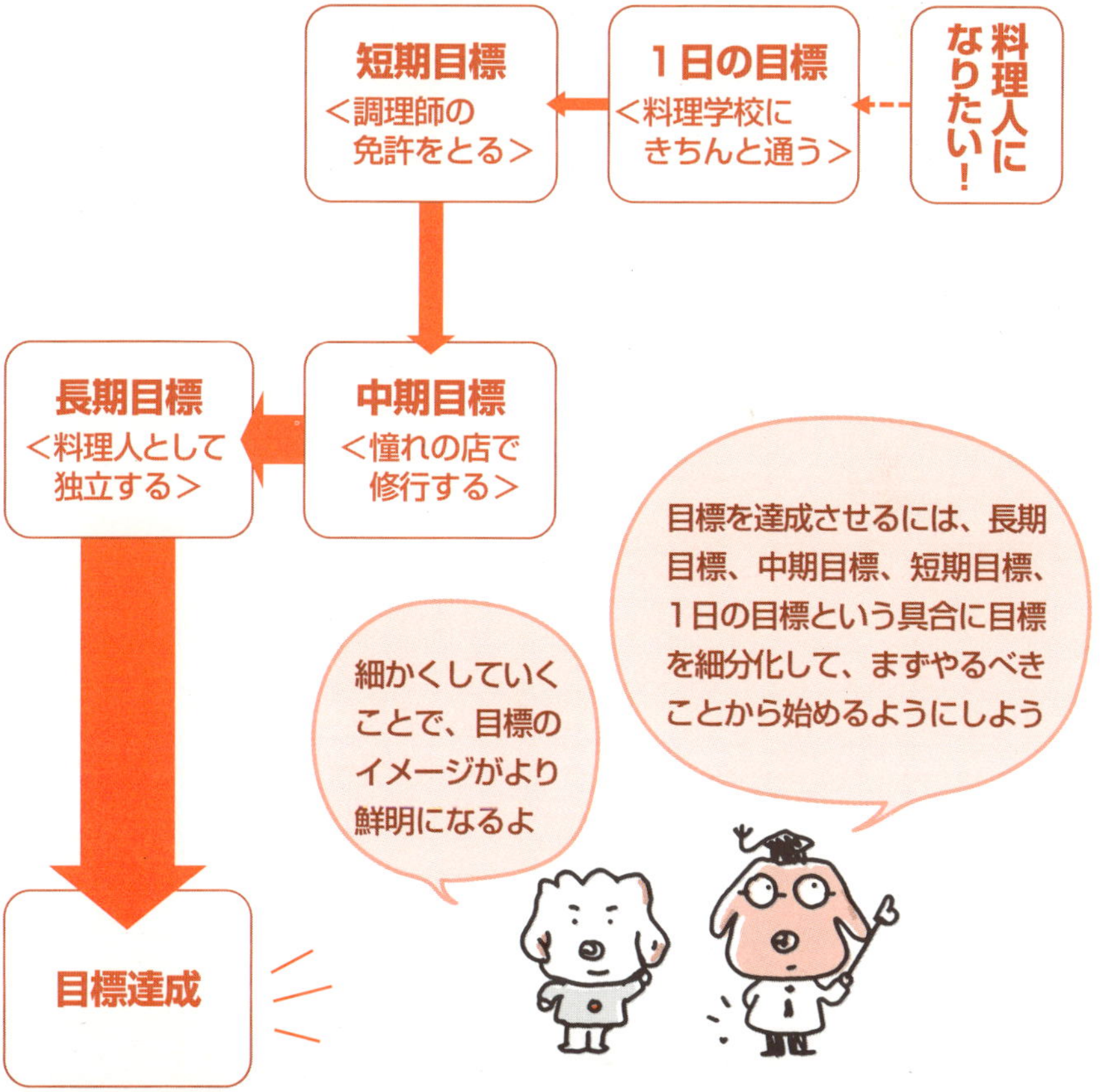
料理人になりたい！
1日の目標
＜料理学校にきちんと通う＞
短期目標
＜調理師の免許をとる＞
中期目標
＜憧れの店で修行する＞
長期目標
＜料理人として独立する＞
目標達成
目標を達成させるには、長期目標、中期目標、短期目標、1日の目標という具合に目標を細分化して、まずやるべきことから始めるようにしよう
細かくしていくことで、目標のイメージがより鮮明になるよ

Chapter 2

5

## メンタルトレーニング5
# 成功した自分を繰り返しイメージする

Stress Control

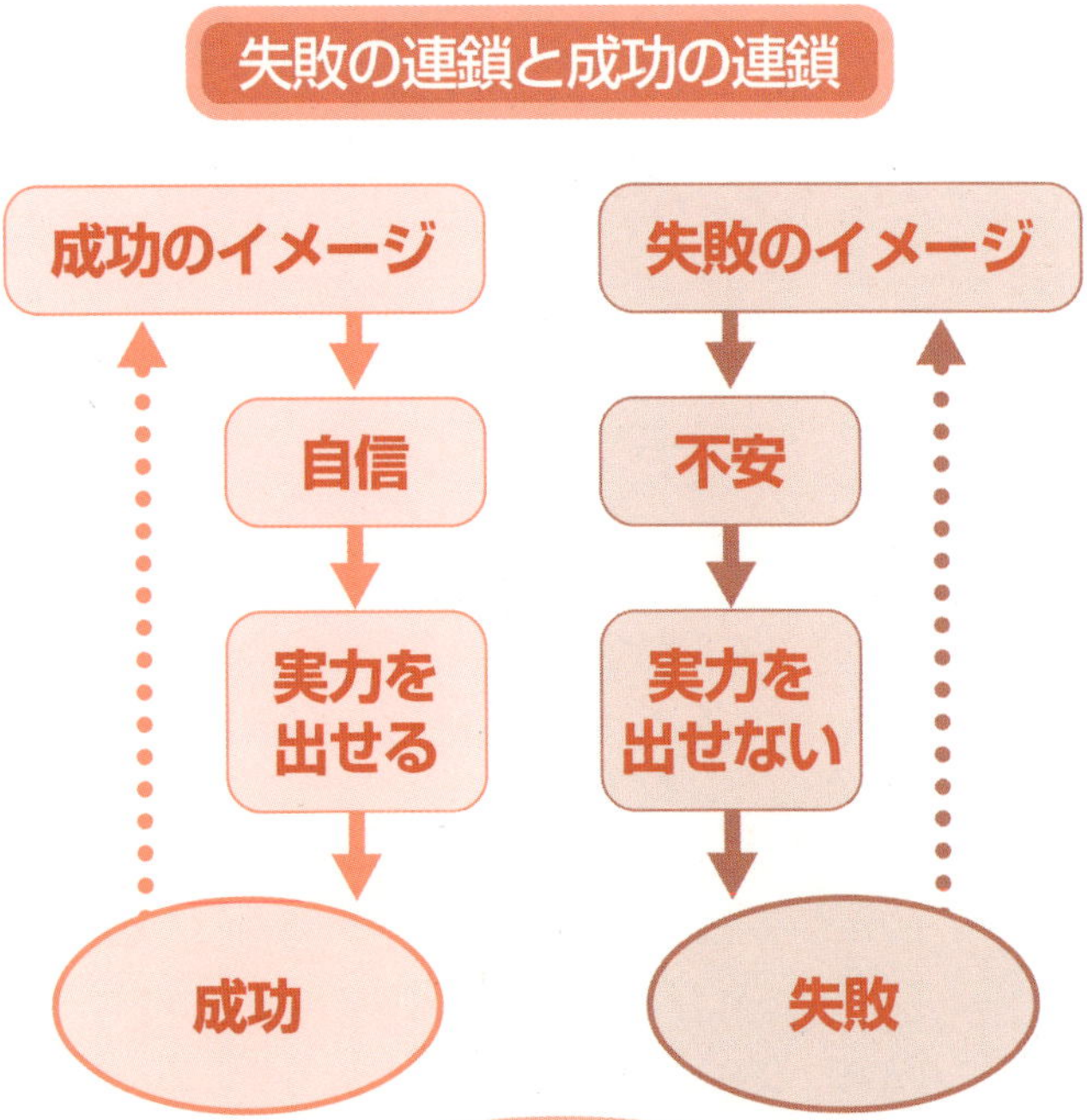
失敗の連鎖と成功の連鎖
成功のイメージ
自信
実力を出せる
成功
失敗のイメージ
不安
実力を出せない
失敗

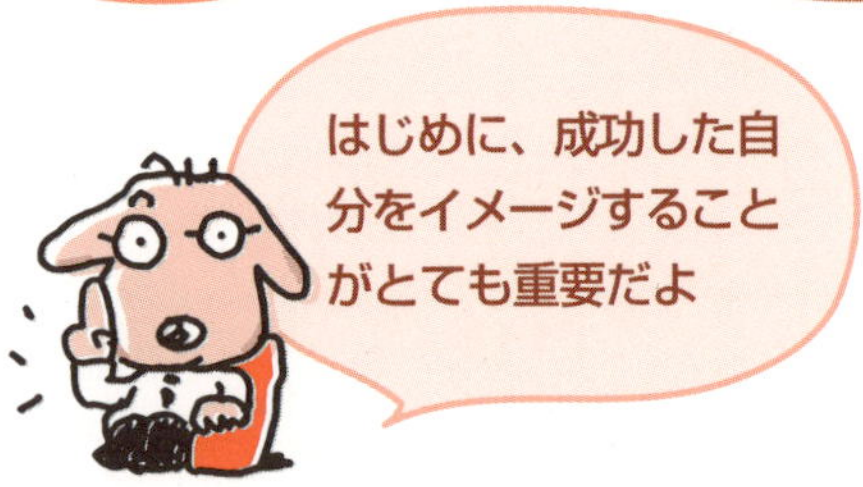
はじめに、成功した自分をイメージすることがとても重要だよ

新しいことを始めるときや、困難な仕事に取り組むとき、自分にはできないのではないか、と考えてしまうことがあります。

すると、失敗したときのイメージで頭がいっぱいになり、不安が生まれてきます。こうした不安によって、これから行おうとすることが、ストレスの原因になってしまいます。

実際に行ってみると、不安があるために本来の力を発揮できず、失敗する可能性が高くなります。そして、失敗することによって、ますます失敗のイメージが強くな

## 成功のイメージがもたらすメリット

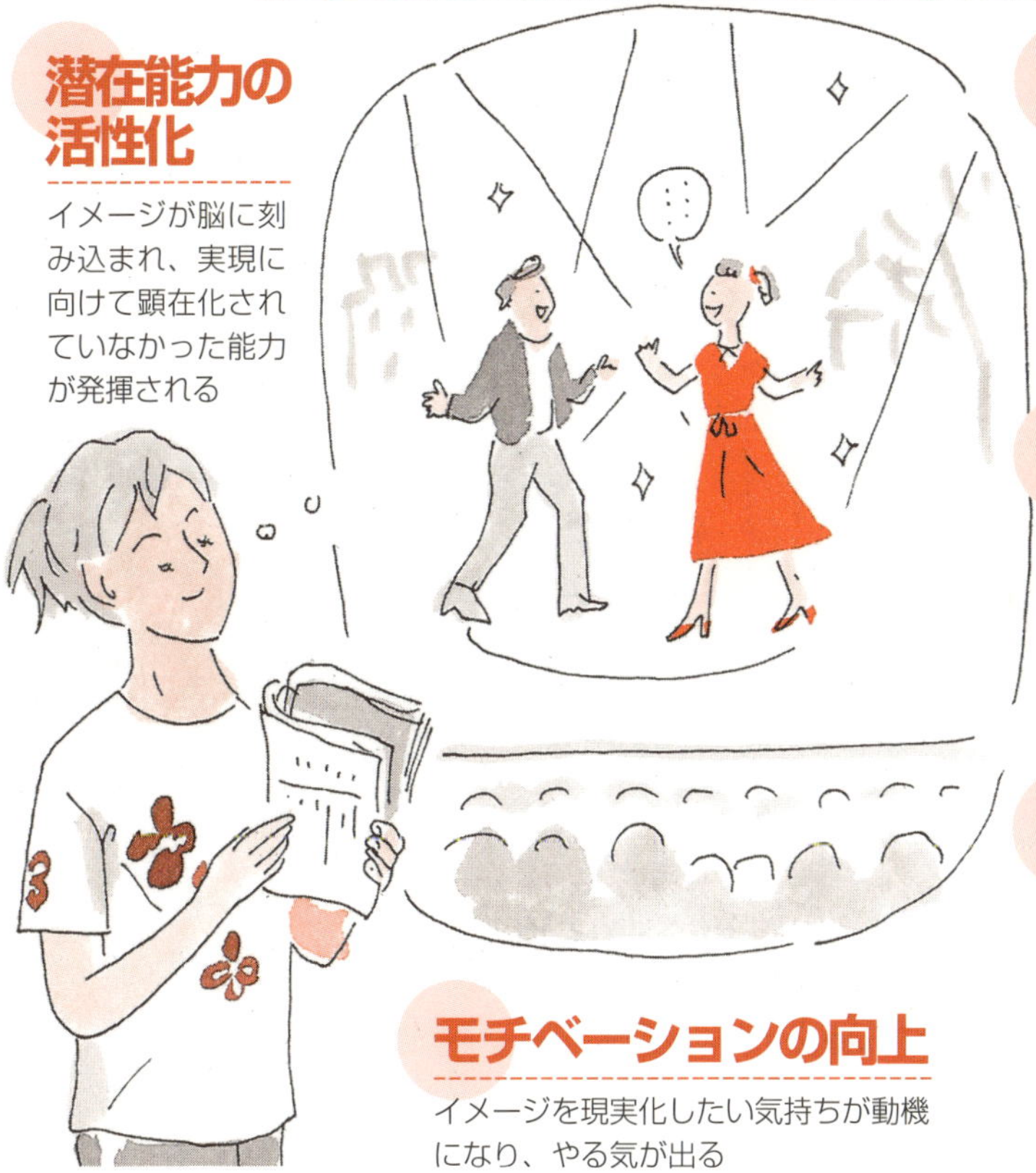

**潜在能力の活性化**

イメージが脳に刻み込まれ、実現に向けて顕在化されていなかった能力が発揮される

**集中力の向上**

なにをすべきかが明確になることで、集中して取り組める

**願望の明確化**

自分がなにをなしとげたいのか、はっきりさせることができる

**自信の増強**

イメージがリアルであれば、できるという自信につながる

**モチベーションの向上**

イメージを現実化したい気持ちが動機になり、やる気が出る

ってしまいます。

### 失敗の連鎖を断ち切るには

まず、成功したときのことをイメージする習慣をつけましょう。目標に向けてやる気を高めていくことができるようになります。

目標設定に無理があると、リアルなイメージを抱くことができませんが、適切な目標が設定されていれば、成功のイメージも現実味を帯びたものになるでしょう。

成功した自分をイメージすることで、集中力の向上、願望の明確化、自信の増強、モチベーションの向上、潜在能力の活性化といった現象がもたらされます。それによって、従来の自分にはできなかったようなことでも実現できるようになります。

Chapter 2. 6

# リラックス法1 心と体を意識的にリラックスさせる

Stress Control

ストレスで緊張している心身をリラックスさせるために、いろいろな方法が考案されています。

代表的なものに、自律訓練法というものがあります。トレーニングによって自分の内臓や神経の働きをコントロールし、体のリラックス状態を意識的につくります。それによって精神もリラックスさせようという方法です。

34〜41ページに紹介するのが、準備段階→（トレーニングの）実施→（体をもとの状態に戻す）復元運動という自律訓練法の基本の流れになります。

## 心身をコントロールする自律訓練法

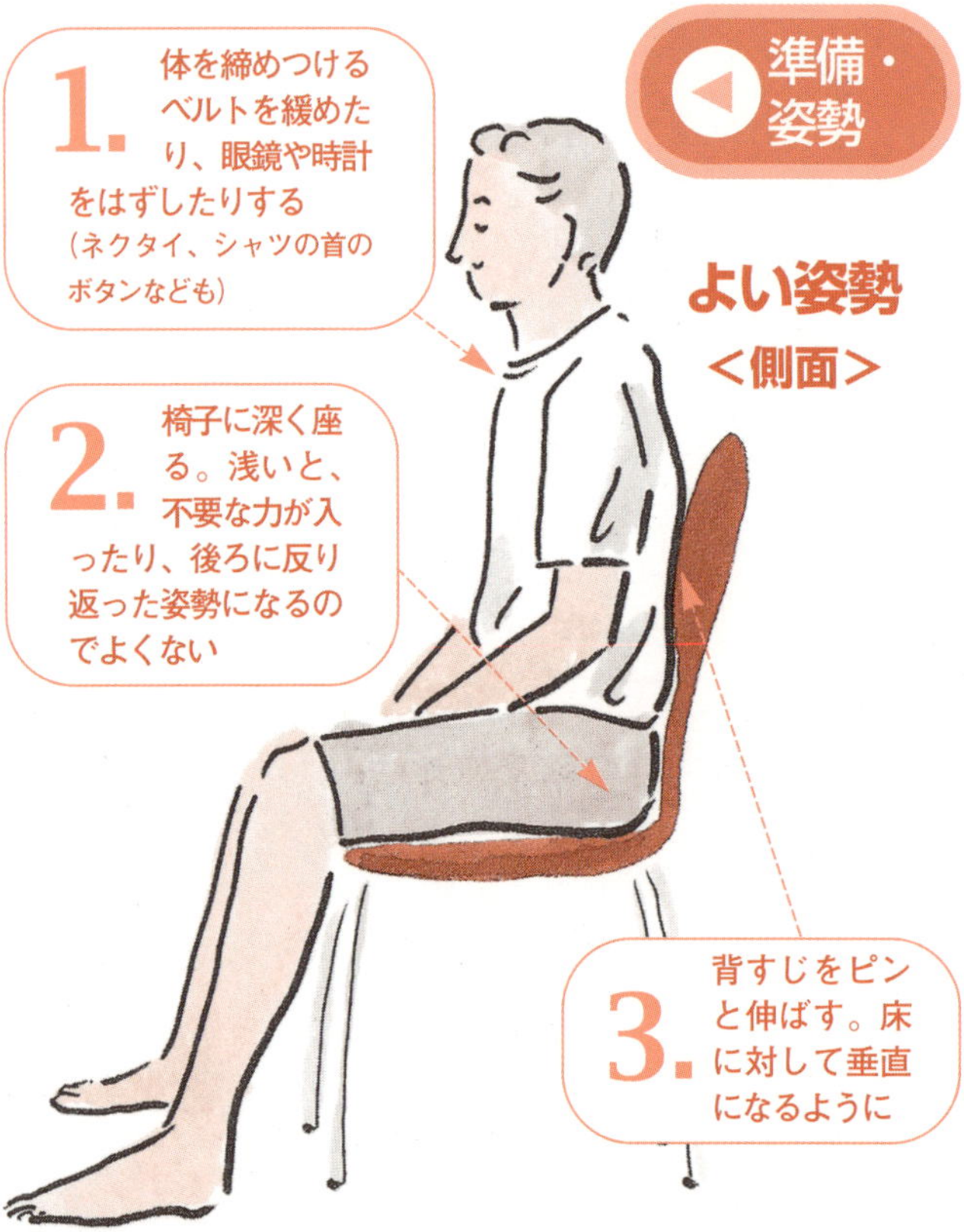

◀準備・姿勢
よい姿勢
＜側面＞
1. 体を締めつけるベルトを緩めたり、眼鏡や時計をはずしたりする（ネクタイ、シャツの首のボタンなども）
2. 椅子に深く座る。浅いと、不要な力が入ったり、後ろに反り返った姿勢になるのでよくない
3. 背すじをピンと伸ばす。床に対して垂直になるように

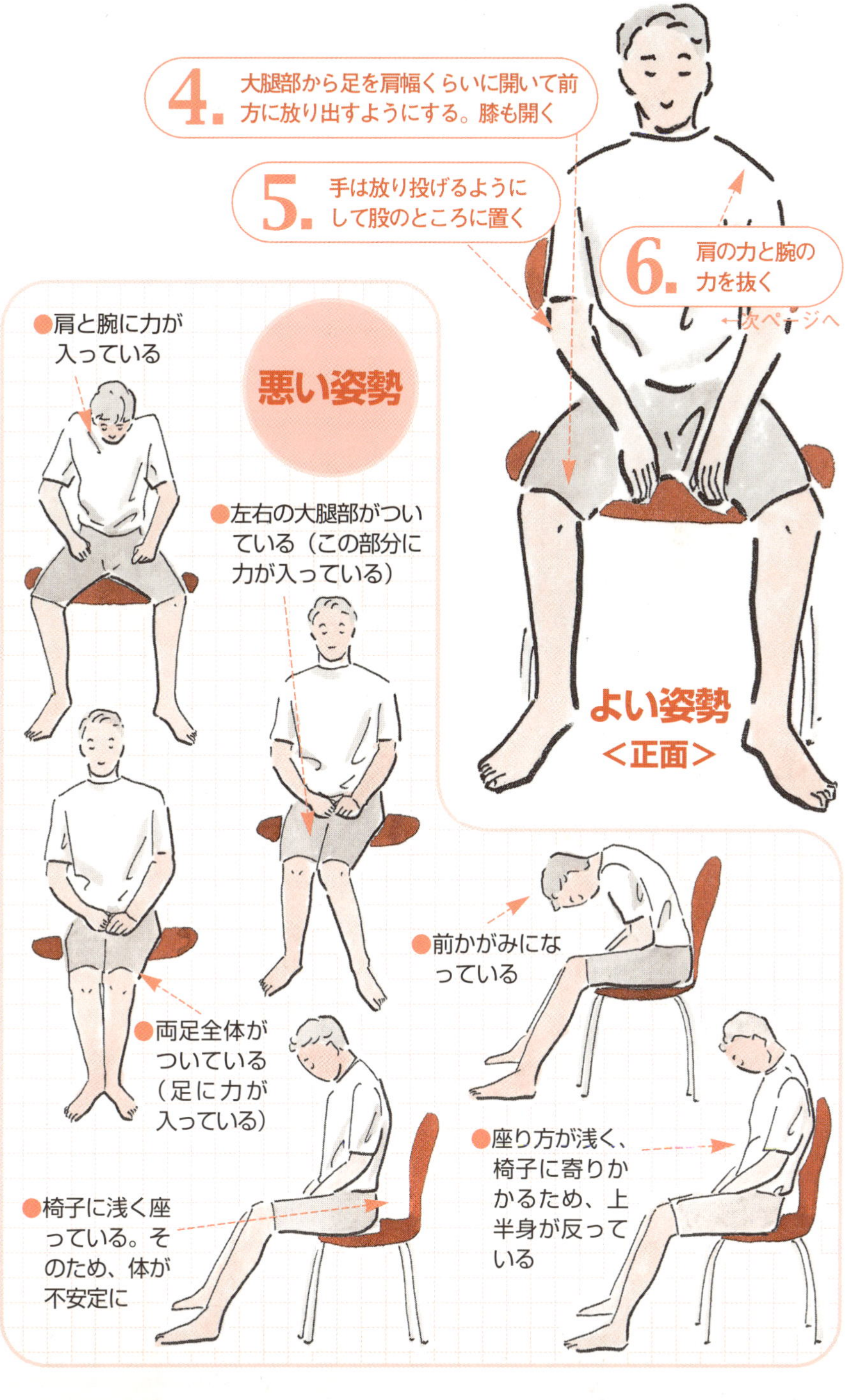

4. 大腿部から足を肩幅くらいに開いて前方に放り出すようにする。膝も開く
5. 手は放り投げるようにして股のところに置く
6. 肩の力と腕の力を抜く
←次ページへ
よい姿勢
<正面>
悪い姿勢
●肩と腕に力が入っている
●左右の大腿部がついている（この部分に力が入っている）
●両足全体がついている（足に力が入っている）
●前かがみになっている
●椅子に浅く座っている。そのため、体が不安定に
●座り方が浅く、椅子に寄りかかるため、上半身が反っている

**7.** 腹式呼吸を2回行い、その後は普通の呼吸に戻す

38ページへ

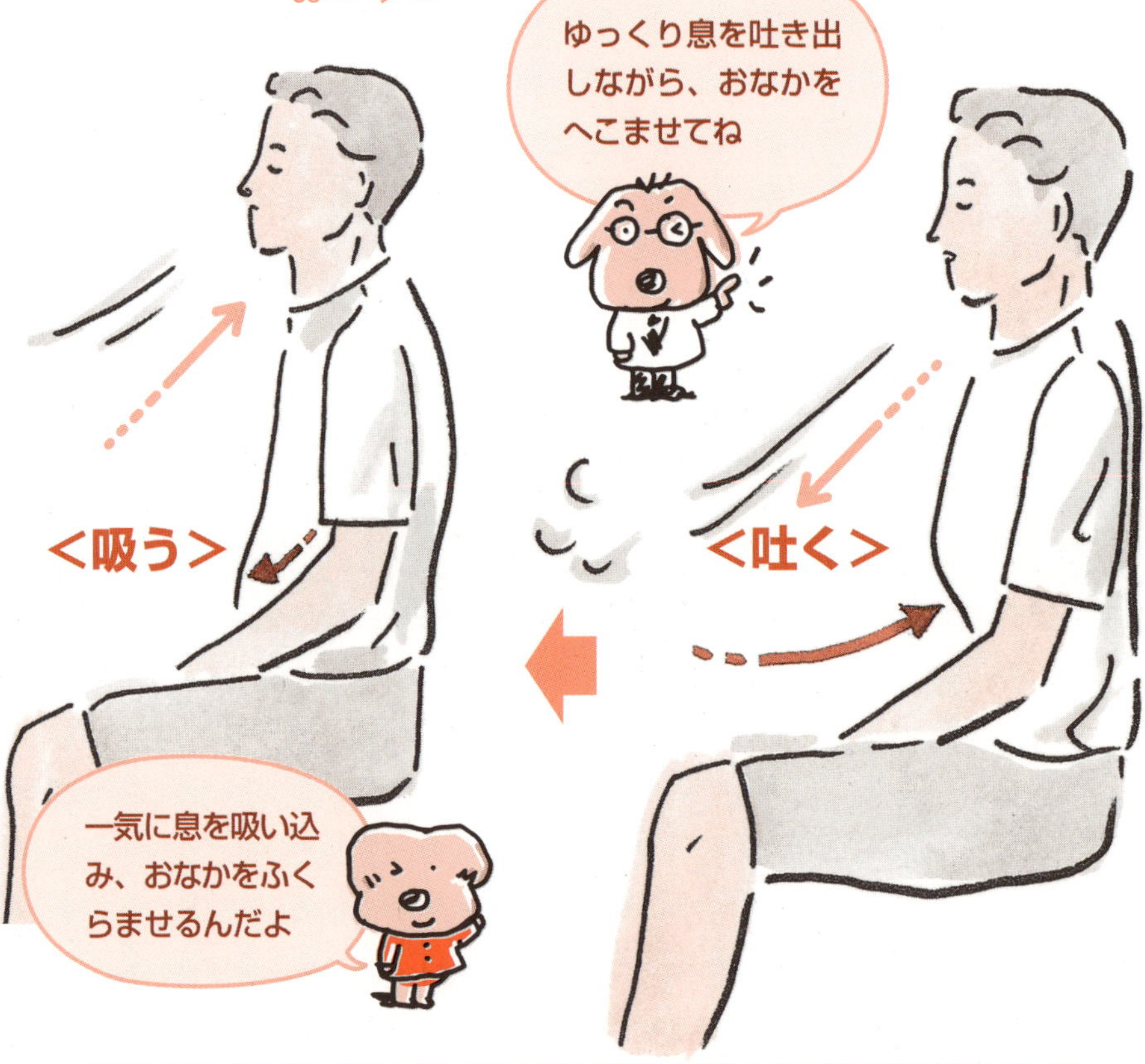
ゆっくり息を吐き出しながら、おなかをへこませてね
<吸う>
<吐く>
一気に息を吸い込み、おなかをふくらませるんだよ

## <腹式呼吸のやり方>

- 口を半開きにして、できるだけゆっくりと息を吐いていく
- 息を吐きながらおなかをへこませていき、吐く息がなくなったときに、おなかがぺちゃんこになっているようにする
- 吐く息がなくなったら、鼻から一気に息を吸い込む
- 息を吸い込んだとき、おなかがふくらんでいるようにする

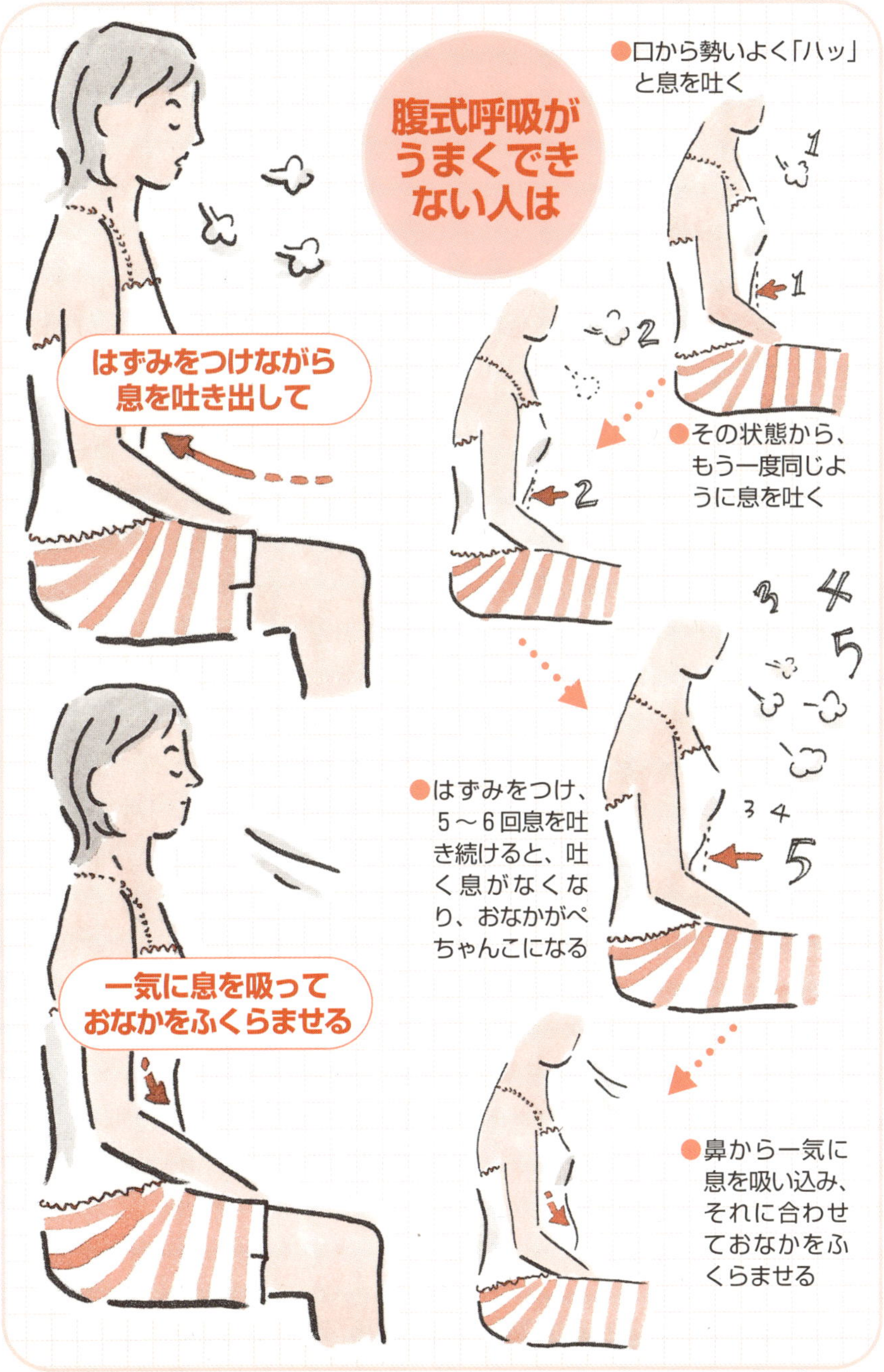
腹式呼吸がうまくできない人は
はずみをつけながら息を吐き出して
一気に息を吸っておなかをふくらませる
●口から勢いよく「ハッ」と息を吐く
1
1
2
2
●その状態から、もう一度同じように息を吐く
3 4 5
●はずみをつけ、5～6回息を吐き続けると、吐く息がなくなり、おなかがぺちゃんこになる
3 4 5
●鼻から一気に息を吸い込み、それに合わせておなかをふくらませる

## 表情

**8.** 目をゆったりと閉じる。眠くなって自然に目を閉じるように

**9.** あごの力を抜く。上下の歯が離れるように、口は半開き状態

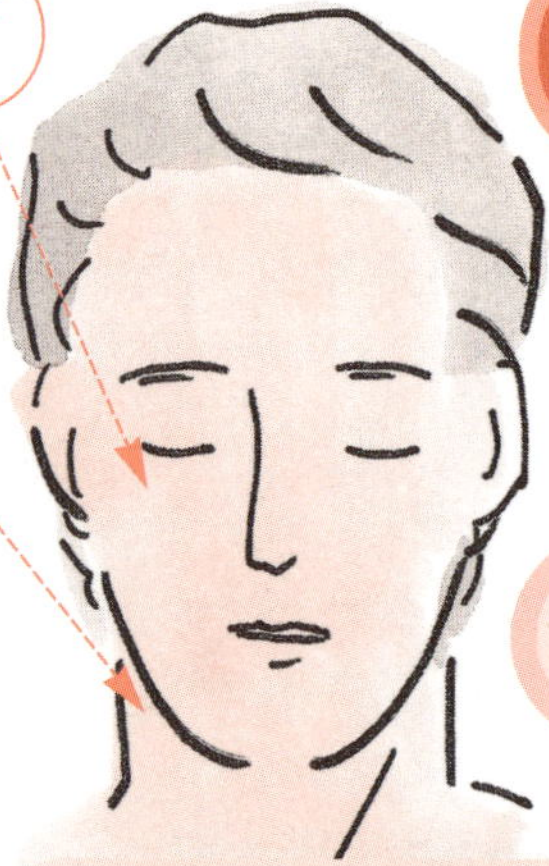


● 顔全体の力が抜け、ゆったりしている

### 悪い表情

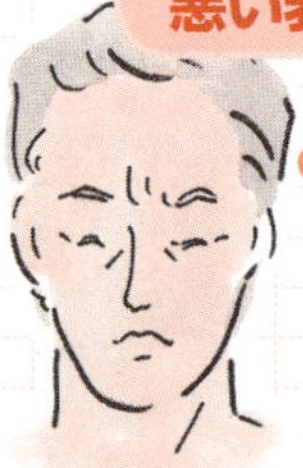

●眉間にしわが寄っていて、口を強く閉じている

---

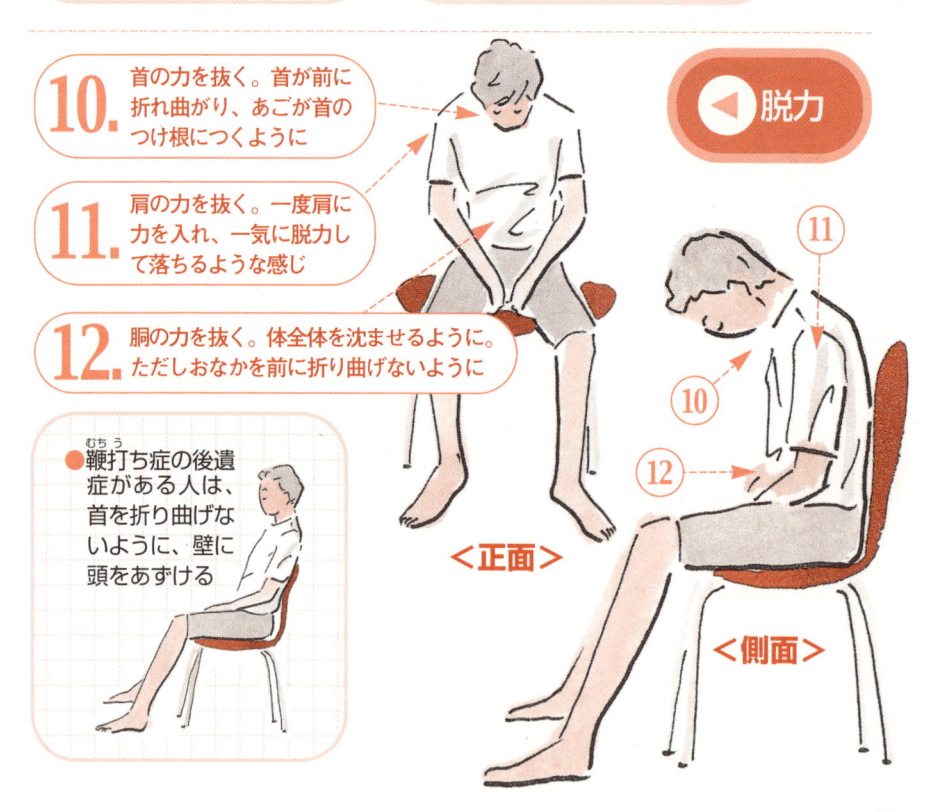

## 脱力

**10.** 首の力を抜く。首が前に折れ曲がり、あごが首のつけ根につくように

**11.** 肩の力を抜く。一度肩に力を入れ、一気に脱力して落ちるような感じ

**12.** 胴の力を抜く。体全体を沈ませるように。ただしおなかを前に折り曲げないように

<正面>

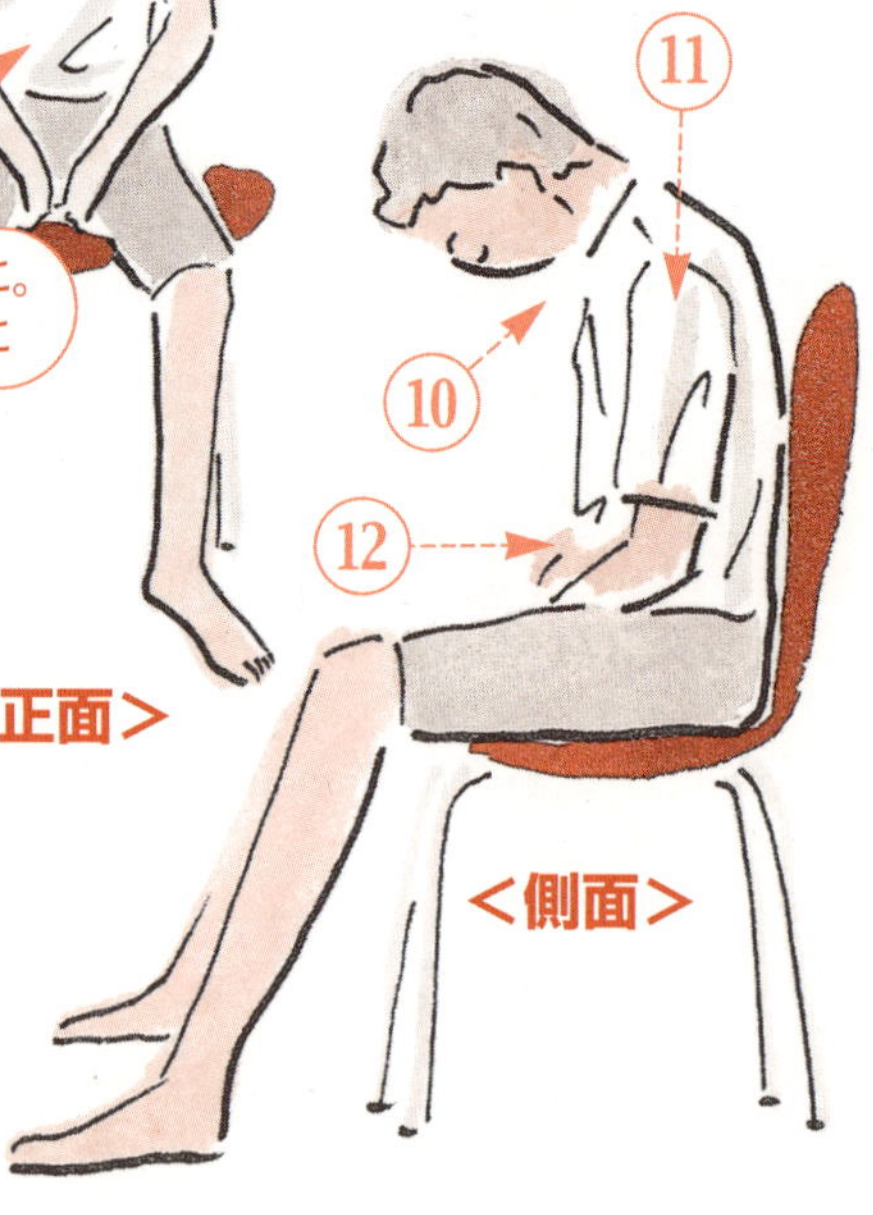


<側面>

●鞭《むち》打《う》ち症の後遺症がある人は、首を折り曲げないように、壁に頭をあずける

ぼんやり注意を向けるのは、線で囲んだ両手、両足、おなかのあたり。なにか変化があったら、それをそのまま受けとめるという態度でいてね

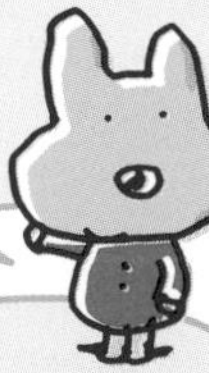

なにかをしようとしてはいけない。心の中で「～が温かい」と唱えるけれど、温かくしようとするのは逆効果。気分が悪くなったり、息苦しくなったりすることもあるから注意してね

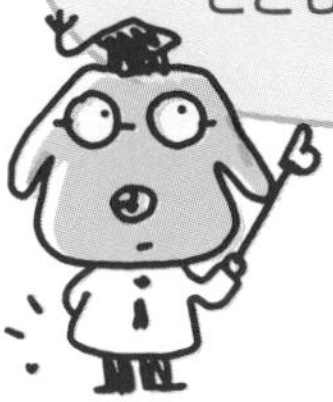

◀ 実施中

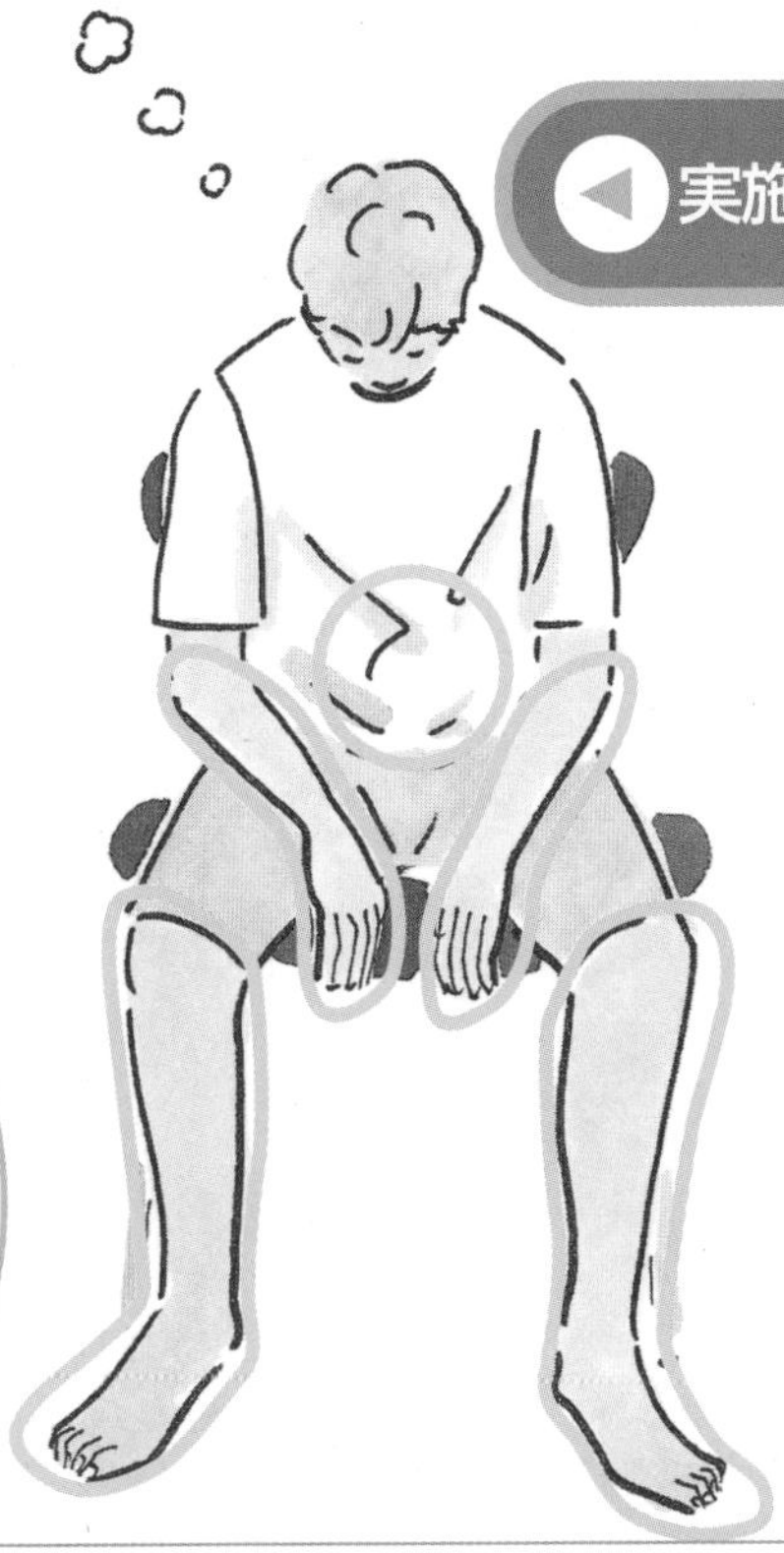

**13.** 両手にぼんやり注意を向けて「両手が温かい」
両足にぼんやり注意を向けて「両足が温かい」
おなかにぼんやり注意を向けて「おなかが温かい」
それぞれ心の中でゆっくりと５～６回唱える

←次ページへ

column

## なぜ温かくなるの？

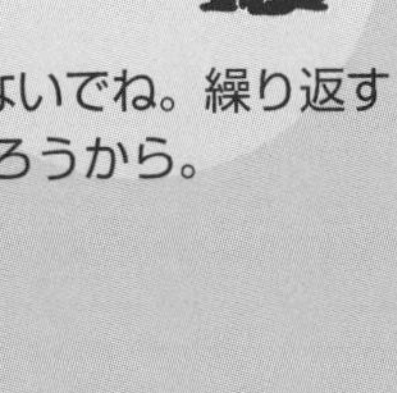

手を握ってこぶしをつくり、力を入れて握ってから、ぱっと開いてごらん。手のひらは白くなっているけれど、徐々に赤みが戻ってくる。筋肉が緊張しているときは、血行は悪い。緊張がとれると、血行がよくなり温かく感じられるんだ。そのうち、実際に注意を向けた部分の温度が上がるようになるよ。

上の実演をやってみて、温かくならなくても気にしないでね。繰り返すうちに、緊張がとれて温かく感じられるようになるだろうから。

## ◀復元運動

脱力して筋肉がすっかり緩み、脳の興奮も低下しているので、急に立ち上がったり運動すると、まれにふらついたり、よろけたりする。これを防ぎ、気分を快適にさせるために行うのが復元運動

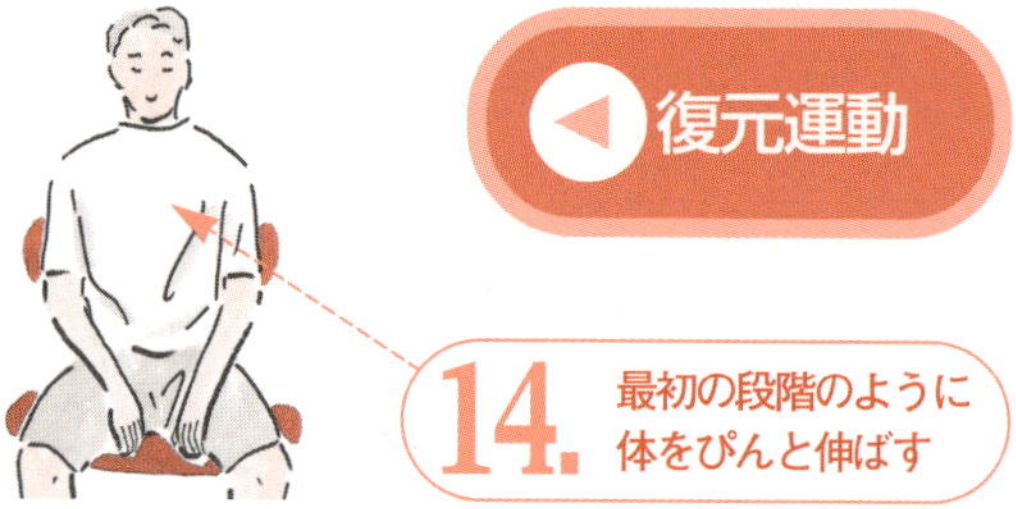

14. 最初の段階のように体をぴんと伸ばす


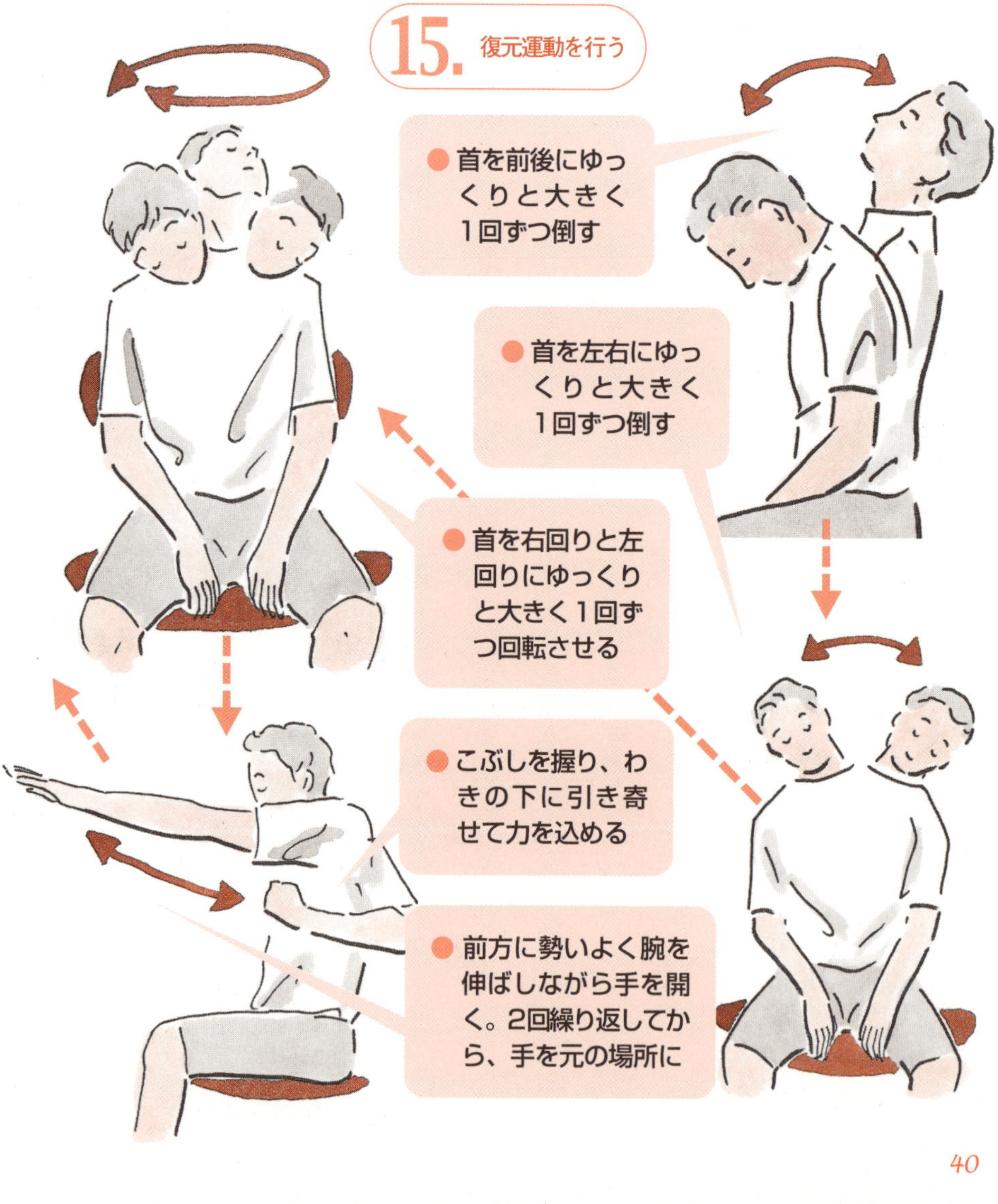

15. 復元運動を行う
●首を前後にゆっくりと大きく1回ずつ倒す
●首を左右にゆっくりと大きく1回ずつ倒す
●首を右回りと左回りにゆっくりと大きく1回ずつ回転させる
●こぶしを握り、わきの下に引き寄せて力を込める
●前方に勢いよく腕を伸ばしながら手を開く。2回繰り返してから、手を元の場所に

●頭上で両手を組み、息を吐きながら伸びをして胴を伸ばす
●かかとを前方に突き出すようにして脚を伸ばし、一気に力を抜く。これを2回繰り返す
●声を出しながら体を左右に倒して脇腹を伸ばす。手を元の場所に

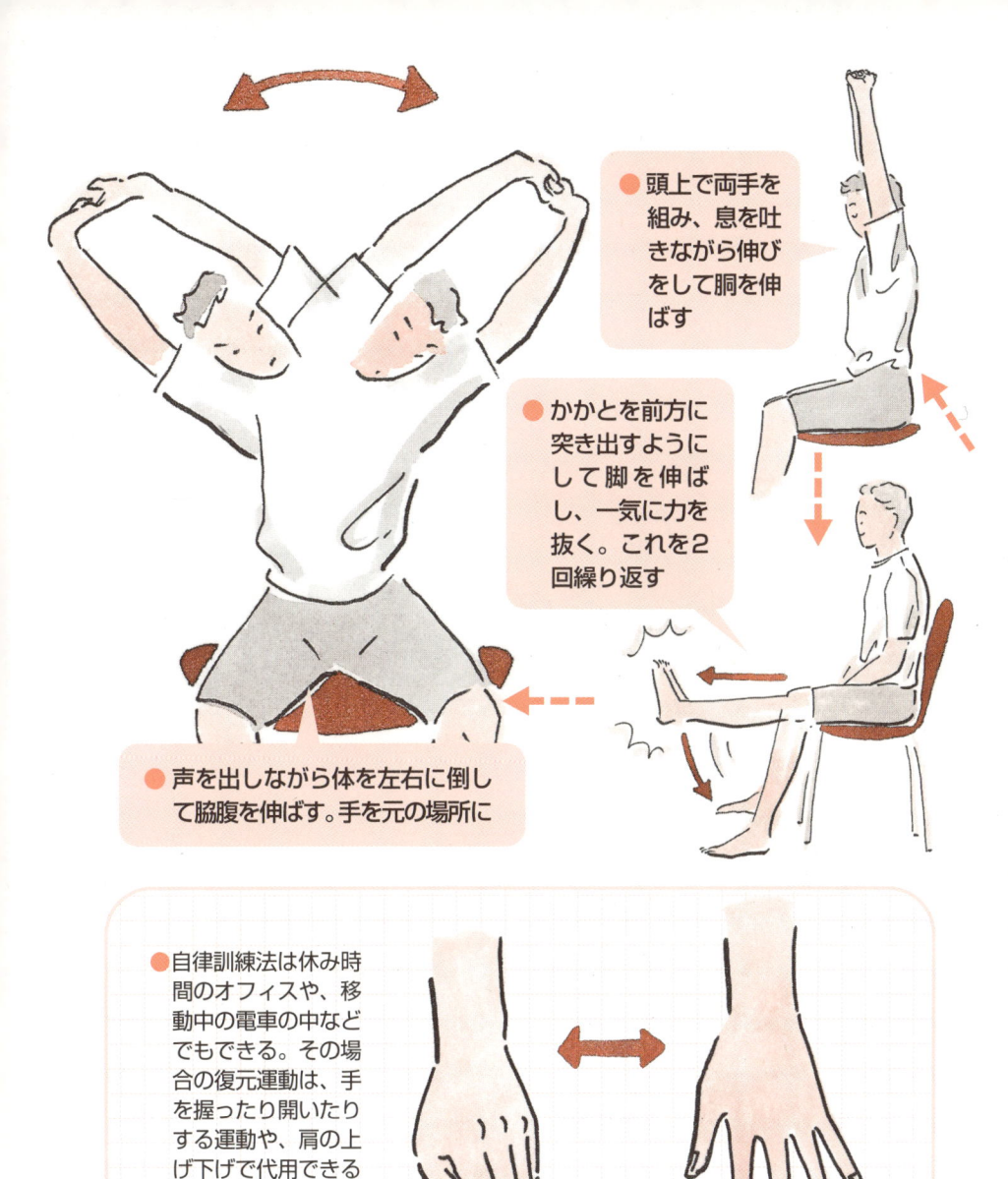

●自律訓練法は休み時間のオフィスや、移動中の電車の中などでもできる。その場合の復元運動は、手を握ったり開いたりする運動や、肩の上げ下げで代用できる

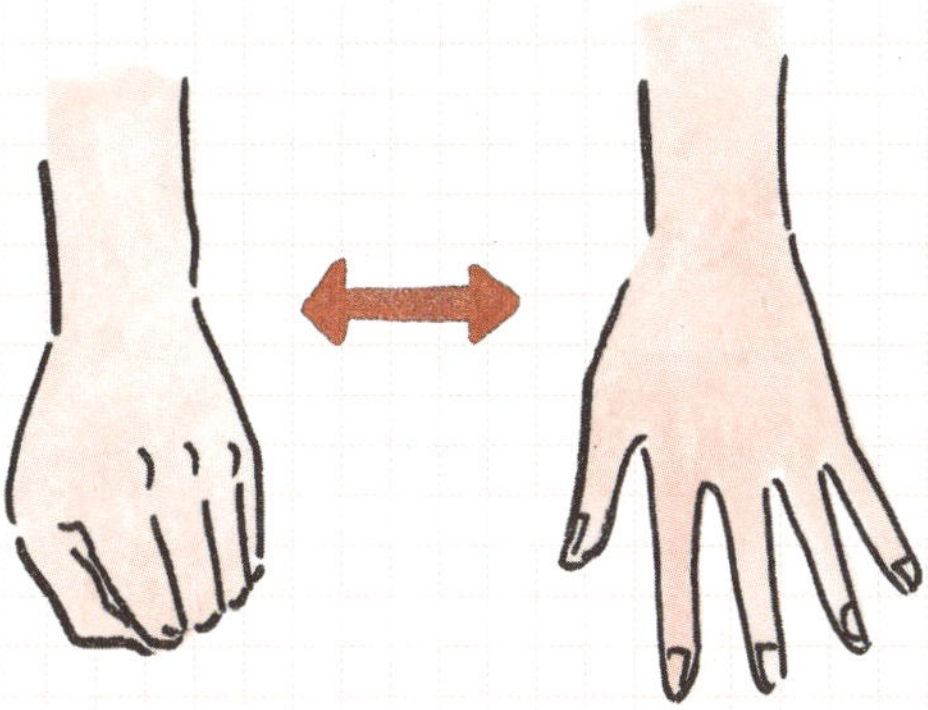

**16.** 腹式呼吸をできるだけゆっくり2回行ってから目を開く

→これでおしまい

Chapter 2.

7

# リラックス法２ 筋肉を緩めて心も体も脱力する

Stress Control

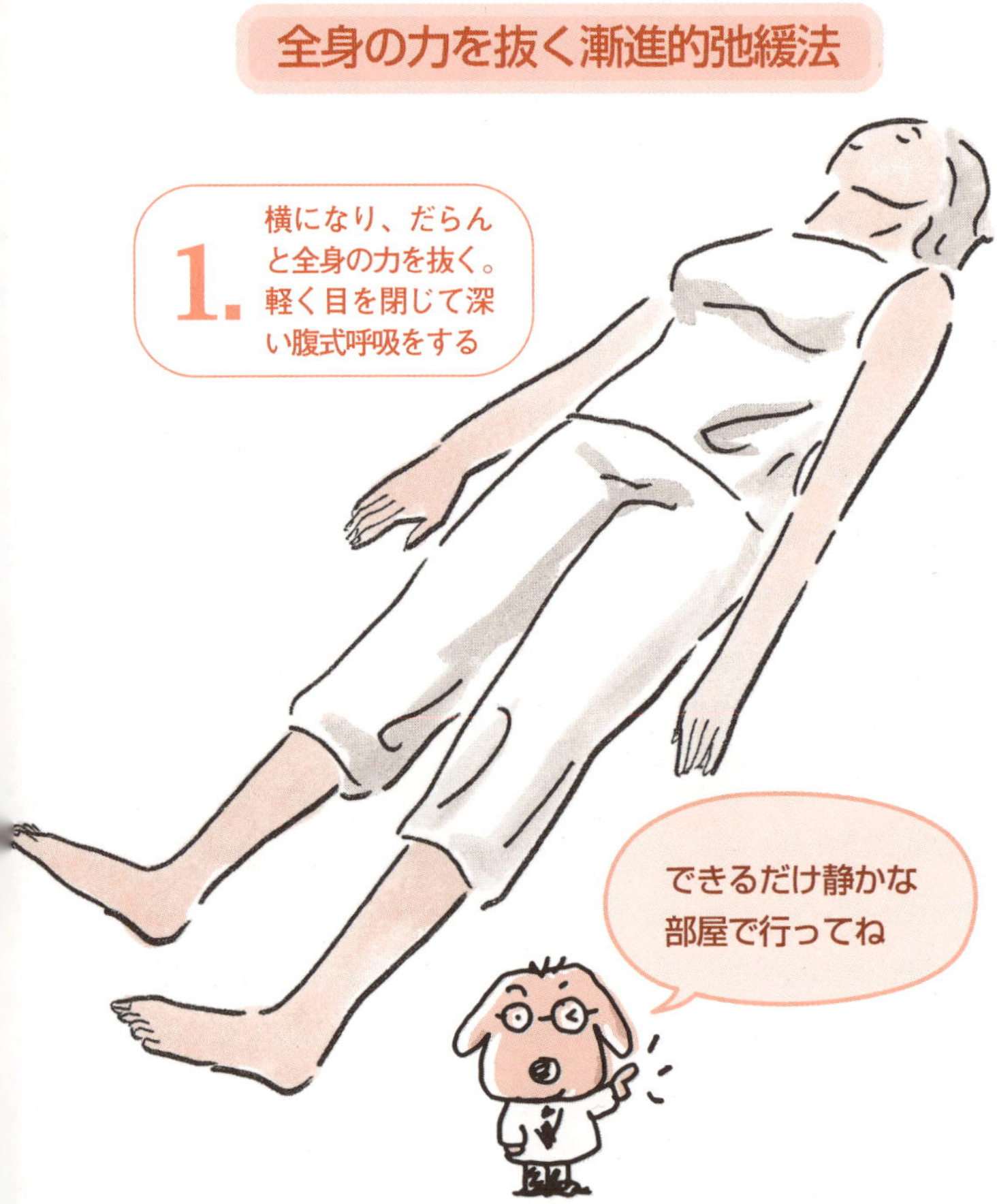
全身の力を抜く漸進的弛緩法
1. 横になり、だらんと全身の力を抜く。軽く目を閉じて深い腹式呼吸をする
できるだけ静かな部屋で行ってね

ここで紹介するのは、アメリカの生理心理学者ジェイコブソンの漸進《ぜんしん》的弛緩法と呼ばれる方法です。

体のある部分の筋肉に力を入れ、脱力するということを何度も繰り返しながら、全身の筋肉を弛緩させていきます。筋肉は最大に収縮した後に最大に弛緩する、という生理学的な性質を利用しているのです。

やや時間はかかりますが、難しくはありません。全身の筋肉が効果的に弛緩するのが自分でもよくわかり、すぐに効果を実感することができます。

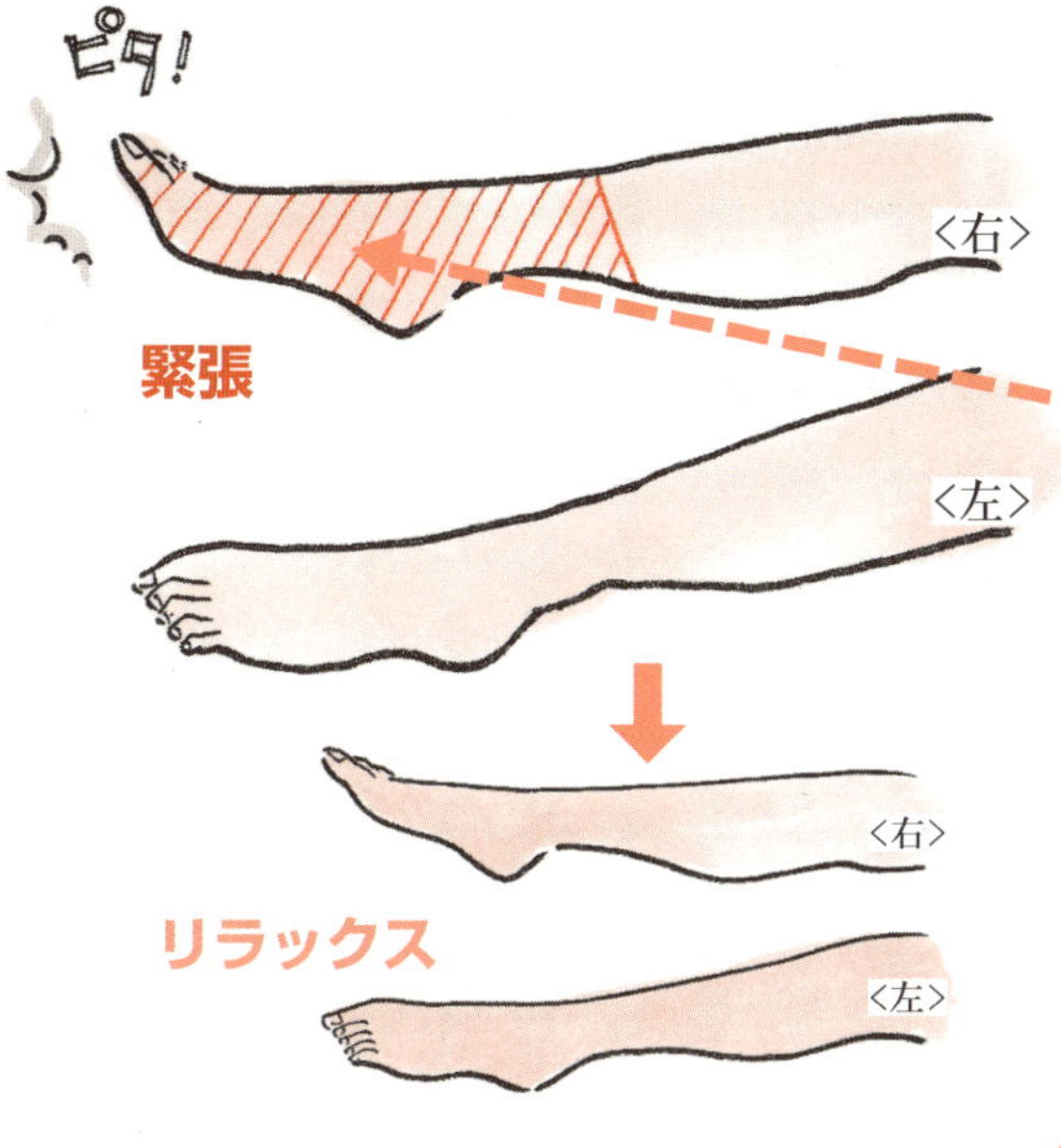


**2.** 右足に意識を向け、つま先をギュッと強く縮めて、数秒間その緊張を味わう。息を吐きながら足の緊張を緩め、だらんとさせる。息を完全に吐き出すとき、体から緊張が出て行くのをイメージする。以上を3回繰り返す

**3.** 左足に移り、右足と同じことを3回繰り返す

**4.** 右足と右のふくらはぎに意識を向け、この部分を緊張させる。緊張を味わってから、息を吐きながら緊張を緩める。3回繰り返す

**5.** 左足に移り、右足と同じことを3回繰り返す

**6.** 右の太ももからお尻の下までを緊張させ、息を吐きながら緊張を緩める。3回繰り返す

**7.** 左足に移り、右足と同じことを3回繰り返す

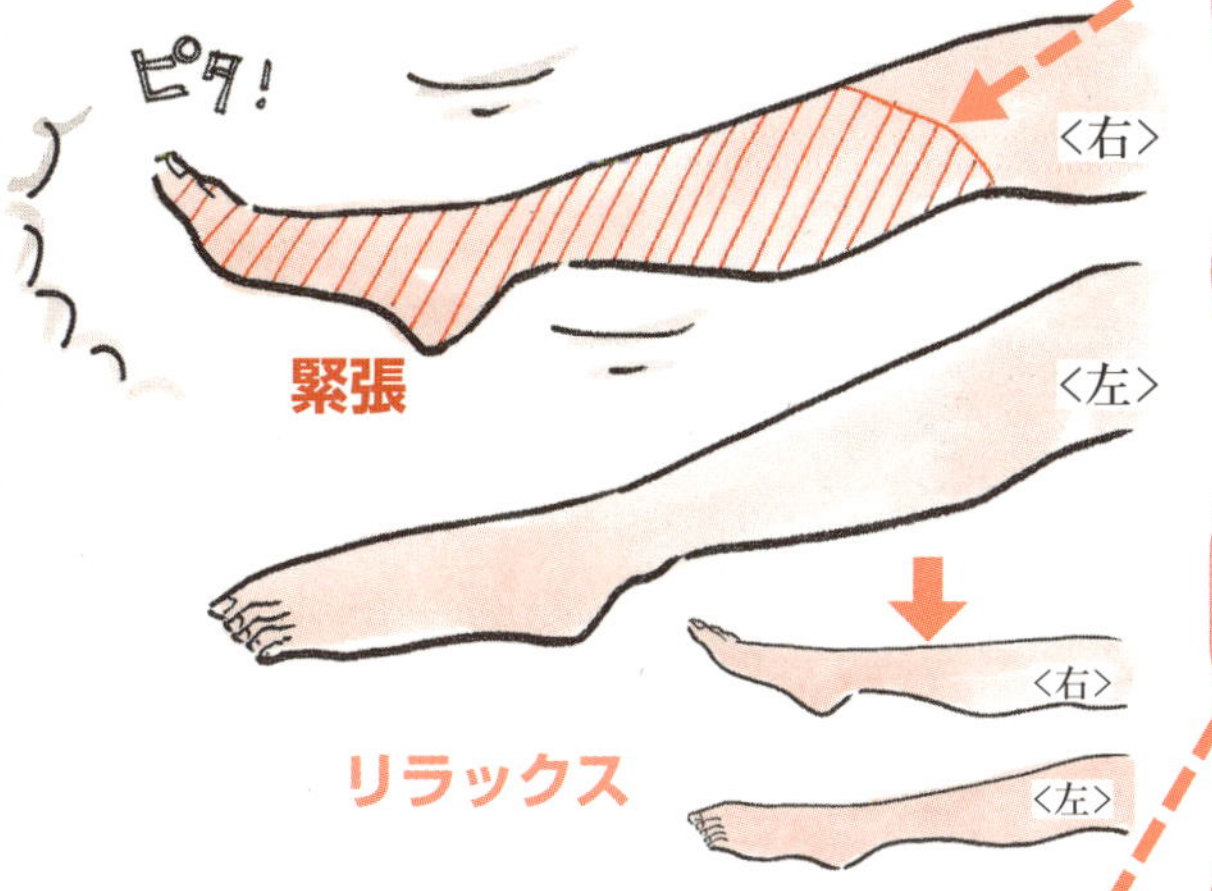


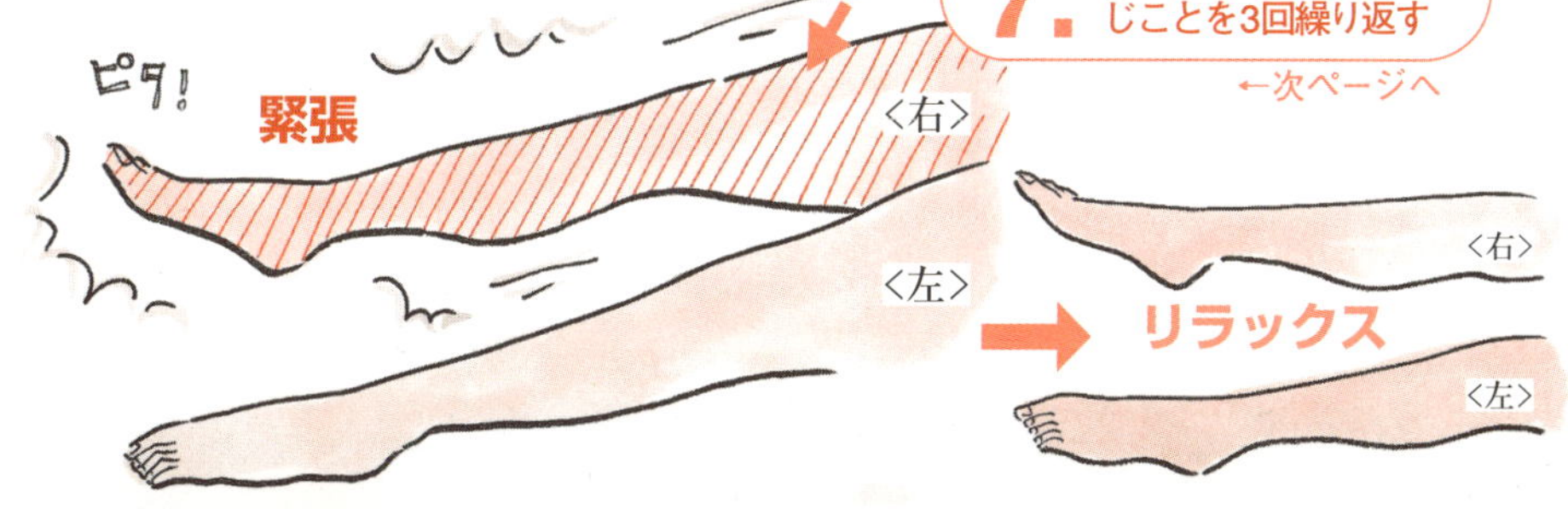


←次ページへ

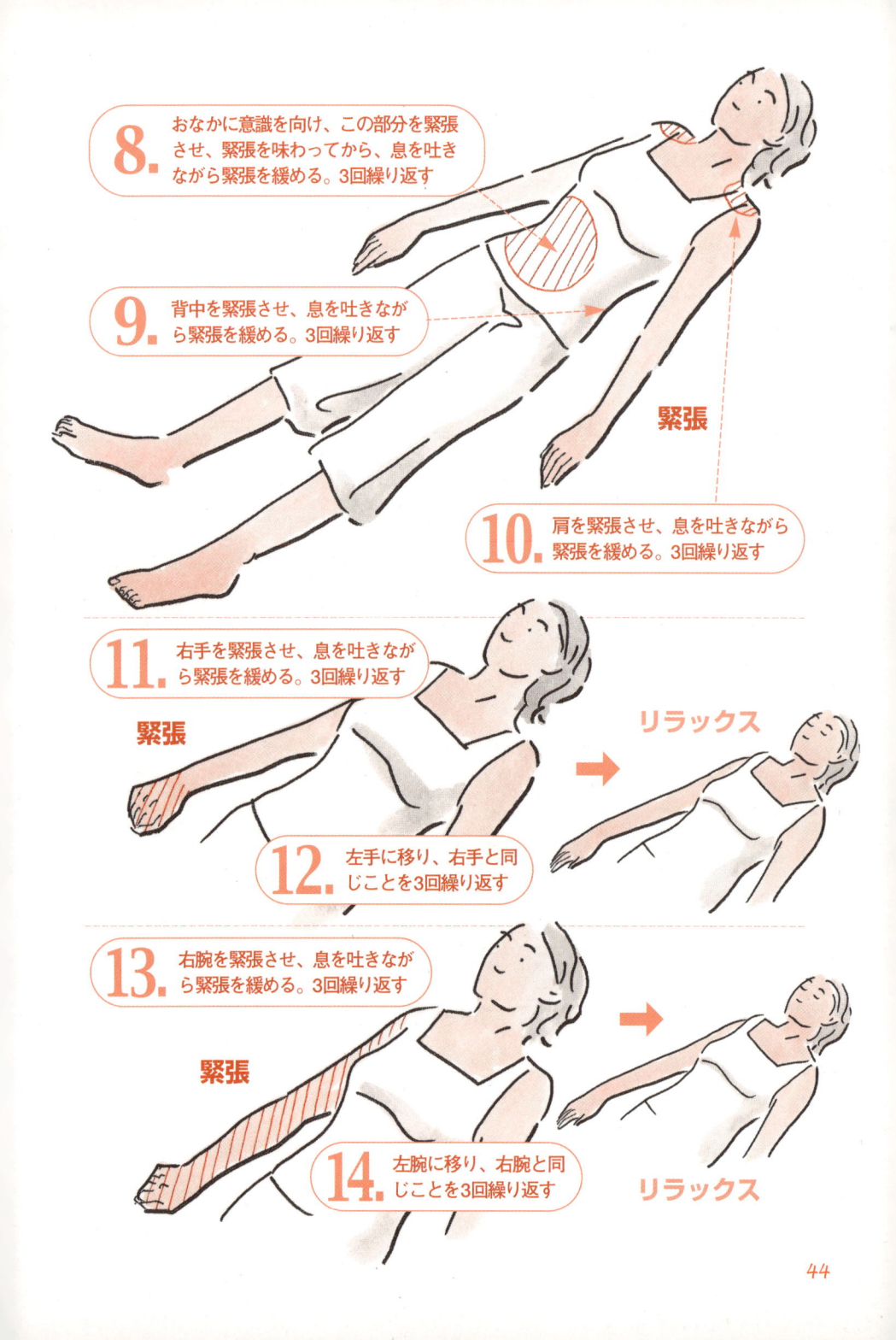

**8.** おなかに意識を向け、この部分を緊張させ、緊張を味わってから、息を吐きながら緊張を緩める。3回繰り返す

**9.** 背中を緊張させ、息を吐きながら緊張を緩める。3回繰り返す

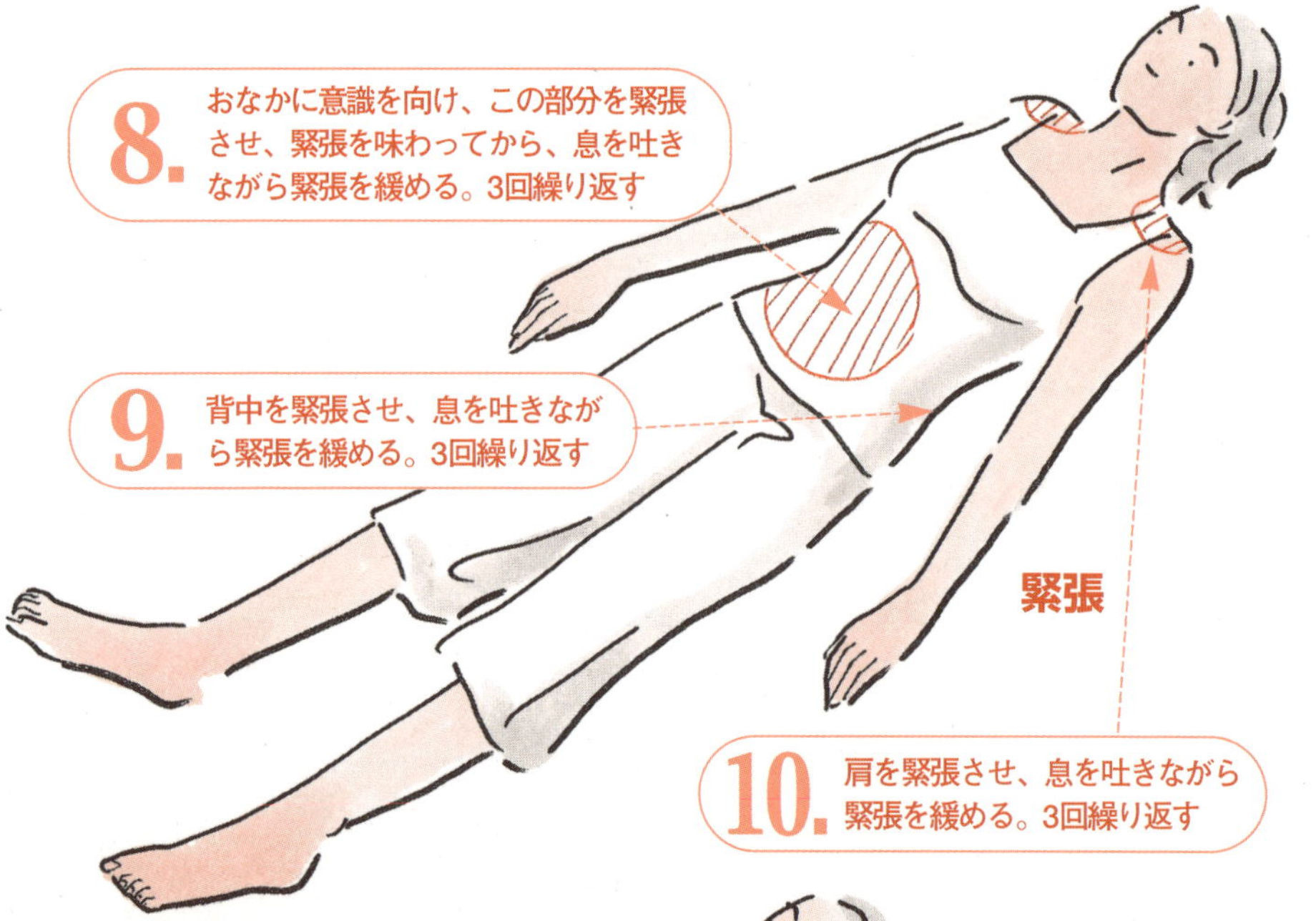


**10.** 肩を緊張させ、息を吐きながら緊張を緩める。3回繰り返す

**11.** 右手を緊張させ、息を吐きながら緊張を緩める。3回繰り返す

**12.** 左手に移り、右手と同じことを3回繰り返す

**13.** 右腕を緊張させ、息を吐きながら緊張を緩める。3回繰り返す

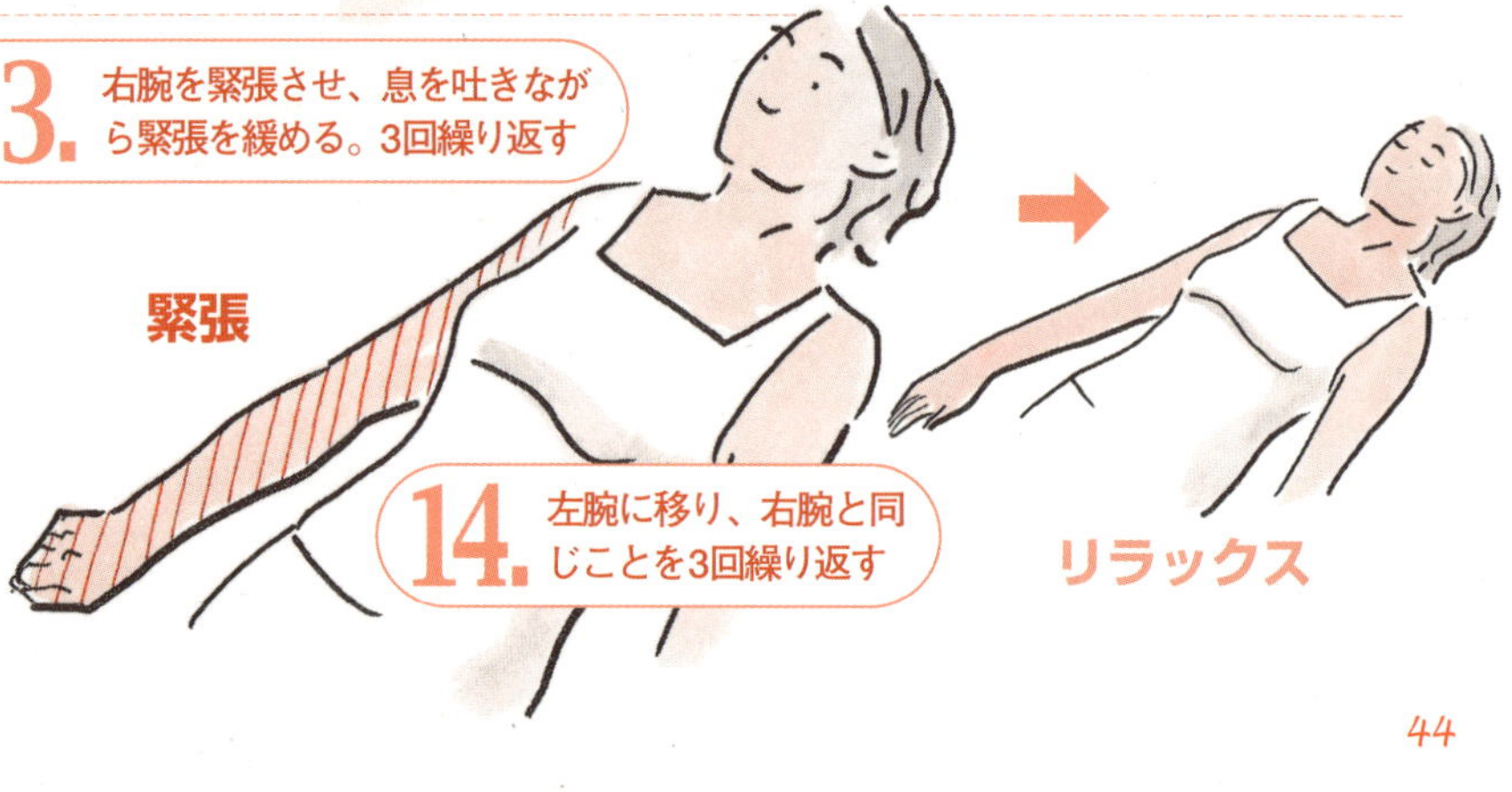


**14.** 左腕に移り、右腕と同じことを3回繰り返す

**15.** 顔を緊張させる。眉間にしわを寄せ、口をすぼめ、あごを引き締めて顔をしかめ、その緊張を味わってから息を吸い、吐く息と一緒に緊張を残らずに吐き出す

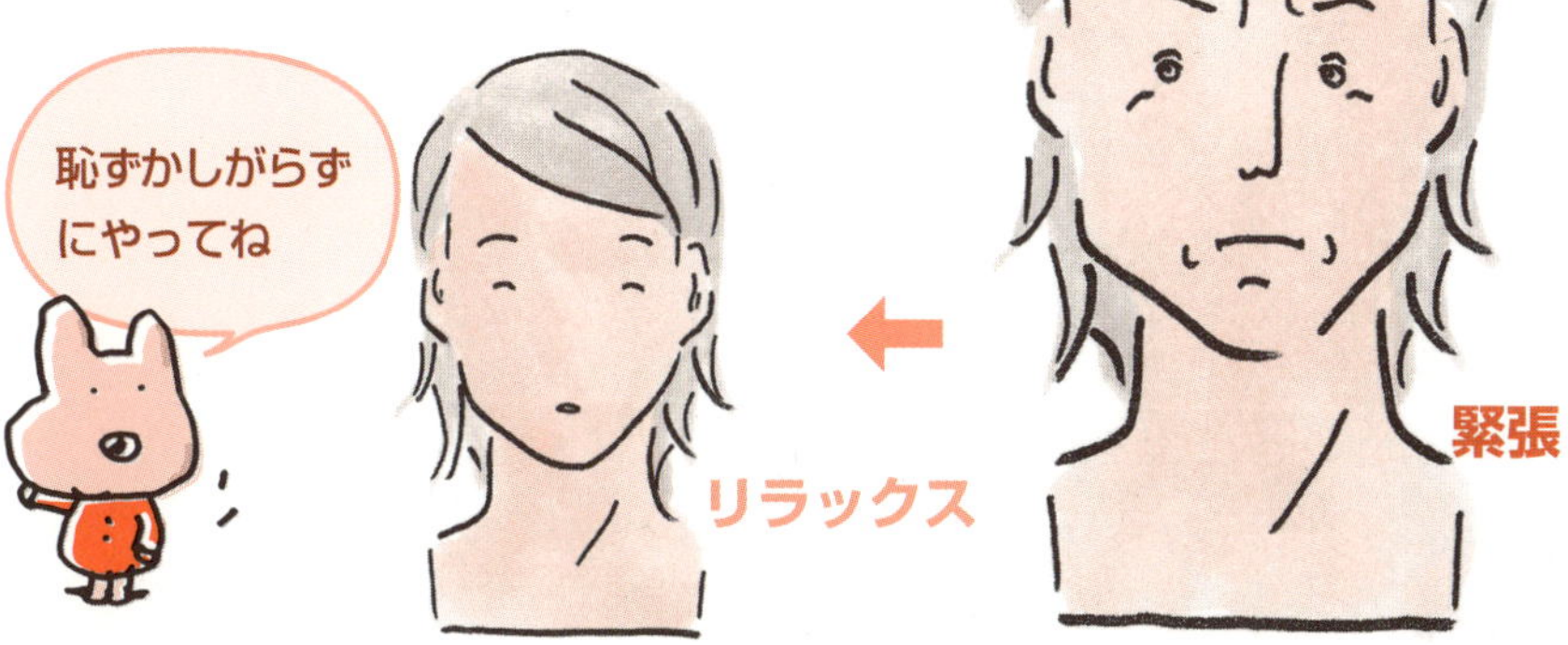

恥ずかしがらずにやってね
リラックス
緊張


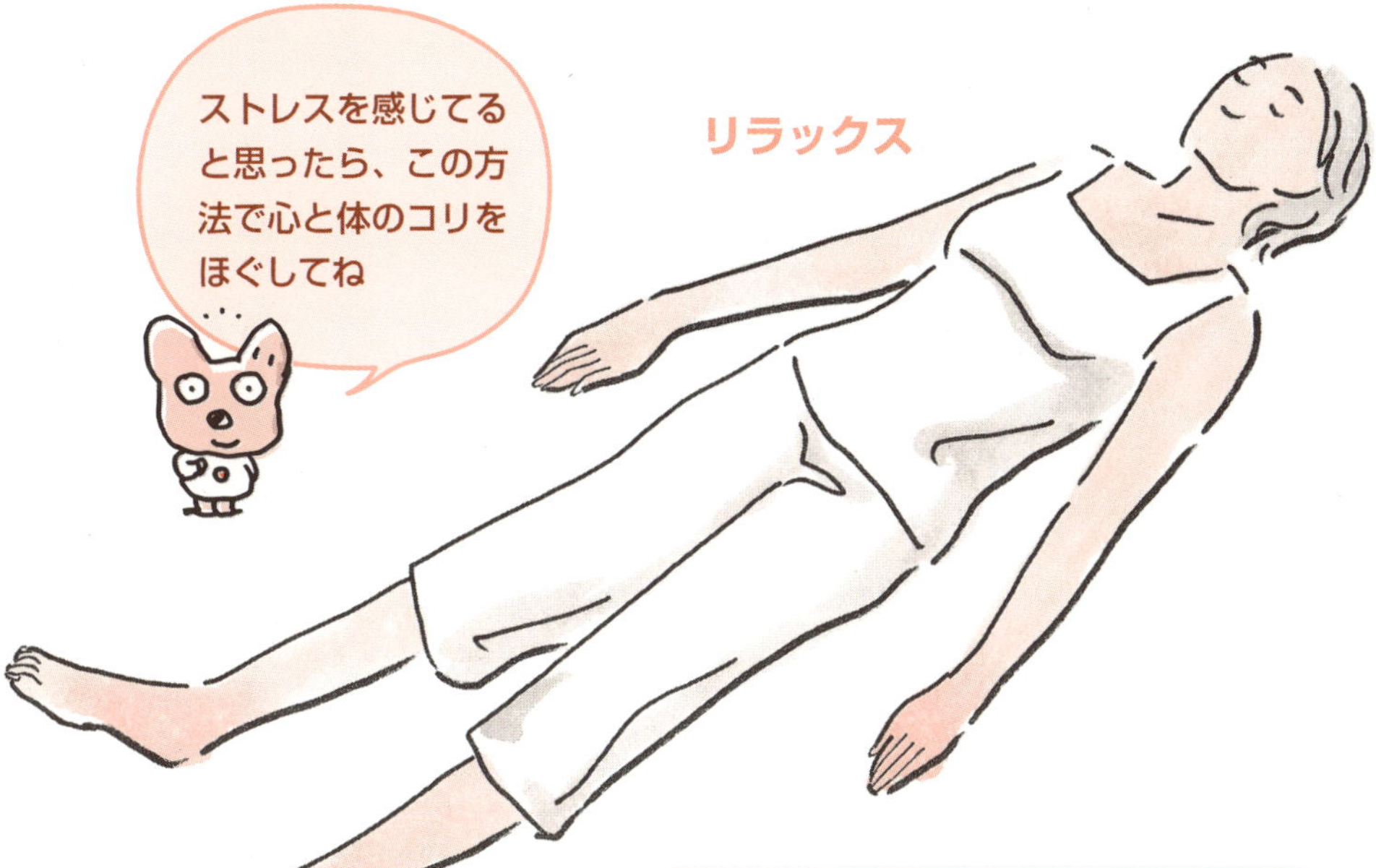

ストレスを感じてると思ったら、この方法で心と体のコリをほぐしてね
リラックス


**16.** 全身の力を抜いたまま、リラックスした感覚を味わい、しばらくじっとしている

→これでおしまい

Chapter 2.
8

# リラックス法 3 ゆっくり数えて心を落ち着ける

Stress Control

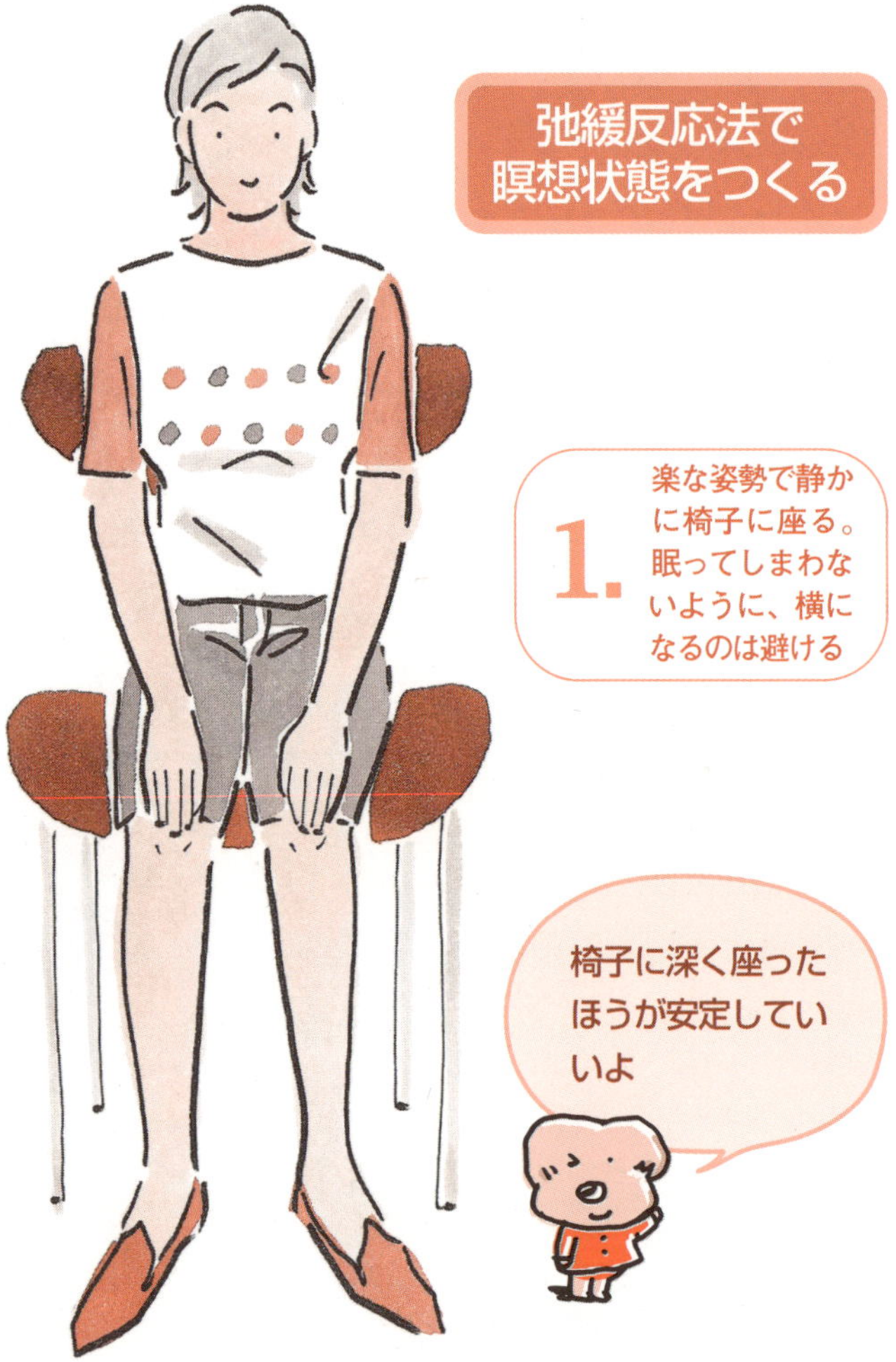
弛緩反応法で瞑想状態をつくる
1. 楽な姿勢で静かに椅子に座る。眠ってしまわないように、横になるのは避ける
椅子に深く座ったほうが安定していいよ

ここで紹介するのは、弛緩《しかん》反応法という方法です。

アメリカのハーバード大学医療センター助教授だったH.ベンソンは、瞑想《めいそう》中の人は、酸素消費量、血圧、心拍数などが著しく低下し、生理学的に深いリラクセーション状態にあることを発見しました。そこで、より簡単に瞑想時と同じリラクセーション状態になることができる方法を考案したのです。

なるべく静かな環境で行いましょう。日ごろの自意識や自己評価を忘れるようにすることが大切です。

**2.** 目を閉じて静かに呼吸をする。それに意識を集中させ、息を吐き出すたびに、心の中で「ひとーつ」「ふたーつ」といった単純なことばを唱え続ける

**3.** 10〜20分間それを続ける

→これでおしまい

す〜
ひとーつ
ふたーつ
…
はーーっ
<吸う>
<吐く>
羊が１匹、羊が２匹みたいに考えないですむことを唱えようね

column

## いろいろなリラックス法

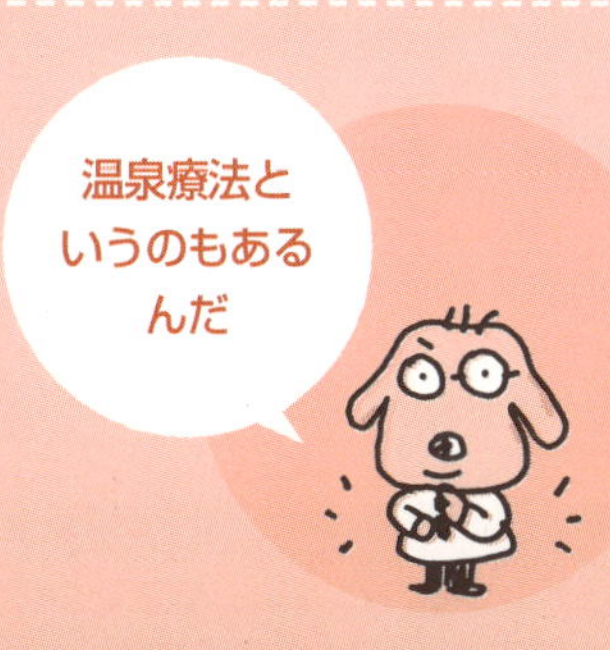
温泉療法というのもあるんだ

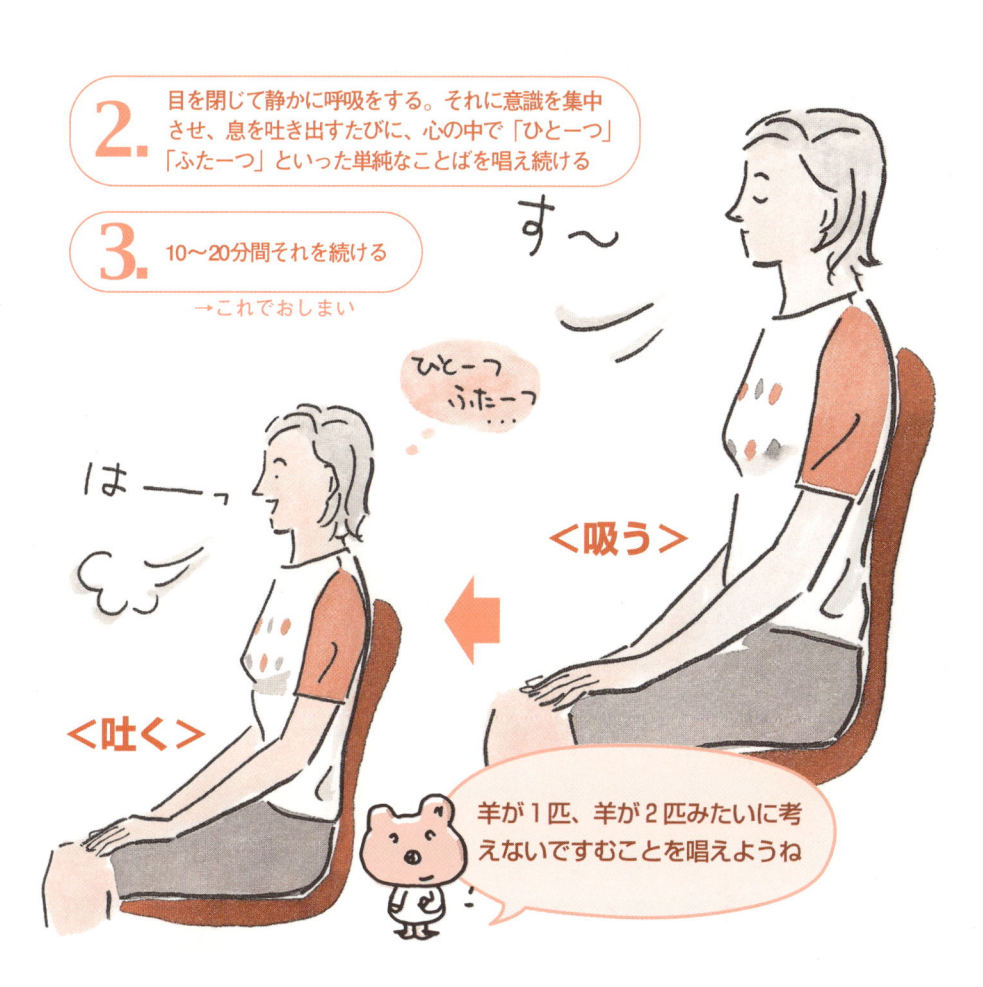

ストレス解消には心身の緊張をほぐすのがなにより。この本にあげているリラックス法のほかにも、緊張を取り除くさまざまな方法が治療として行われている。

ヨーガや太極拳、気功といったものもある。ストレス解消のためにやってみて。

Chapter 2.

9

# 座禅
# ストレスに対する抵抗力を高める

Stress Control

心静かに自分をみつめ、あるがままの自分を受け入れることは心の安定をもたらします。その方法の1つとして座禅があります。

座禅では、両膝とお尻で三角形をつくり、上体を支えます。これが何千年も前のインドで行われるようになって以来、伝えられてきた座禅の姿です。大地に根を下ろし、大地と1つになった姿を表しています。

自然とともに静かに呼吸すると、小さな自分がどこかにいってしまうことに気づきます。座禅とは、自我にこだわり続ける自分を宇宙

## 座禅の組み方

| | |
|---|---|
| 1 | 両脚を十分に開き、膝を伸ばして座る |
| 2 | 骨盤がよく開いている側の脚を曲げ、足裏が上向きになるようにして、反対側の太ももの上に乗せる。かかとを下腹に十分引きつけておく |
| 3 | もう一方の脚を曲げ、両脚を交差させるようにして、足裏が上向きになるように太ももに乗せる |
| 4 | 両脚を組んだとき、左右の膝が床についているようにする |
| 5 | 両手は、まず親指を中にして握り、腕をまっすぐに伸ばして下向きにして太ももの上に置く。肩と手首の力を抜いて、姿勢と呼吸を整え、法界常印《ほっかいじょういん》*を組み、へその下あたりに置く |
| 6 | わきの下はこぶし1個分くらい開く |
| 7 | 膝で物を持ち上げているような気持ちになり、力を太ももの内側にこめて、丹田*に力を集中させる |
| 8 | 呼吸は吸うときは胸で、吐くときは胸と腹で行う |

＊法界常印…右の手のひらの上に左の手のひらを重ね、両親指の先がかすかに合わさるようにして輪をつくる。釈迦が悟りを開いたときのポーズ
＊丹田…へその下にあるとされている気の集まるところ

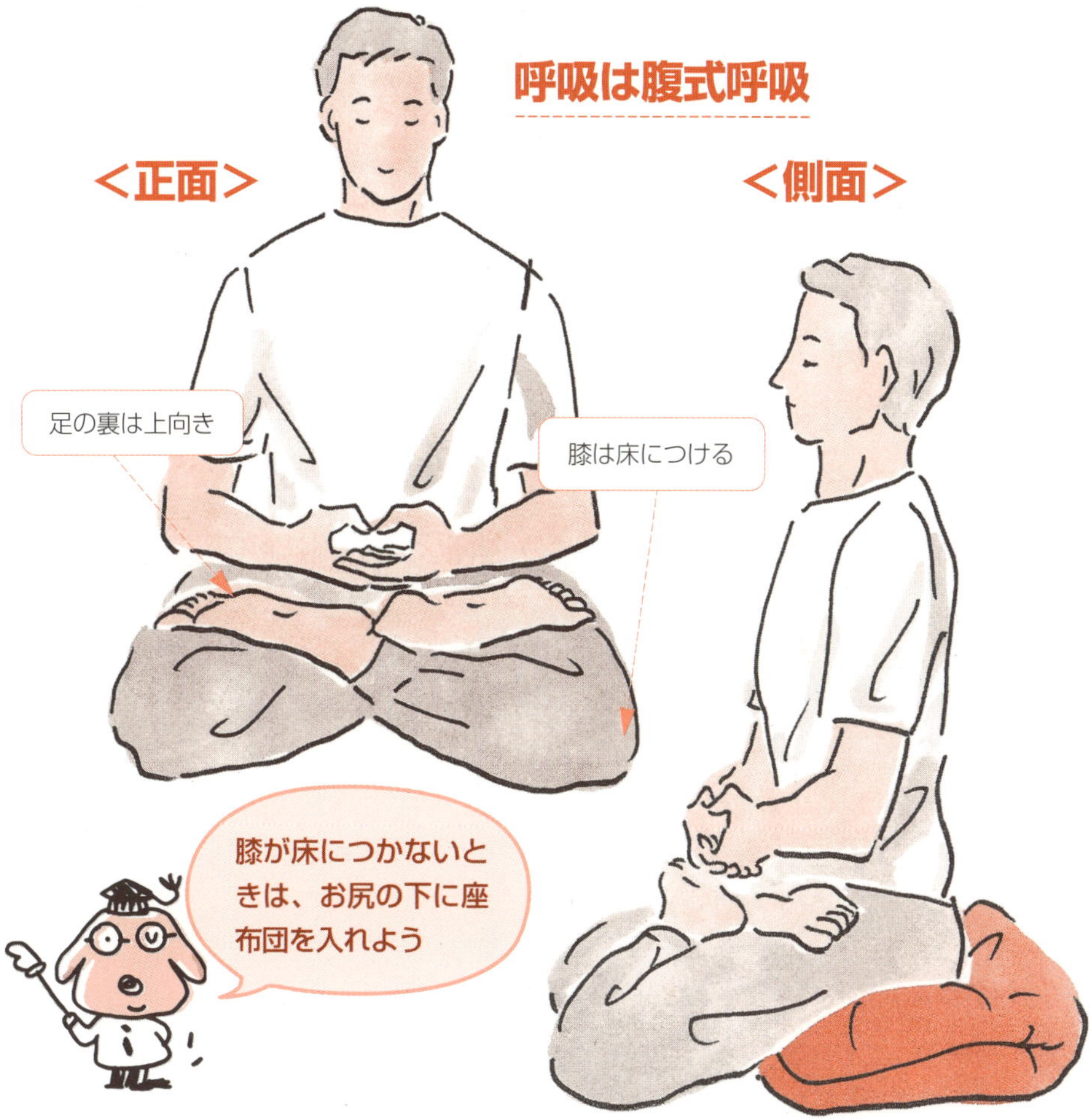
呼吸は腹式呼吸
<正面>
<側面>
足の裏は上向き
膝は床につける
膝が床につかないときは、お尻の下に座布団を入れよう

に同化し、宇宙のリズムに合わせる技法として発達したものです。

## 日常生活で腹式呼吸を

本格的に座禅を組むのが難しければ、まずは座禅の呼吸を日常生活の中に取り入れるといいでしょう。座禅の呼吸は丹田息ともいわれますが、腹式呼吸（36〜37ページ参照）と同じようなものです。

忙しい毎日を送っていると、胸で息をすることが多くなります。これでは呼吸が浅いために全身に酸素がいきわたらず、深いリラクセーションは得られません。

体の力を抜いて腹式呼吸を行うだけなら、入浴中でも、職場の昼休みでも、通勤や通学の電車の中でも、就寝前のベッドの中でも、無理なく行うことができます。

Chapter 2. 10

ストレッチング 1

# ストレスで収縮した筋肉を引き伸ばす

Stress Control

## ストレッチングの効果を高める4つのポイント

### 1. 呼吸はとめずに

筋肉を伸ばすとき、呼吸はとめないようにする。無理に伸ばそうとしたり、歯を食いしばったりすると、呼吸をとめてしまいがち。表情を緩め、リラックスして行うとよい

### 2. 伸ばしている筋肉を意識する

どの筋肉を伸ばす運動なのかを理解し、伸ばしている筋肉に意識を向けるようにする

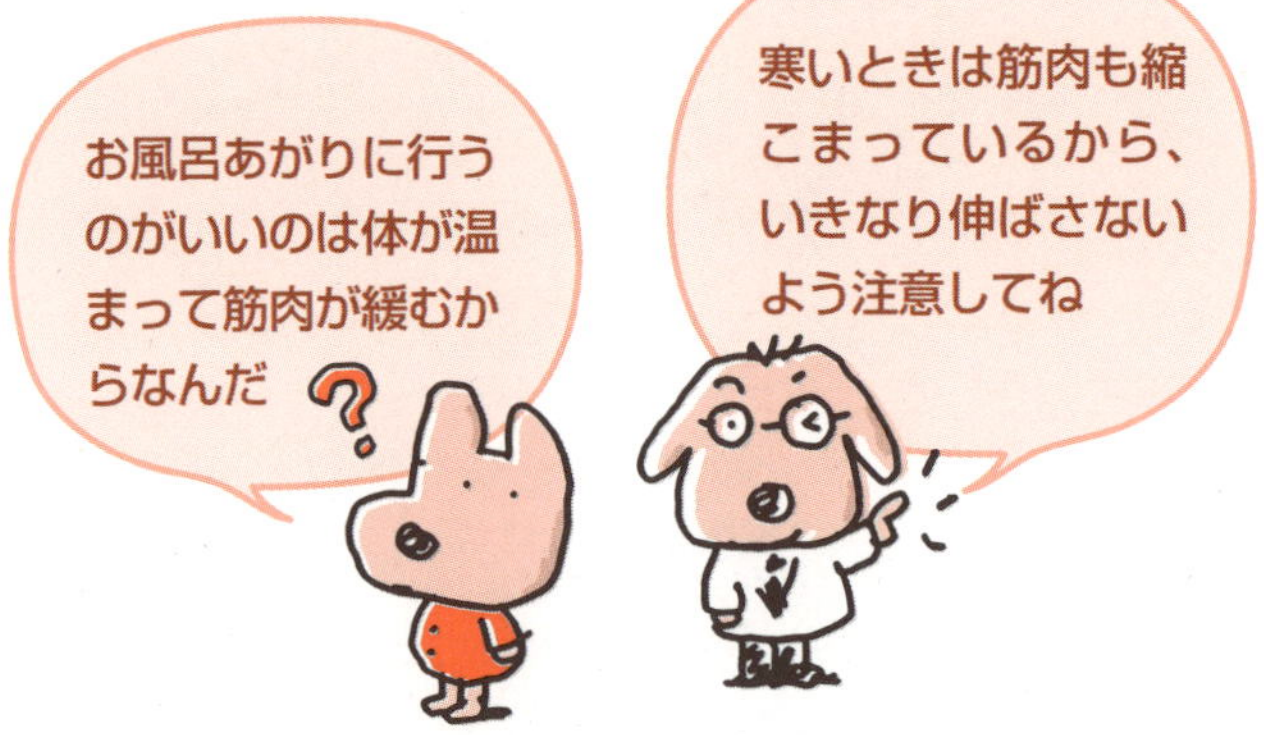
寒いときは筋肉も縮こまっているから、いきなり伸ばさないよう注意してね
お風呂あがりに行うのがいいのは体が温まって筋肉が緩むからなんだ

ストレッチングとは、筋肉を引き伸ばす運動のこと。よく伸ばすことで、筋肉の血液循環をよくしたり、筋肉の緊張をほぐしたり、心身をリラックスさせたりする効果が期待できます。

同じ姿勢を長く続けたようなとき、誰もが無意識のうちに、首を回したり、肩を上げ下げしたりします。実は、これもストレッチングの一種なのです。

こり固まった筋肉をほぐそうと、自然と筋肉を引き伸ばす動作を行っているのです。

現代人の生活では、片方の手や

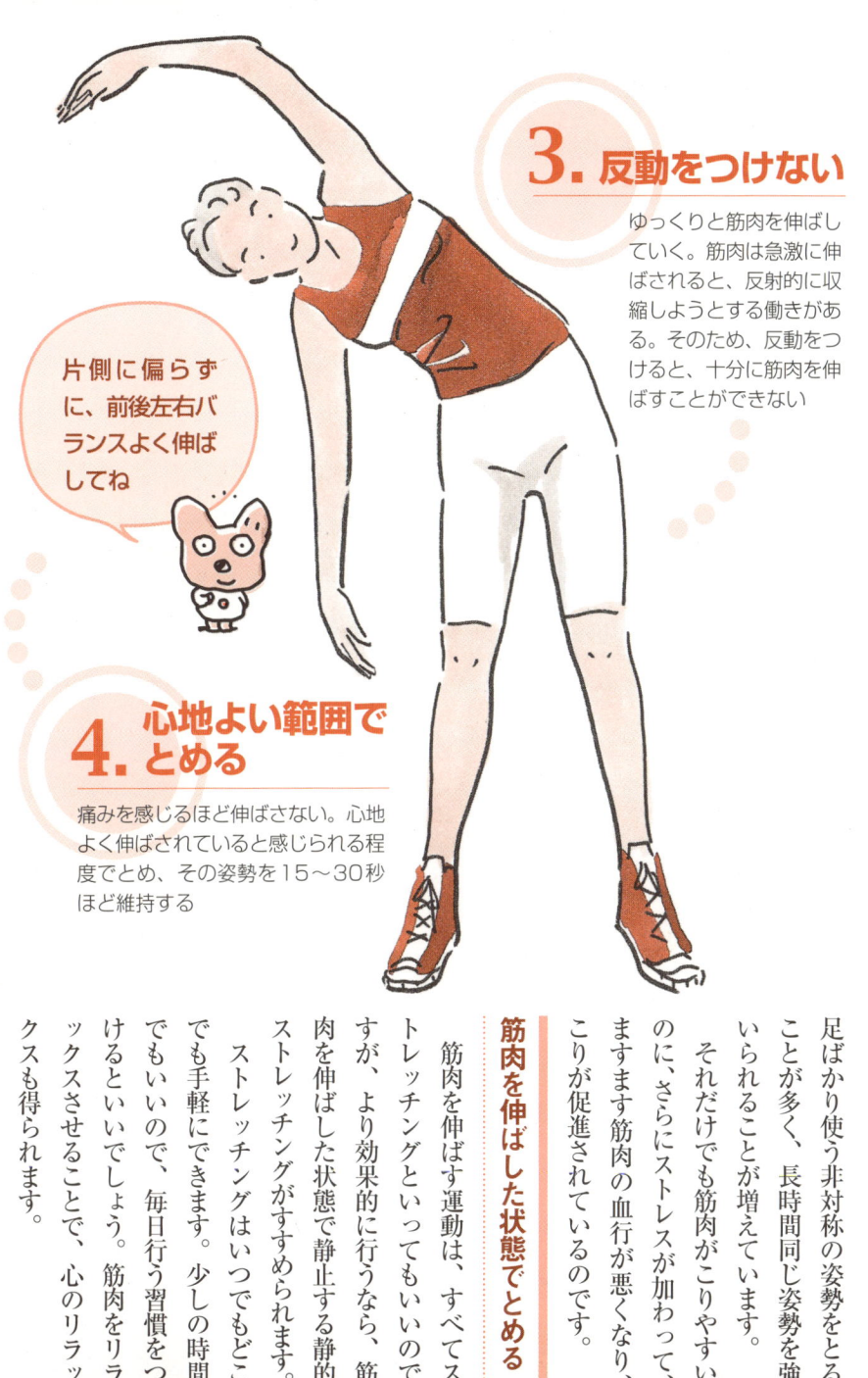

## 3. 反動をつけない

ゆっくりと筋肉を伸ばしていく。筋肉は急激に伸ばされると、反射的に収縮しようとする働きがある。そのため、反動をつけると、十分に筋肉を伸ばすことができない

片側に偏らずに、前後左右バランスよく伸ばしてね

## 4. 心地よい範囲でとめる

痛みを感じるほど伸ばさない。心地よく伸ばされていると感じられる程度でとめ、その姿勢を15～30秒ほど維持する

足ばかり使う非対称の姿勢をとることが多く、長時間同じ姿勢を強いられることが増えています。

それだけでも筋肉がこりやすいのに、さらにストレスが加わって、ますます筋肉の血行が悪くなり、こりが促進されているのです。

### 筋肉を伸ばした状態でとめる

筋肉を伸ばす運動は、すべてストレッチングといってもいいのですが、より効果的に行うなら、筋肉を伸ばした状態で静止する静的ストレッチングがすすめられます。

ストレッチングはいつでもどこでも手軽にできます。少しの時間でもいいので、毎日行う習慣をつけるといいでしょう。筋肉をリラックスさせることで、心のリラックスも得られます。

Chapter 2.
11
# ストレッチング2
# デスクワークのストレスを解消する

Stress Control

オフィスで行う
ストレッチング

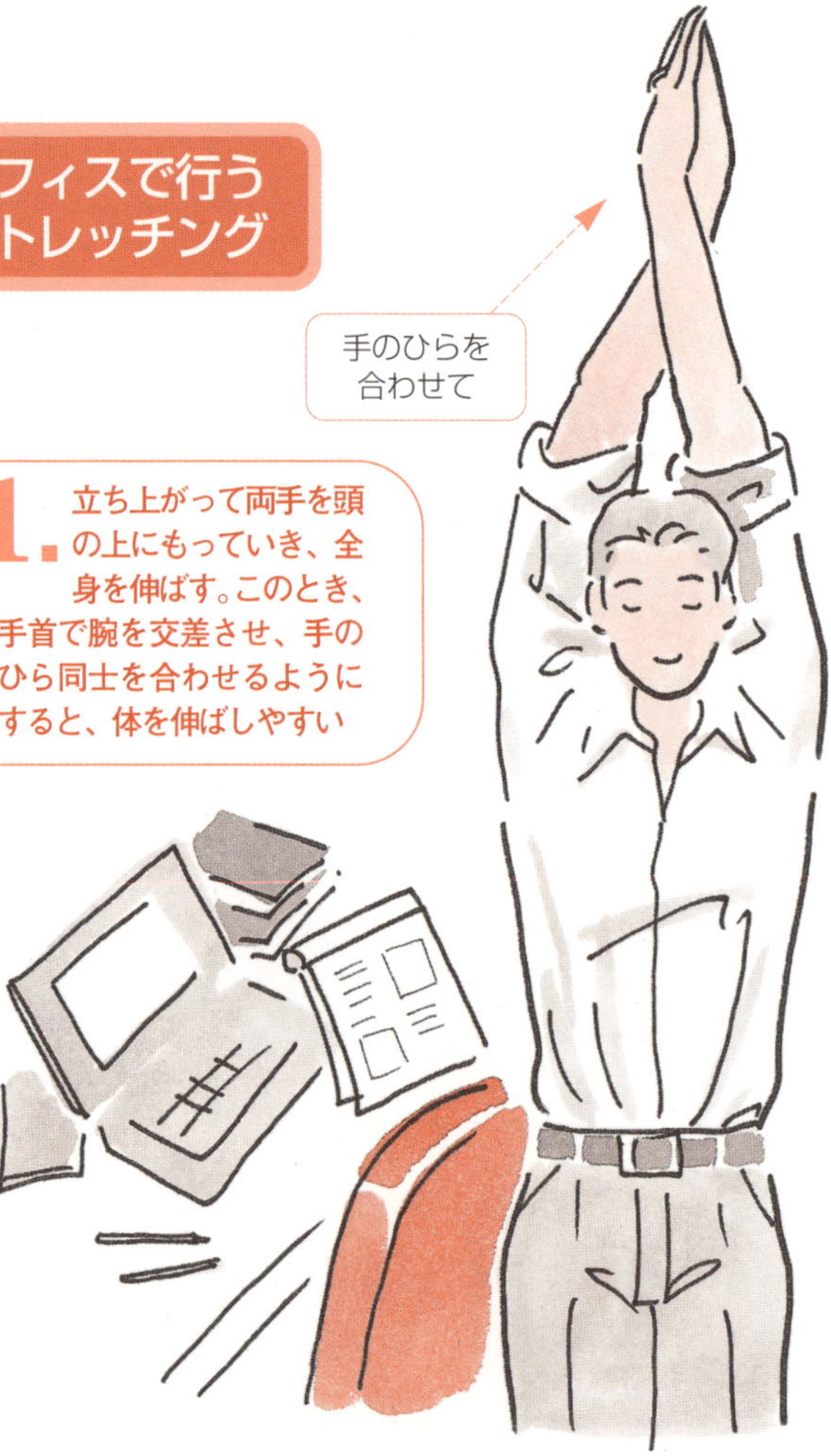


1. 立ち上がって両手を頭の上にもっていき、全身を伸ばす。このとき、手首で腕を交差させ、手のひら同士を合わせるようにすると、体を伸ばしやすい

デスクワークは長時間同じ姿勢を続けるため、筋肉がこり固まってしまいます。

机の前に座り続けること自体がストレスを生み、さらに仕事のストレスが加わるので、筋肉はますます緊張します。

それが原因となって、肩こり、腰痛、頭痛、目の疲れといった症状も現れてきます。特に夕方近くになると、こうした症状に悩まされる人が多いようです。

仕事の合間にストレッチングを行って、心身をリフレッシュさせるといいでしょう。

**2.** 椅子に浅く腰かけ、膝が90度に曲がるようにする。この姿勢から、体を丸めるようなイメージで、上体を前に倒していき、胸と太ももをつける。腰と背中の筋肉を伸ばす

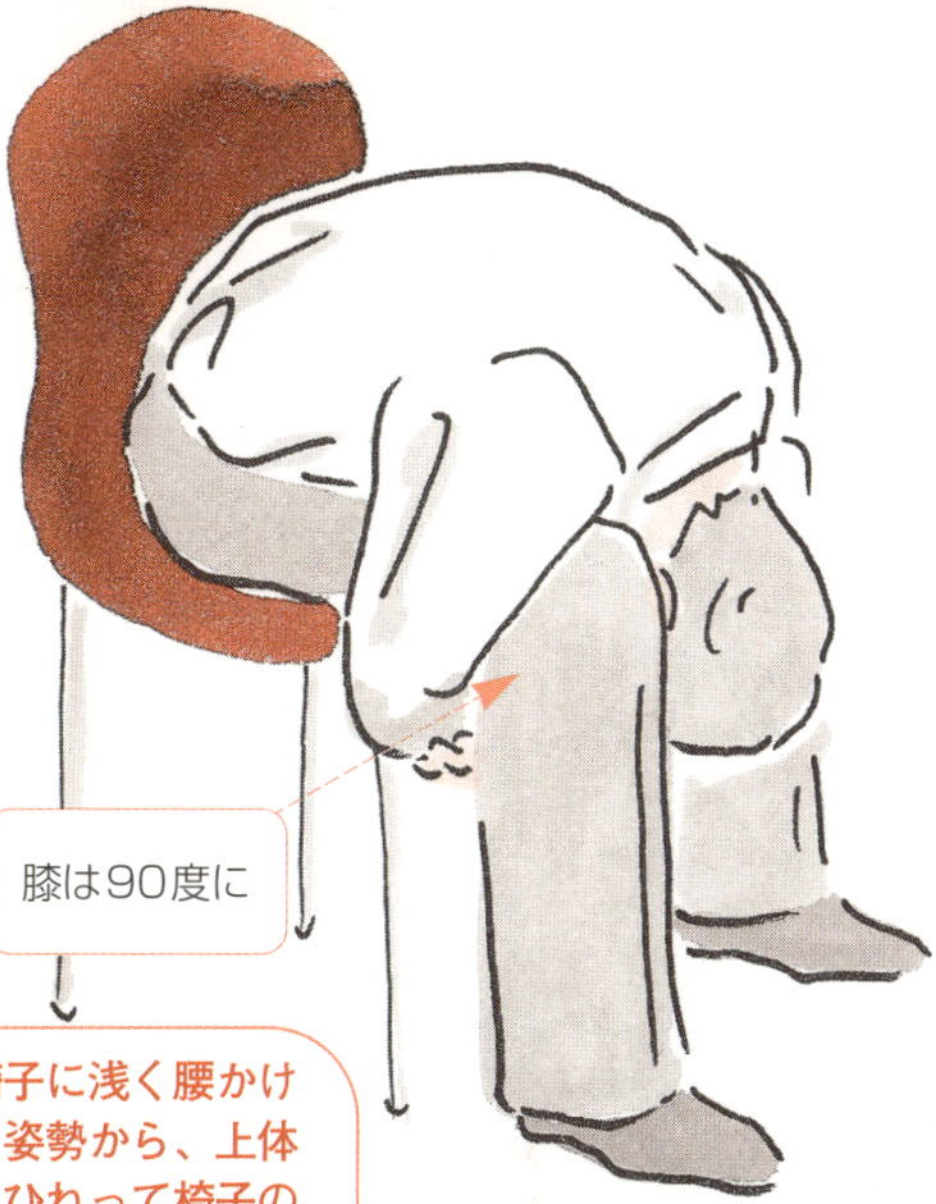
膝は90度に

**3.** 椅子に浅く腰かけた姿勢から、上体をひねって椅子の背もたれをつかむ。左右とも行う。腰と脇腹の筋肉を伸ばす

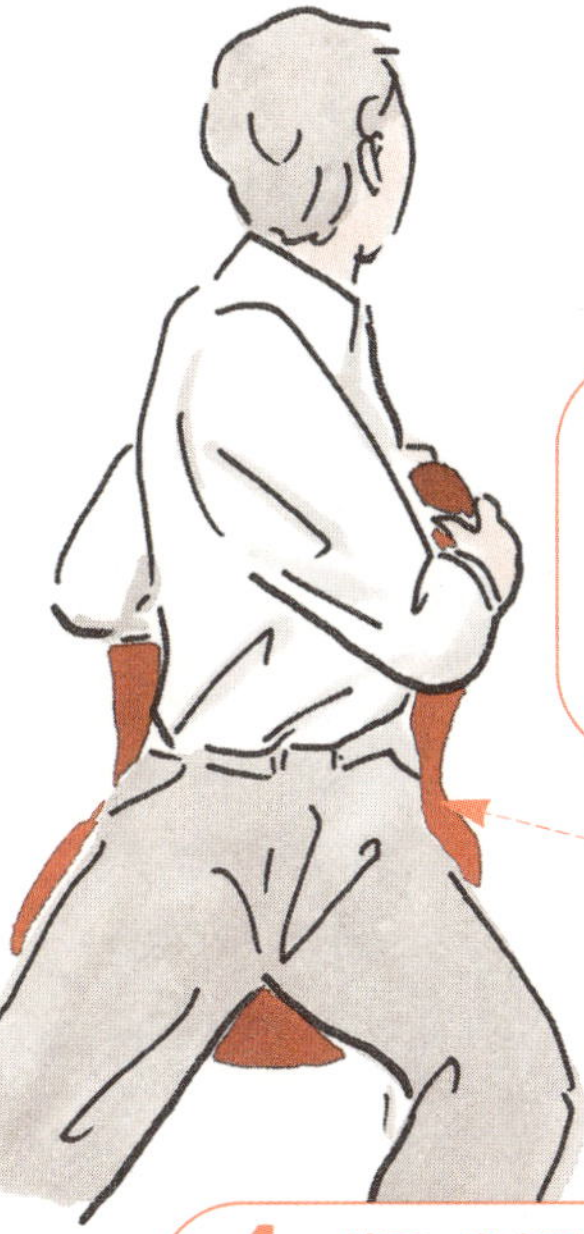
浅く
腰かけて

**4.** 椅子に浅く腰かけ、両腕を後ろに伸ばして椅子の背もたれをつかむ。このとき、背中を丸めてしまわず、胸を張るようにする。胸、肩、腕の筋肉を伸ばす

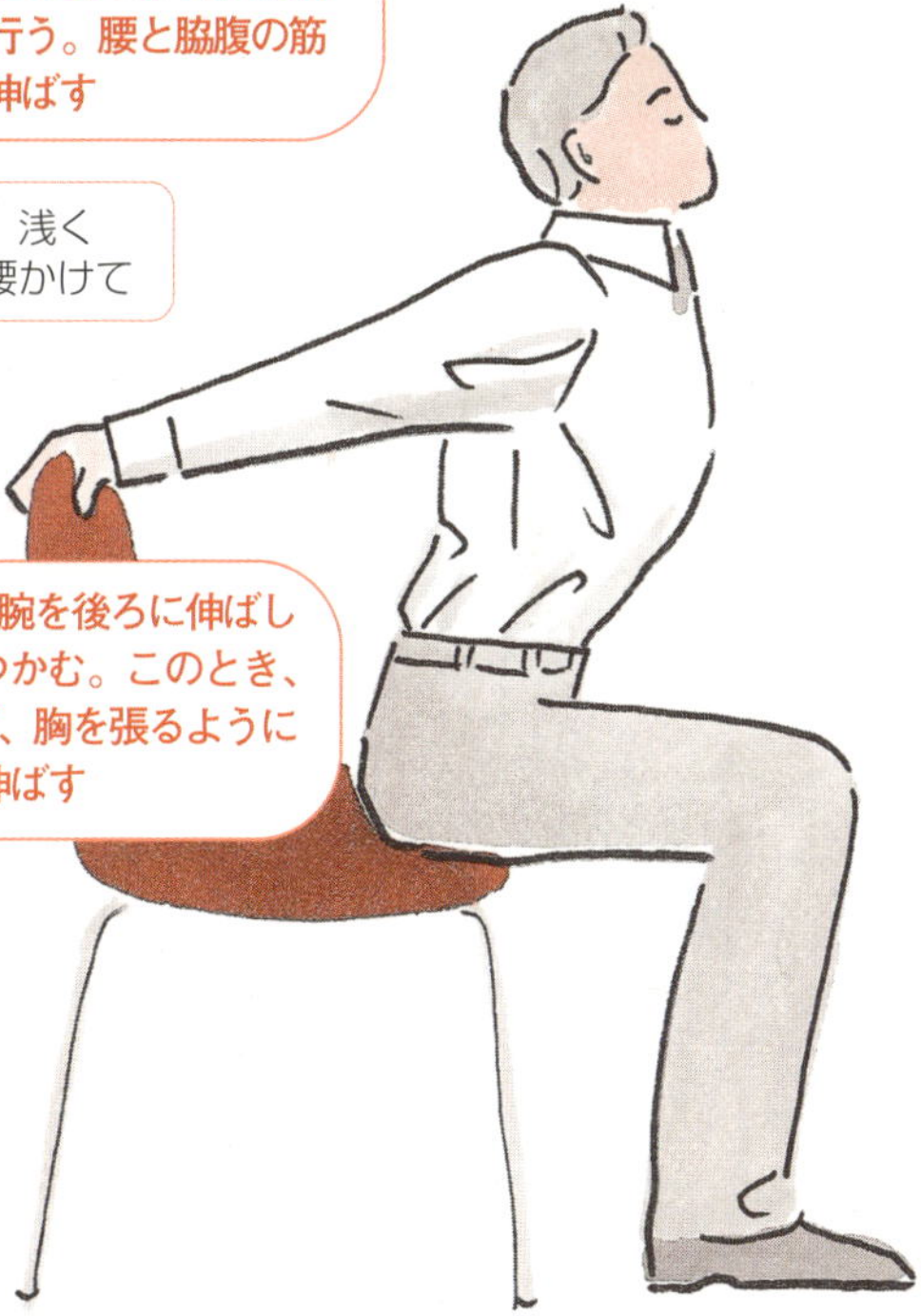

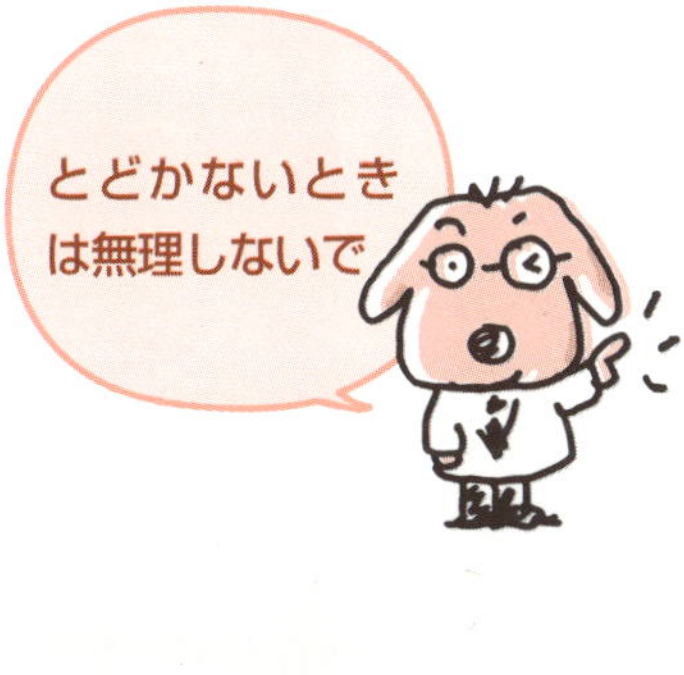
とどかないとき
は無理しないで

# マッサージ1 簡単テクニックで心身の緊張をほぐす

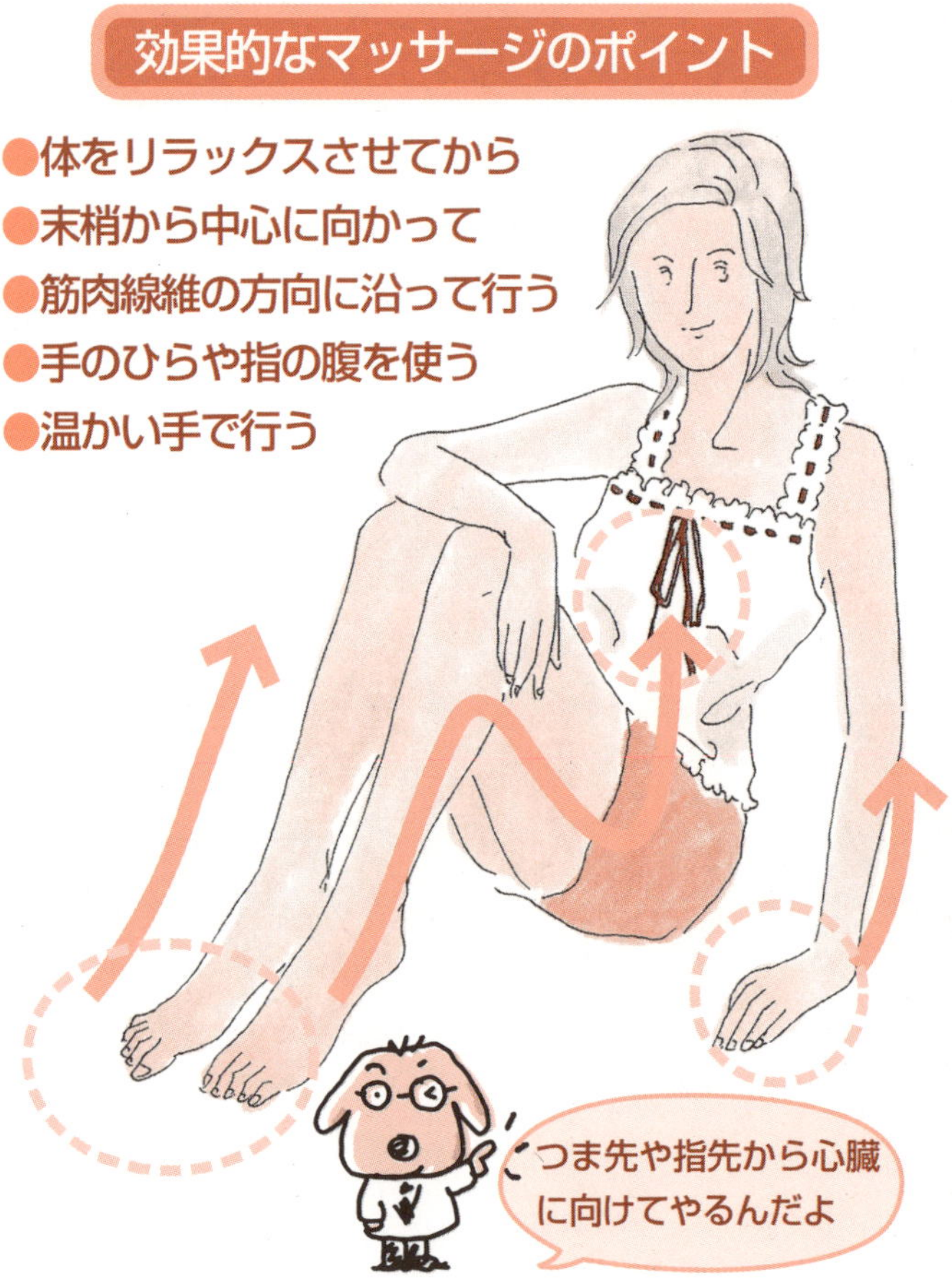
効果的なマッサージのポイント
●体をリラックスさせてから
●末梢から中心に向かって
●筋肉線維の方向に沿って行う
●手のひらや指の腹を使う
●温かい手で行う
つま先や指先から心臓に向けてやるんだよ

マッサージは筋肉のこりをほぐすのに効果的です。筋肉の緊張が緩むと、心もリラックスしてきます。

就寝前に、疲れている首、肩、背中、腰などをマッサージするといいでしょう。ゆっくりと緊張をほぐすことで、心身のリラクセーションに役立ちます。

基本的な4種類の手技は、ぜひ覚えておきましょう。

自分の手のとどく範囲ならセルフマッサージも可能ですが、パートナーにやってもらえば、リラックス効果はさらに高まります。

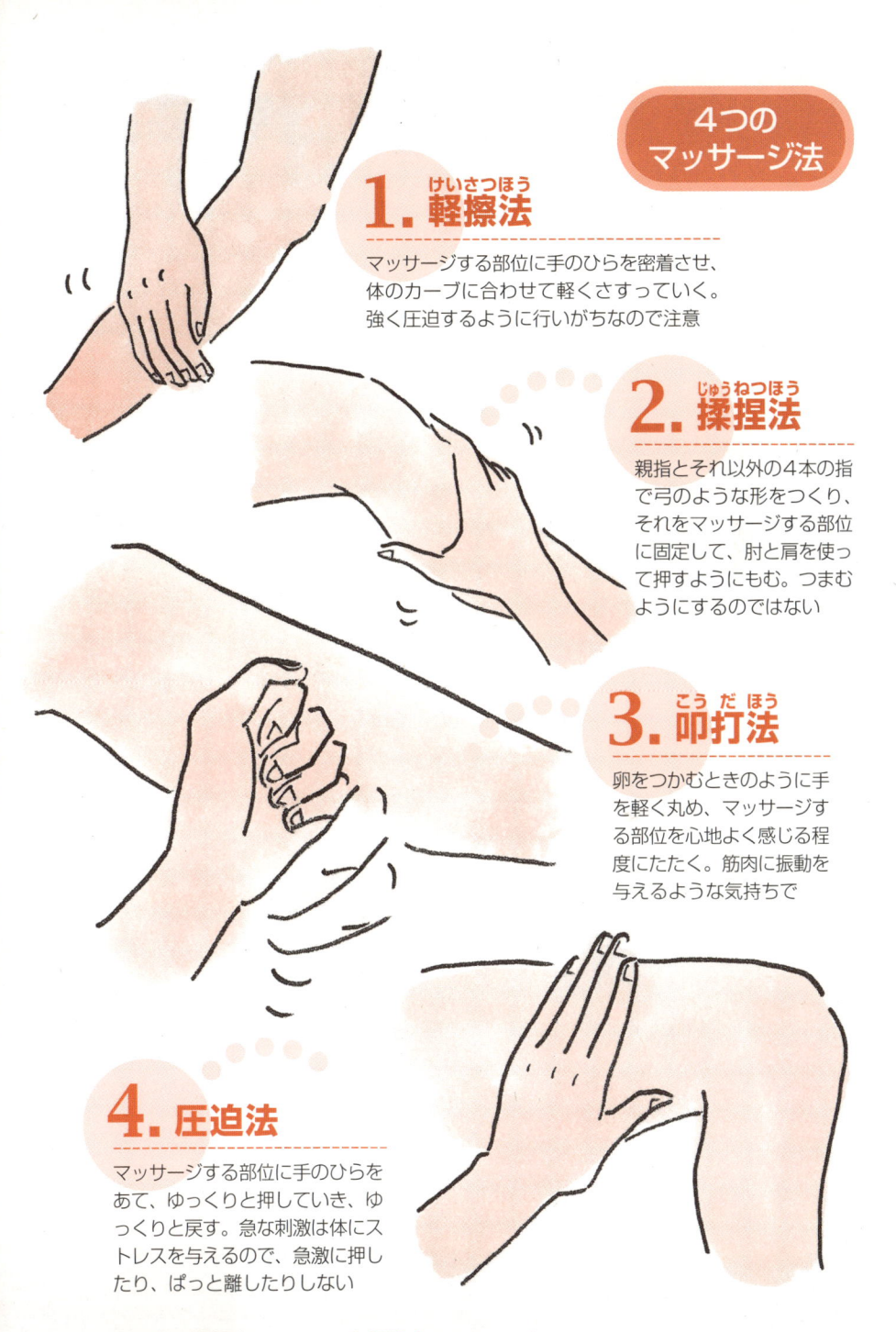

## 4つのマッサージ法

### 1. 軽擦法《けいさつほう》

マッサージする部位に手のひらを密着させ、体のカーブに合わせて軽くさすっていく。強く圧迫するように行いがちなので注意

### 2. 揉捏法《じゅうねつほう》

親指とそれ以外の4本の指で弓のような形をつくり、それをマッサージする部位に固定して、肘と肩を使って押すようにもむ。つまむようにするのではない

### 3. 叩打法《こうだほう》

卵をつかむときのように手を軽く丸め、マッサージする部位を心地よく感じる程度にたたく。筋肉に振動を与えるような気持ちで

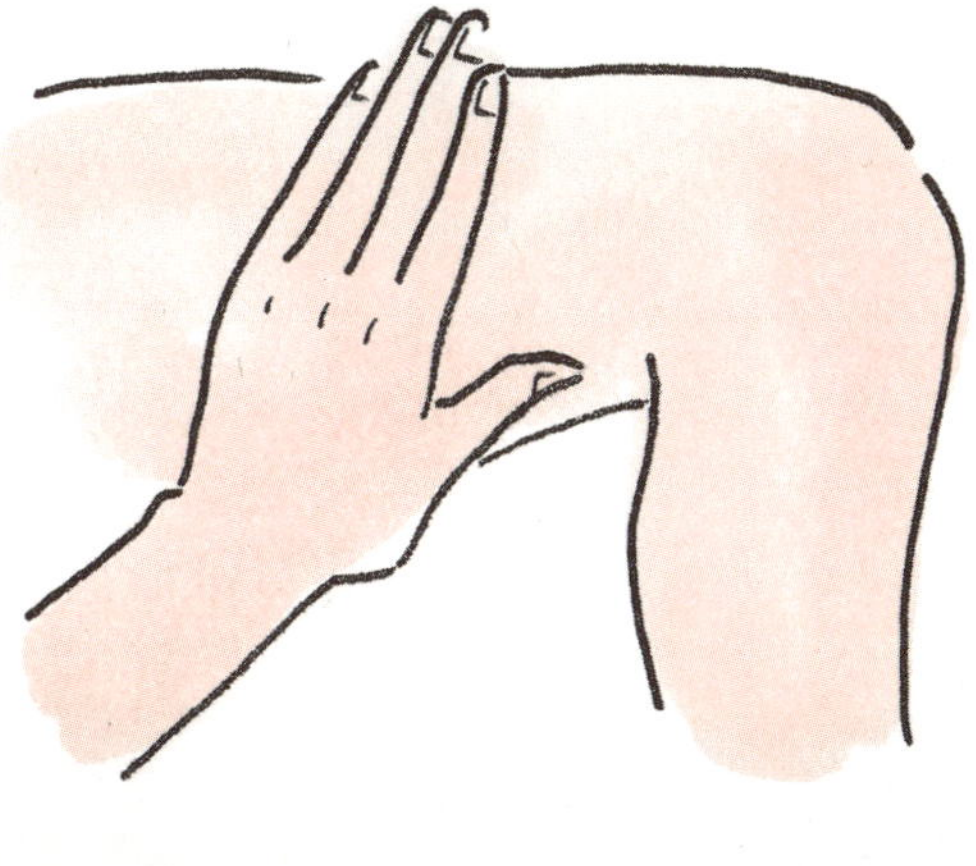

### 4. 圧迫法

マッサージする部位に手のひらをあて、ゆっくりと押していき、ゆっくりと戻す。急な刺激は体にストレスを与えるので、急激に押したり、ぱっと離したりしない

Chapter2.

13

# マッサージ2 肩こりを解消してストレスを追い出す

Stress Control

## こりをほぐさないと脳はリラックスできない

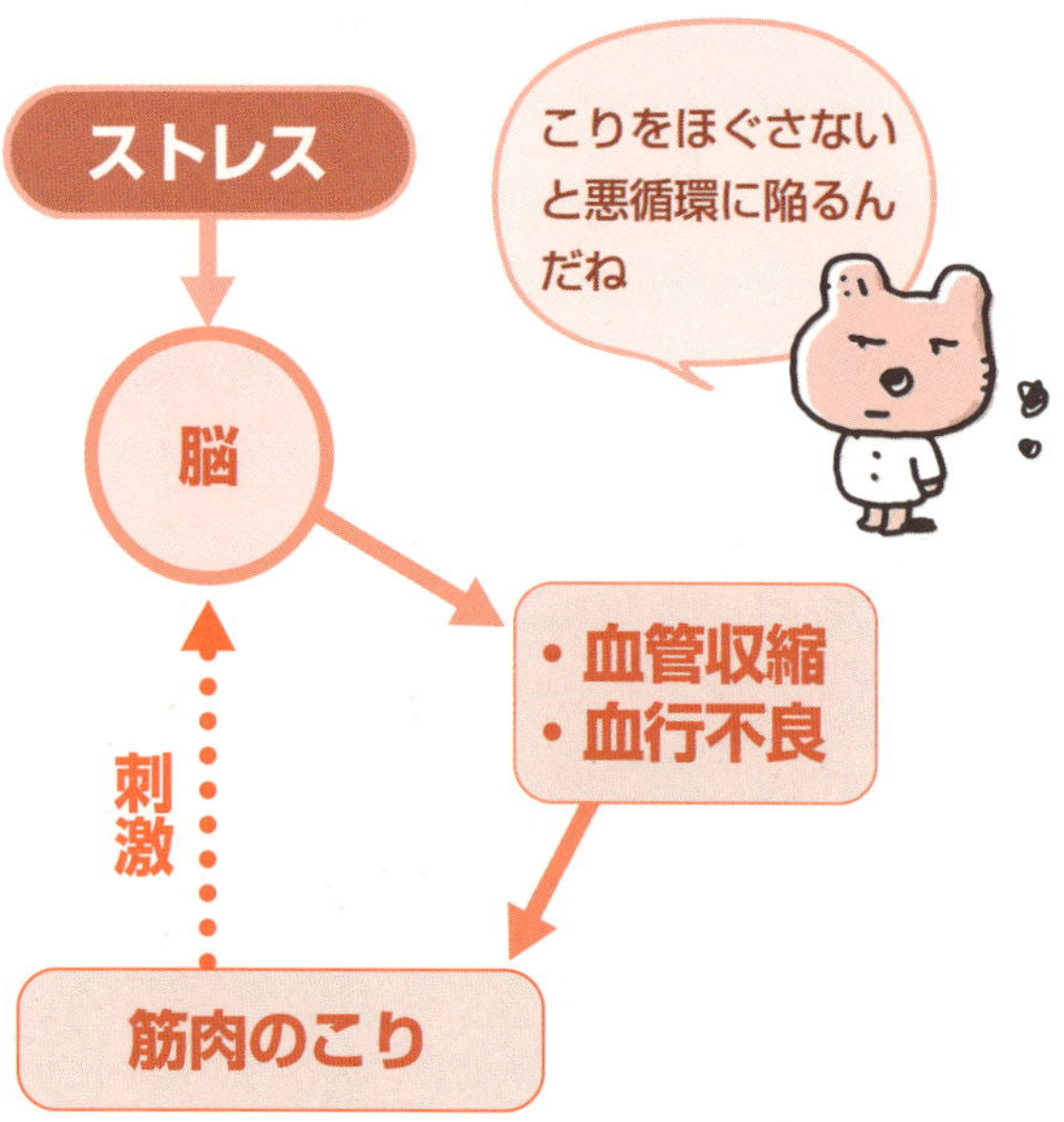

ストレス
脳
・血管収縮
・血行不良
筋肉のこり
刺激
こりをほぐさないと悪循環に陥るんだね


こり固まった筋肉は脳に刺激を送り続けるので、脳は休むことができなくなってしまう。こりをほぐさないかぎり、本当のリラックス状態はおとずれない

ストレスで肩こりがひどくなるということは、多くの人が経験しているでしょう。

ストレスは交感神経の働きを介して血管を収縮させ、血液循環を悪くします。それがこりを悪化させてしまうのです。

また、筋肉の緊張状態は神経に伝わり、脳に刺激を送り続けます。そのため、筋肉のこりがあるかぎり、常に脳は休むことができなくなってしまいます。

マッサージで肩こりをほぐしておくのは、脳を休ませることにつながるのです。

## 肩こりを解消するマッサージ

### 1. 手をこすり合わせて温める

冷たい手は刺激を与えてしまう。20回ほど手をこすり合わせて温めてから行う

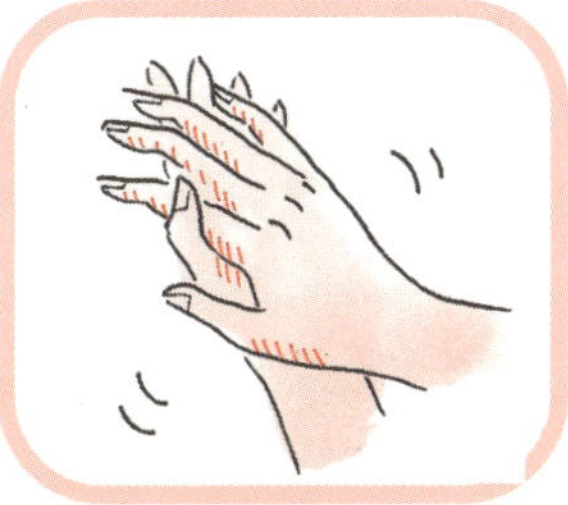

### 2. 軽擦法《けいさつほう》を行う

図の斜線部分を、手のひらで軽くさすったり、ゆったりと押さえたりすることを繰り返し、緊張をほぐす

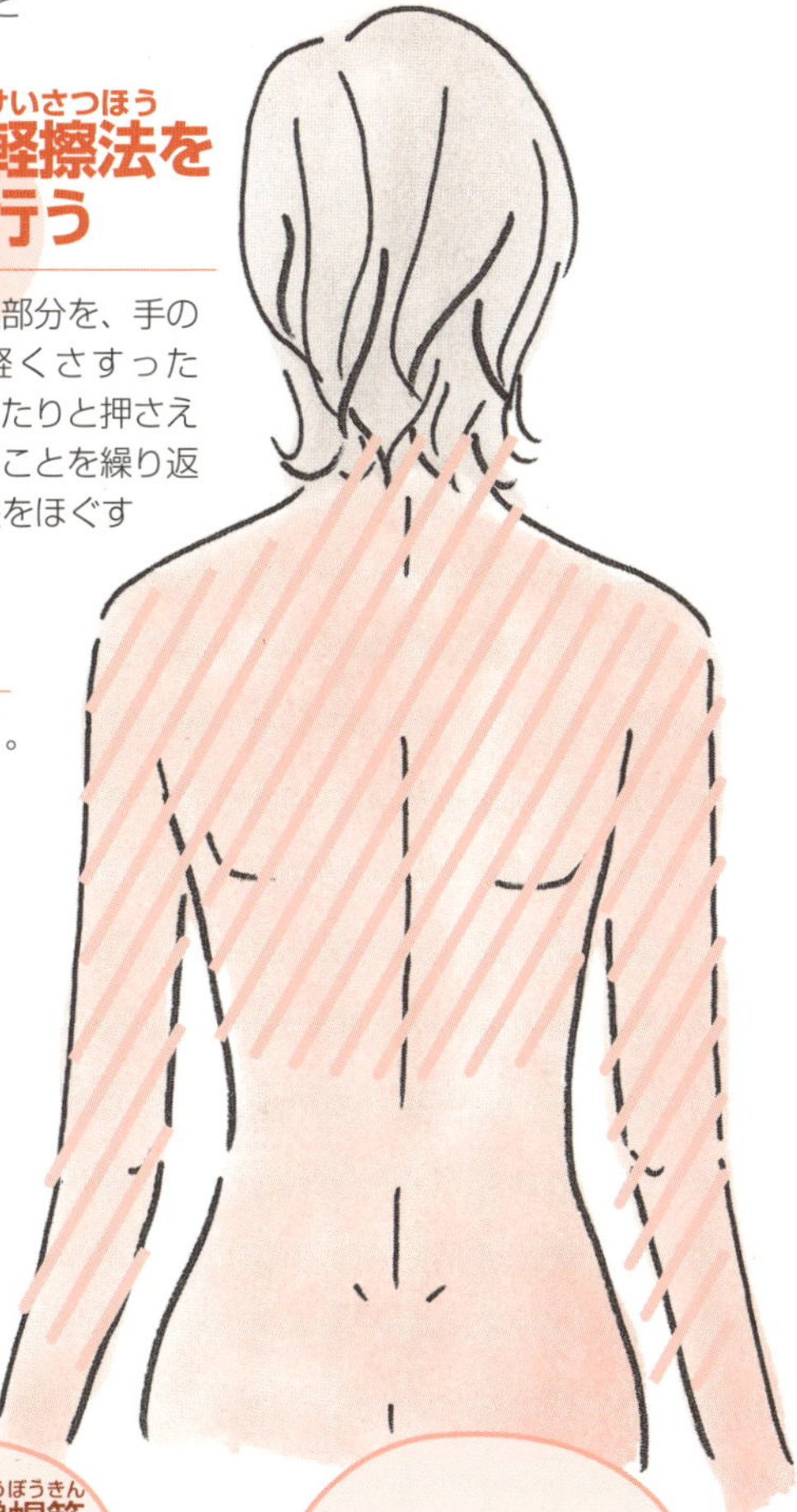

### 3. 揉捏法《じゅうねつほう》を行う

筋肉のこりをほぐすように軽くもんでいく。肩甲骨の内側部分も入念にもむ

### 4. 圧迫法を行う

もんだ部分にゆっくりと圧迫を加える

### 5. 叩打法《こうだほう》を行う

仕上げに軽くたたく。手をひらいて手刀でたたいてもよい

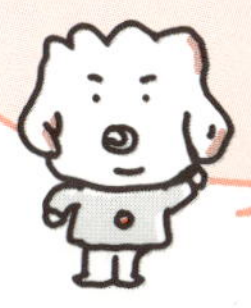

肩こりは、肩、首、背中に広がる僧帽筋《そうぼうきん》の緊張として感じられることが多いんだって。それに、腕のつけ根にある三角筋をはじめとする腕の筋肉も関係しているんだ

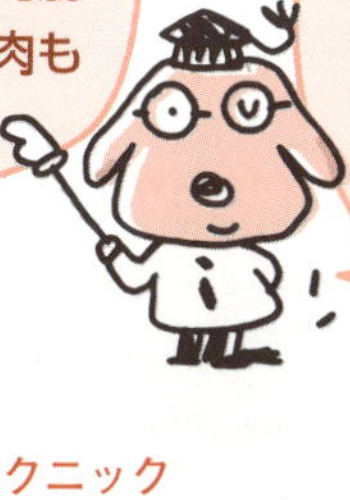

肩をマッサージするだけでなく、腕、背中（特に肩甲骨の内側）、首すじなどもマッサージするといいよ

## Q 彼女にマッサージするときのコツを教えてください

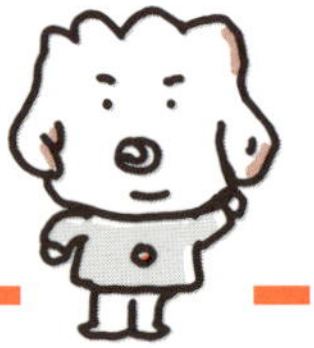

## A ゆっくりと痛くない程度の力で

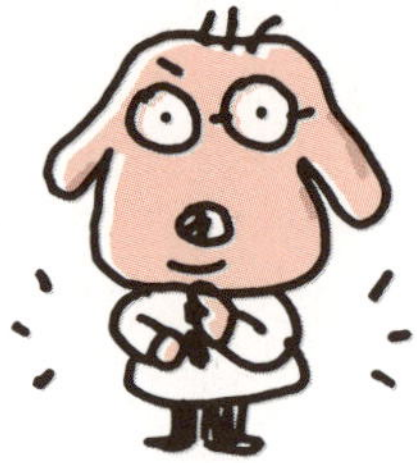

**生徒** ストレスで肩こりがひどい彼女に、マッサージしてあげようと思っているんですけど。

**先生** それはいいね。ストレスがあると筋肉も緊張するので、マッサージで緊張をほぐしてあげるといいんだ。

**生徒** でも、難しそうですね、マッサージって。

**先生** もみほぐすときも、さするときも、圧迫するときも、ゆっくり行うといいね。急な刺激は、筋肉をリラックスさせないで、逆に緊張させてしまう。温かい手で、ゆっくりと行えば、筋肉はしだいにリラックスしてくるんだ。

**生徒** 力加減は？

**先生** 痛みを感じない程度がいいね。

**生徒** でも、痛いくらいやったほうが効きそうな感じもするけどな。

**先生** だめだめ。強すぎると筋肉を痛めることがあるし、痛みを感じると、体は防御反応で筋肉を緊張させてしまうからね。強い刺激から体を守ろうとして、反射的に筋肉が緊張するんだ。これでは、効果がないばかりか、逆効果になってしまうだろ。

**生徒** ゆっくりと、痛みを感じない程度に、ですね。

**先生** そう。マッサージを受けている彼女が、ゆったりした気分になって寝てしまうくらいがいいね。

Chapter3.

# 第3章

# 心の疲れを回復させるいやしの工夫

毎日の生活で心に疲れを感じていたら、その疲れを回復させ、心のリフレッシュをはかるためにいやしが必要。入浴、睡眠、インテリア、スポーツ、食事など、ちょっと工夫するだけでいやしの効果を高めることができます。

Chapter 3.
1

# 上手な入浴法はストレス解消に役立つ

Stress Control

## リラックスにはぬるめのお風呂

### 38~40℃

- 副交感神経が刺激される
- 精神状態が落ち着く
- 血管が拡張し血圧が下がる
- 体の深部温度は上がらない

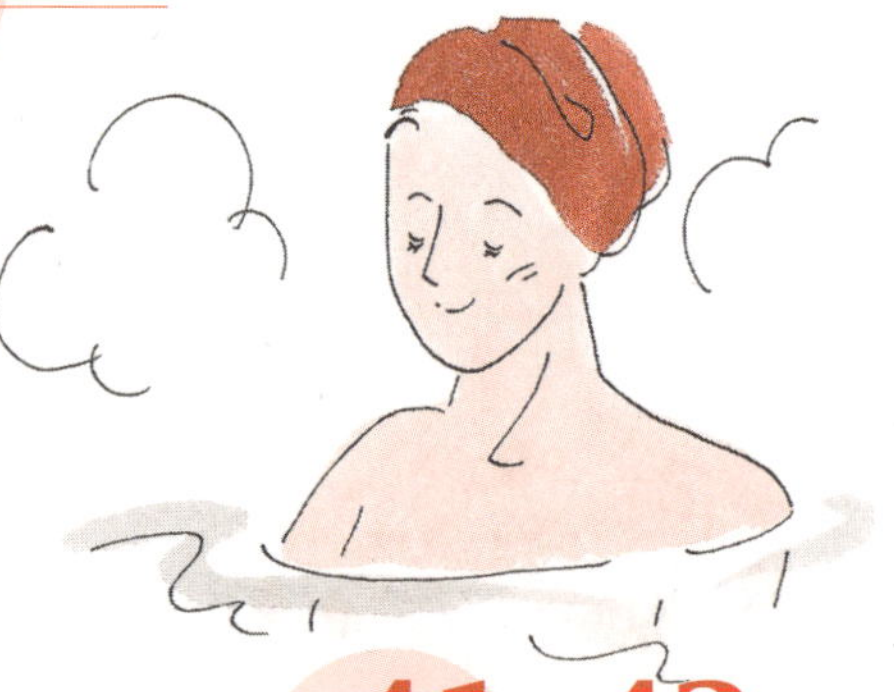

### 41~43℃

- 交感神経が刺激される
- 精神状態が覚醒、興奮する
- 血管が収縮して血圧が上がる
- 体の深部温度が上がる

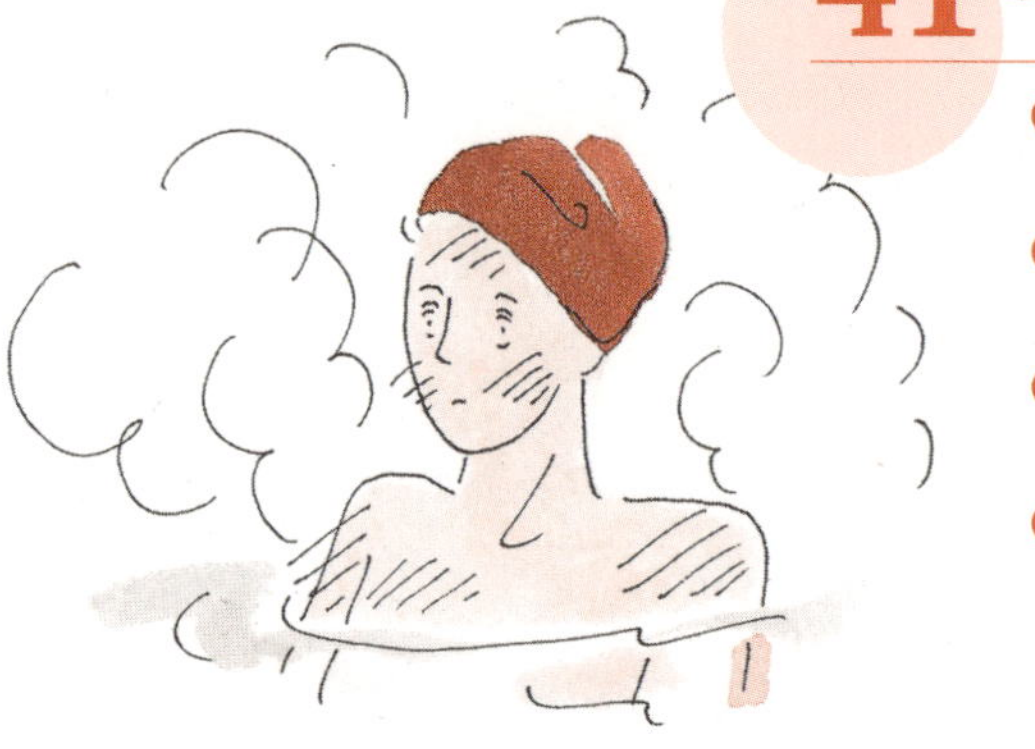

入浴すると、心身の疲れがいやされ、ほっとした気分になります。1日のストレスを解消するために、有効に活用したいものです。

入浴には体を清潔にすることのほかに、心身の疲労や緊張を除く、血液やリンパ液の循環をよくする、内臓の機能を高める、筋肉のこりや痛みをやわらげる、神経を落ち着かせる、といった効果が期待できます。裸になる開放感も、心と体の緊張をほぐすのに一役買っています。

リラックス効果が優れているのは、38～40℃程度のぬるめのお風

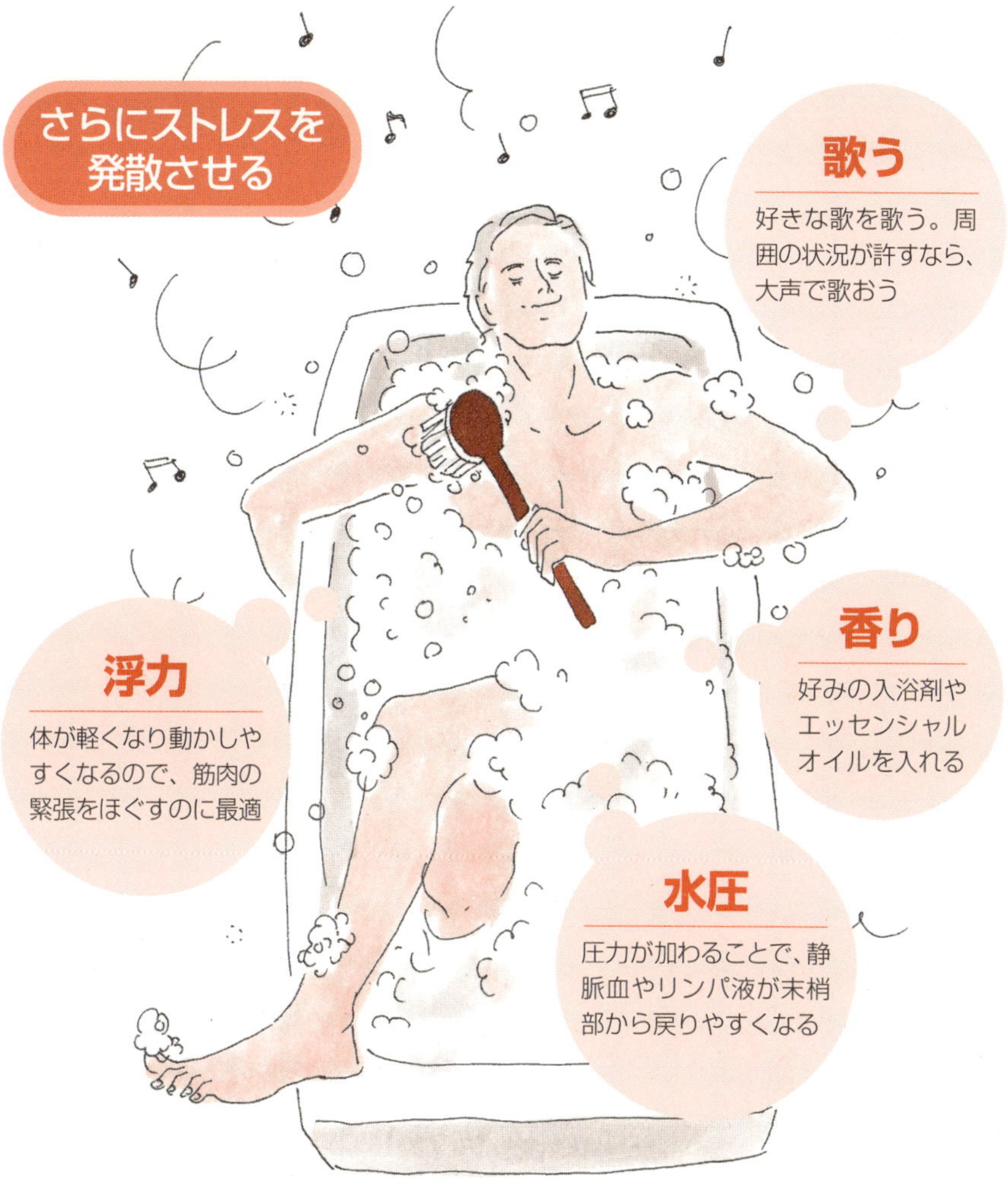
さらにストレスを発散させる
歌う
好きな歌を歌う。周囲の状況が許すなら、大声で歌おう
浮力
体が軽くなり動かしやすくなるので、筋肉の緊張をほぐすのに最適
香り
好みの入浴剤やエッセンシャルオイルを入れる
水圧
圧力が加わることで、静脈血やリンパ液が末梢部から戻りやすくなる

呂にゆっくりと入る場合。熱いお風呂に入るのが好きな人もいますが、リラックスには向きません。

　また、ぐっすり眠るためにも、深部体温の上がらないぬるめのお風呂にゆっくり入るのが効果的です。体の深部体温が上がると、眠気が起こらないので、熱いお風呂は逆効果になるのです。

## シャワーよりもお湯につかって

　最近は、シャワーだけで浴槽に入らないという人が、特に若い年代で増えてきています。

　シャワーを浴びるだけでも、体を清潔にする効果や温熱による効果は得られます。しかし、浮力や水圧による効果まで考えると、やはりゆったりとお湯につかることをおすすめします。

Chapter3.

2

# いやしの音楽で心の疲労を回復する

Stress Control

## ストレスを解消する音楽とのつきあい方

### 感情と同質の音楽を選ぶ

悲しいときには悲しい音楽というように、そのときの感情と同質の曲を聴くと、ストレスが解消されやすい。これを「同質の原理」という

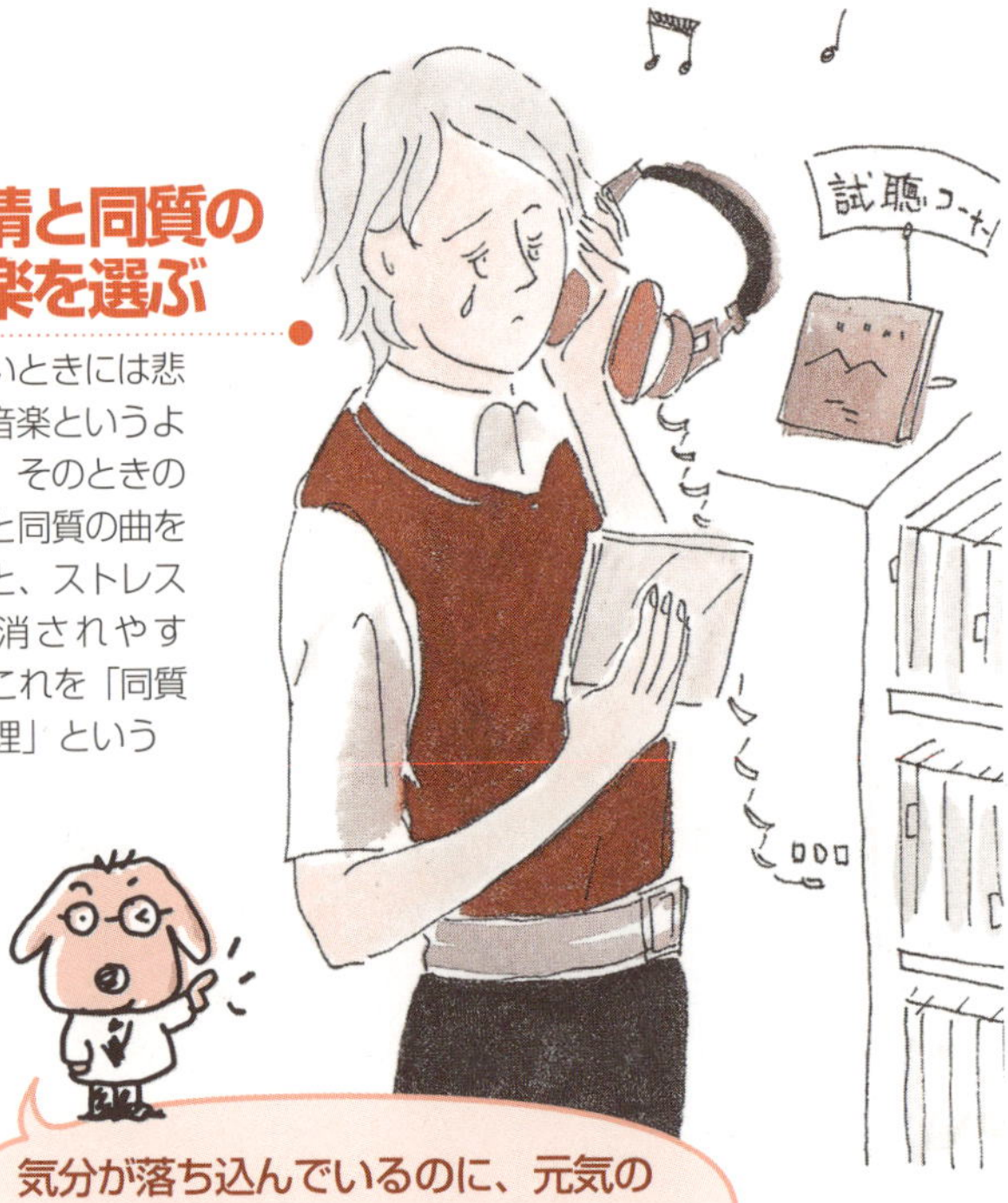


気分が落ち込んでいるのに、元気のいい曲を聴くと、かえってストレスになってしまうこともあるんだ

音楽を聴いて楽しい気持ちになったとか、もやもやした気分が晴れたという経験は、誰にでもあると思います。心身をリラックスさせるのに、音楽は効果を発揮します。

### 聴きたい音楽を聴こう

ストレス解消の音楽というと、クラシック音楽というイメージがあるかもしれません。しかし、最近の研究では、聴きたい音楽なら、どんな種類の音楽でもいいことがわかっています。

自分の気持ちに合った聴きたい

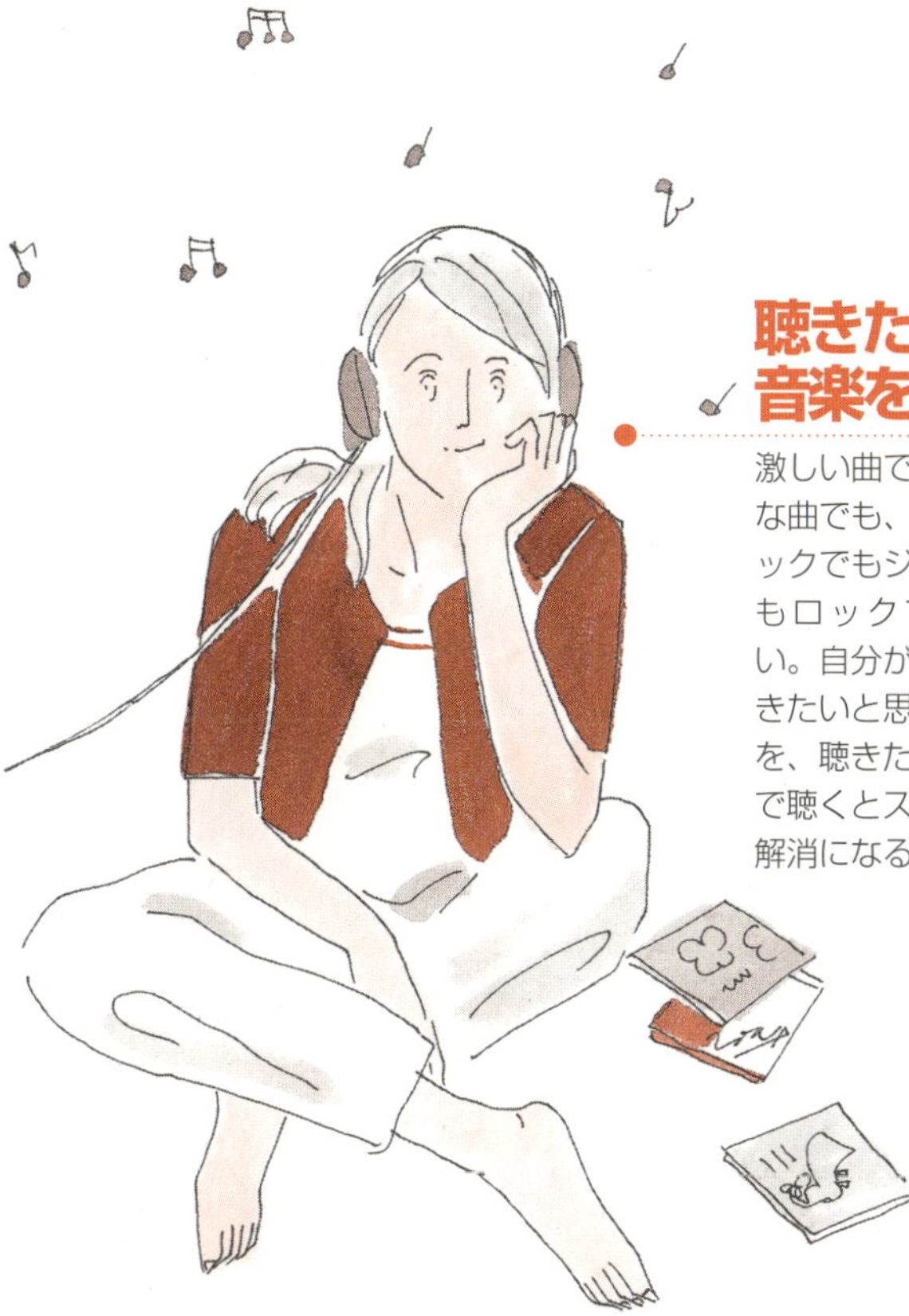

## 聴きたい音楽を聴く

激しい曲でも静かな曲でも、クラシックでもジャズでもロックでもいい。自分が今、聴きたいと思う音楽を、聴きたい音量で聴くとストレス解消になる

## 歌う、演奏する

音楽を聴くだけでなく、歌を歌ったり、楽器を演奏したりすることも、ストレス解消に役立つ。カラオケでの熱唱もおすすめ

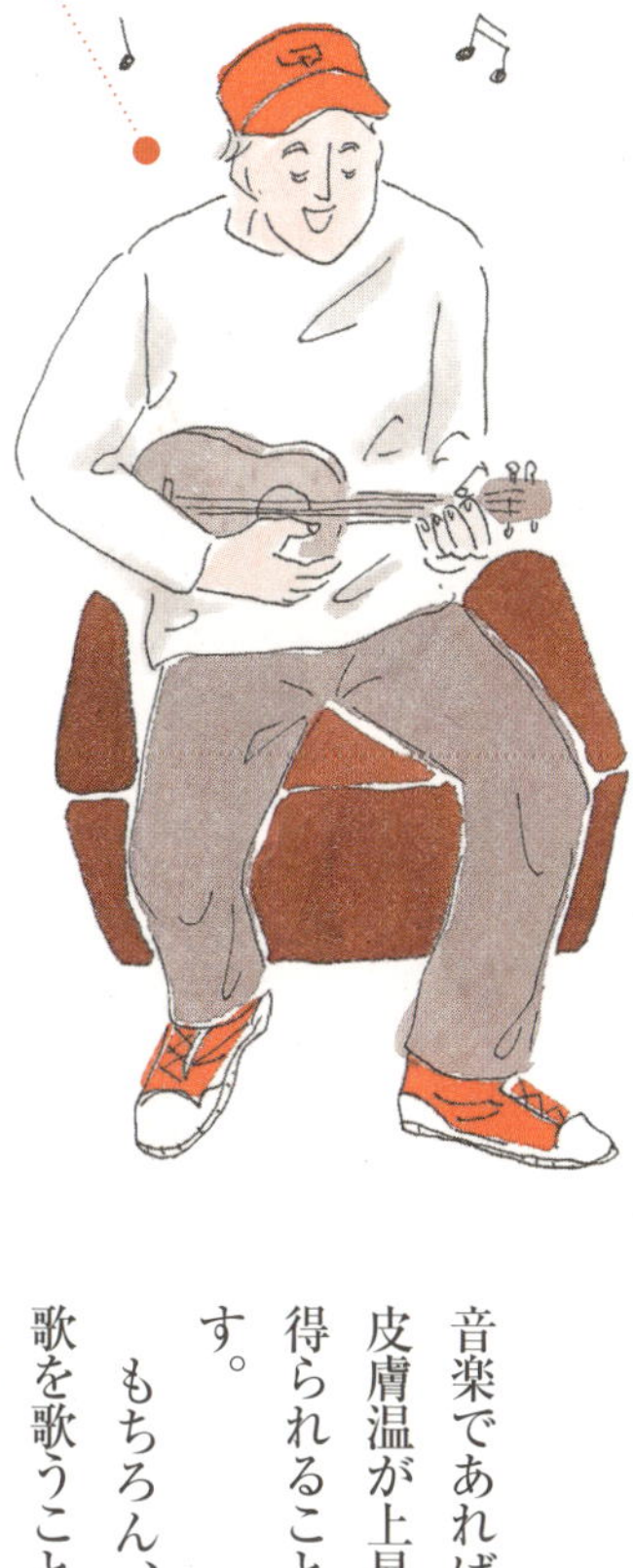

音楽であれば、筋肉の緊張が解け、皮膚温が上昇し、リラックス感が得られることが確かめられています。

もちろん、楽器を演奏したり、歌を歌うこともストレス解消に役立ちます。

column

### いやし系音楽も試してみたら

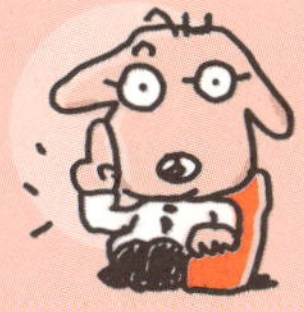

最近は、ＣＤ売り場にいやし系の音楽が並んでいる。ヒーリング・ミュージック、アルファ波ミュージックなどのキーワードが使われているからすぐわかるよ。

水の流れる音や、鳥の声など自然界の音を集めたもの、雅楽の楽器や民族楽器を使ったもの、オルゴールなど、いろいろな種類が市販されている。静かな音楽が多いから、寝る前などにおすすめ。

Chapter 3

# 3 虫の音や川のせせらぎは心をいやしてくれる

Stress Control

メトロノームのような規則的な音よりも、虫の音や川のせせらぎのほうが、聞く人の心をいやしてくれます。

自然界の音には、規則正しい音と不規則な音を合わせもった不安定なゆらぎがあります。そのゆらぎが聞く人の心をいやすのです。

## 心地よいゆらぎでリラックス

リズムがゆらぎ、音程がゆらぐと、人間は心地よさを感じます。これは、心臓の拍動をはじめ、人間の生体リズムにゆらぎがあるためだと考えられています。

### 心をいやす自然界の音

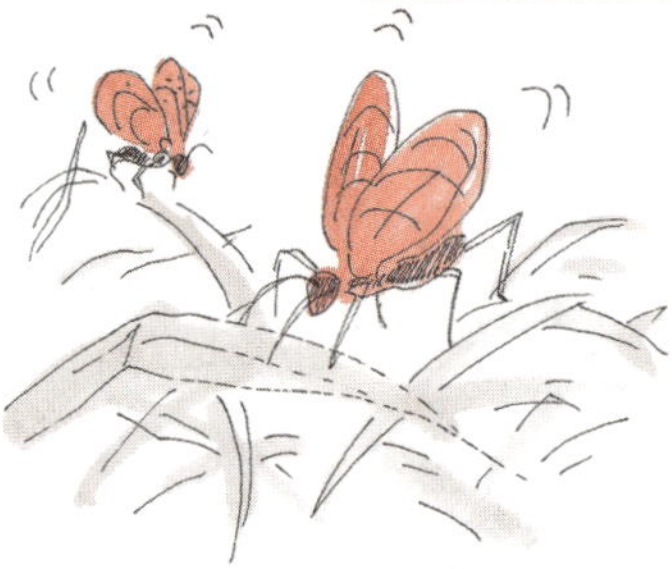

**●虫の音**

秋の鈴虫の音や、夏の蝉時雨《せみしぐれ》などは、強く弱くゆらいで心をいやす

**●川のせせらぎ**

川の水音は、規則正しさと不規則さが調和した音の連続。完全に不規則だとノイズになるが、規則性が加わることでゆらぎが生まれる

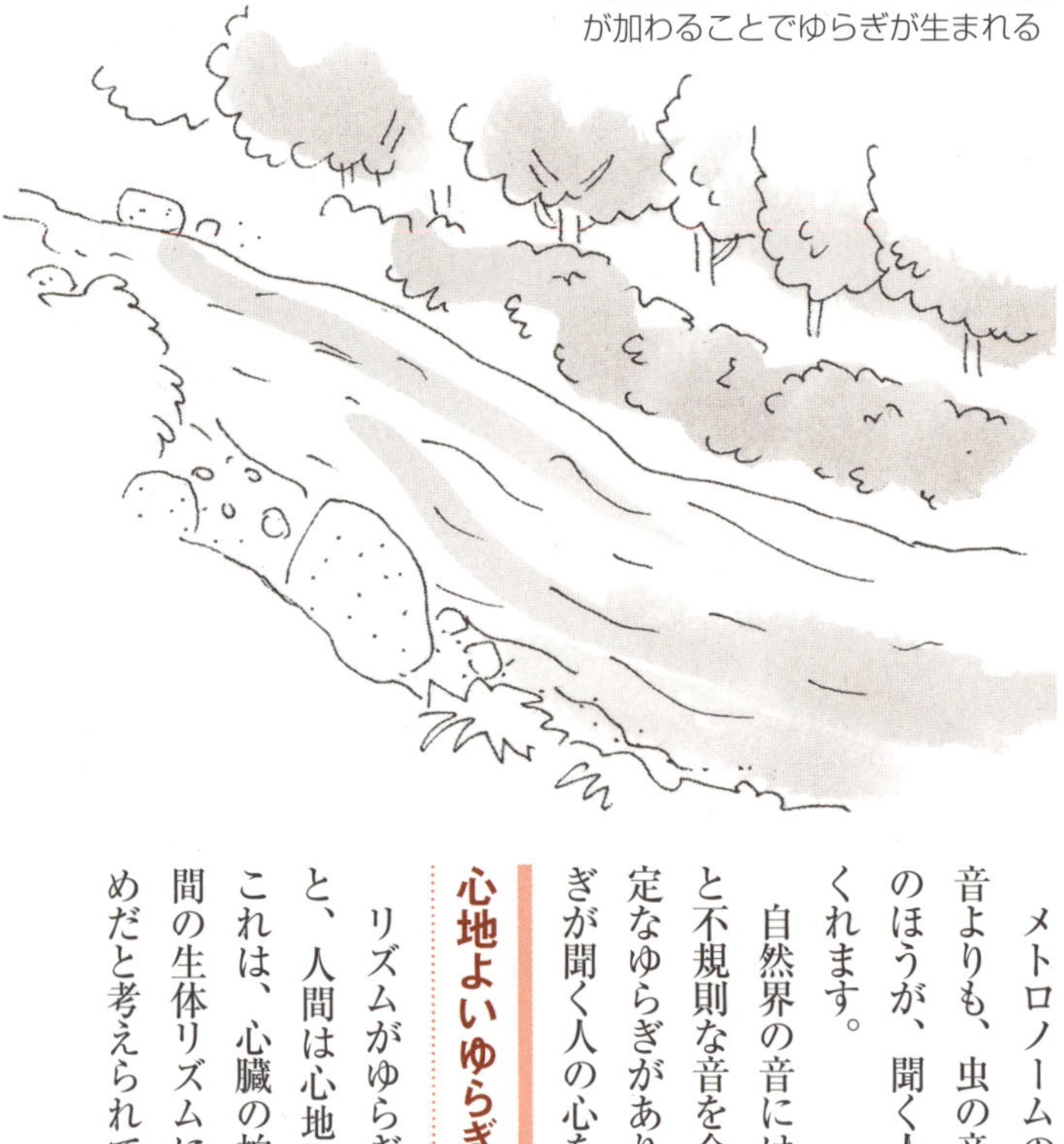

column

## ゆらぐのは音だけではない

心をいやすゆらぎは音だけに存在するわけではないんだ。

たとえば、ゆらゆら揺れるろうそくの炎や、間隔がかわる木目などにも、ゆらぎは存在している。電灯とろうそくの炎、幾何学模様と木目を比較してみると、ゆらぎがもっているいやしの効果を実感できる。

木造建築に温かみを感じるのも木目のゆらぎが関係しているんだ。

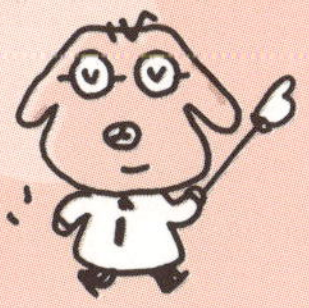

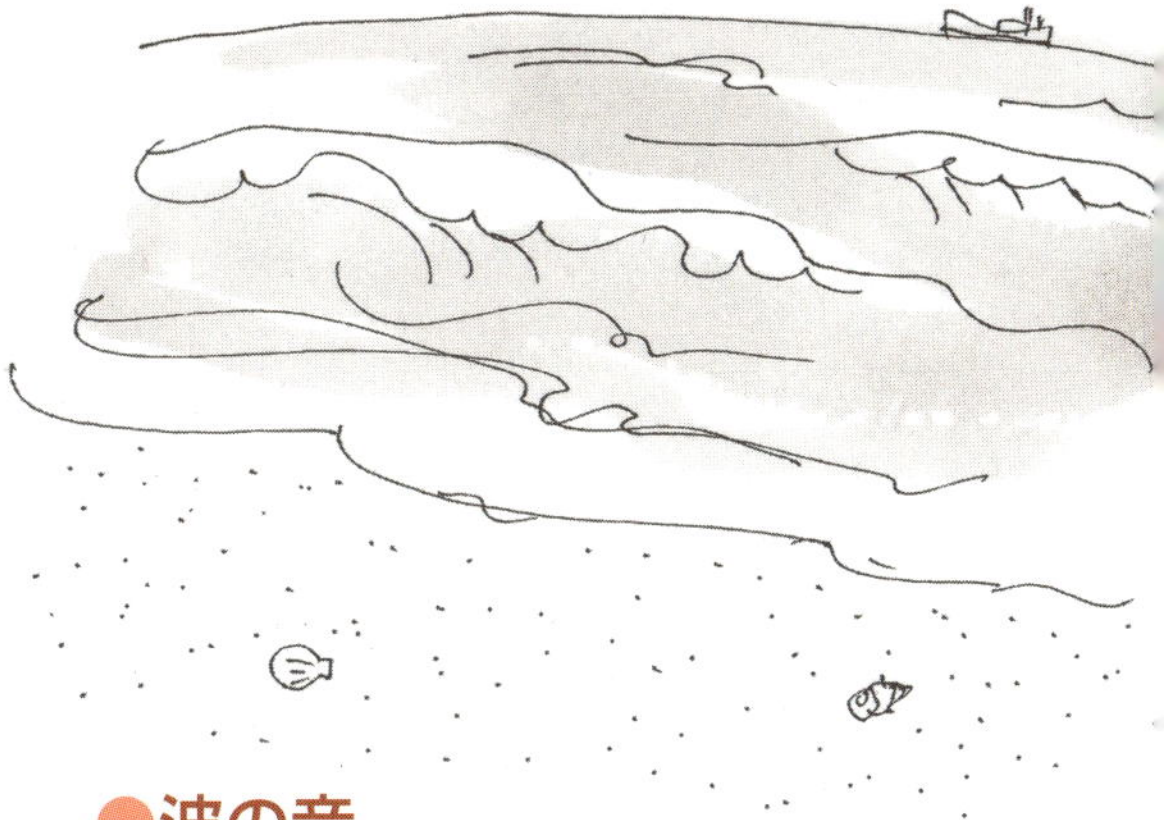

### ●波の音

海岸に寄せては返す波の音や、船が切り裂いていく波の音にもゆらぎがある

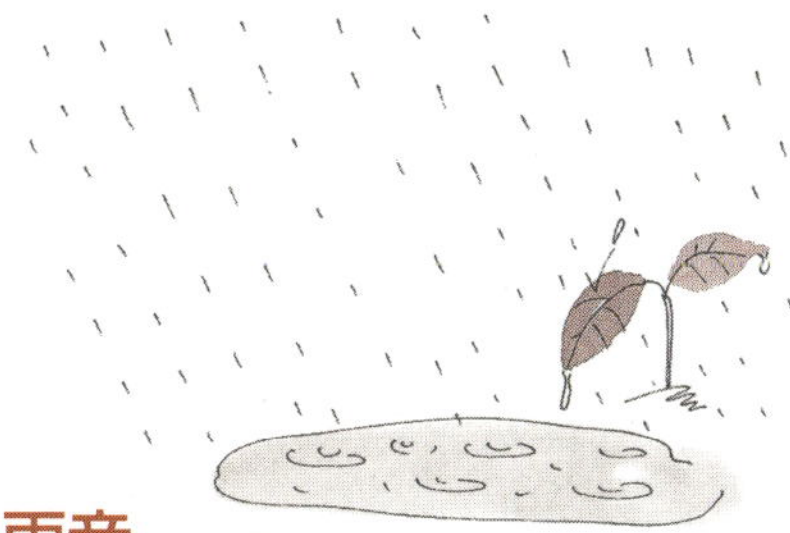

### ●雨音

屋根に落ちる雨音や樹木の葉を打つ雨音も、ゆらぎを生じさせている

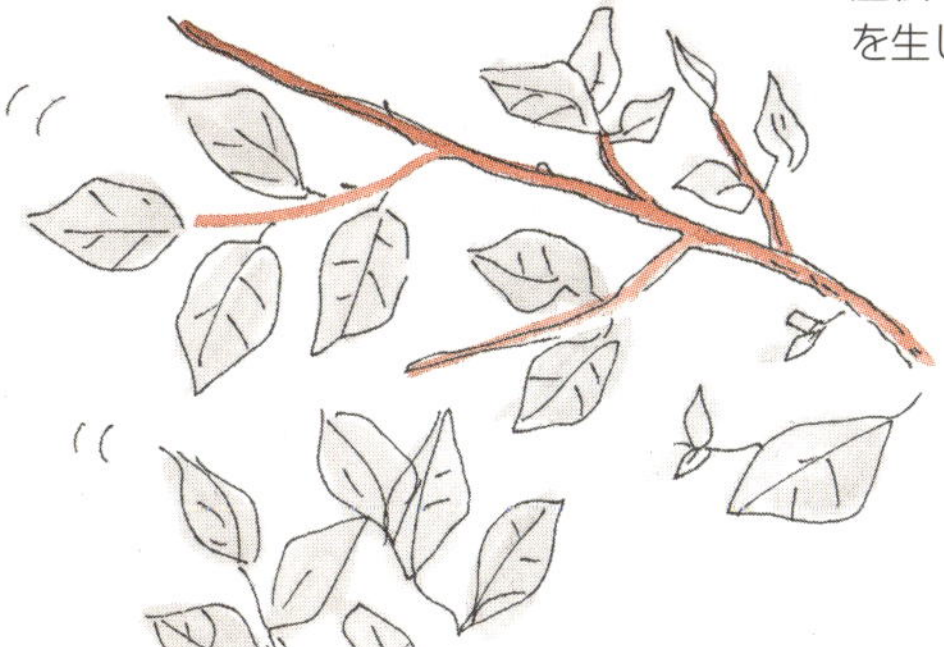

### ●風に揺れる梢の音

人工的につくり出す扇風機の風などと異なり、自然の風、梢のざわめきにはゆらぎがある

ゆらぎの波長が脳に働きかけ、脳が自律神経を調整することで、心を安定させ、体をリラックス状態にしてくれるのです。

生活の中で、風の音や雨音に耳をすませば、いやしの効果を実感することができるでしょう。

Chapter 3.
4
# 笑いのある生活が毎日のストレスを解消する

Stress Control

笑いが生み出す好循環

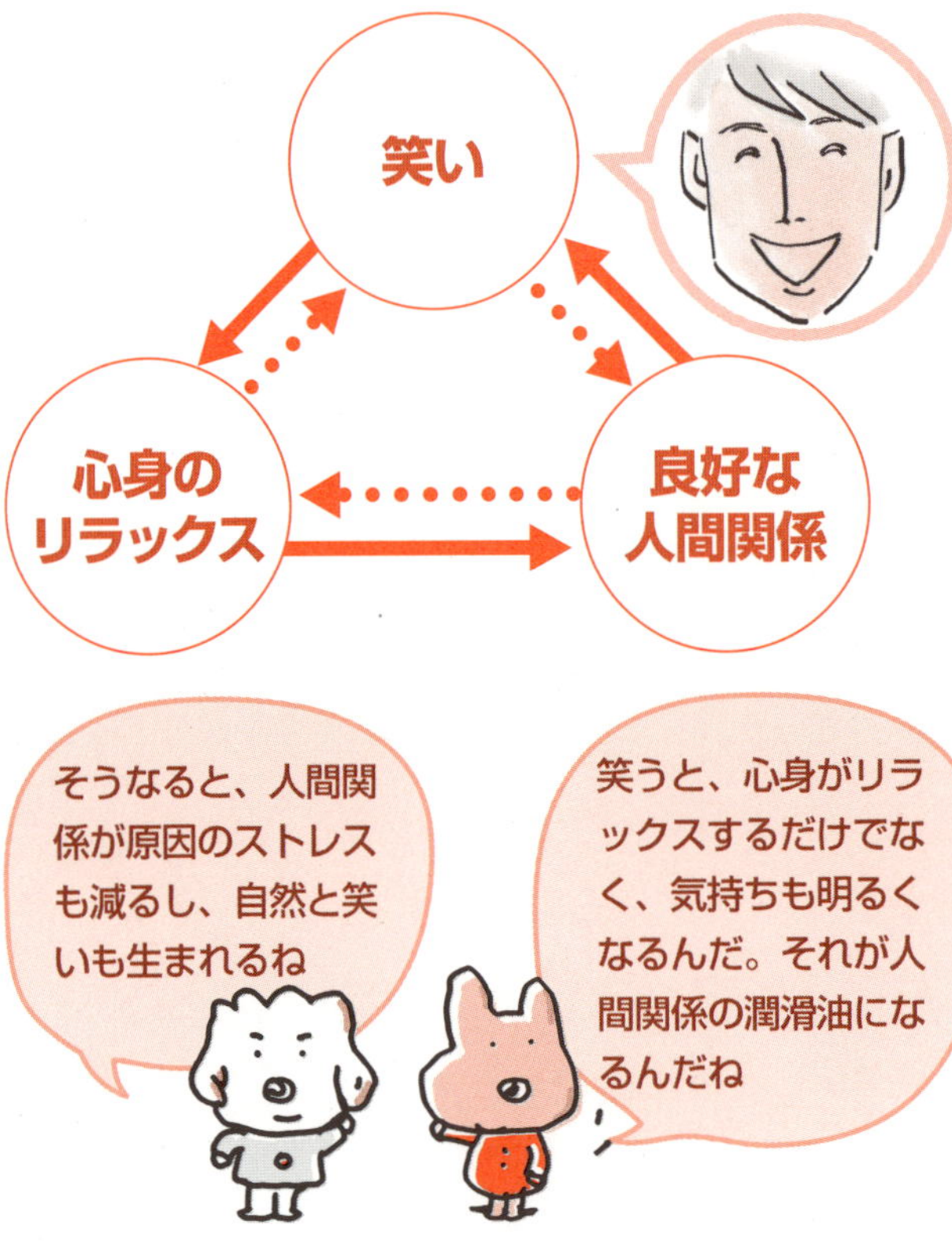
笑い
心身のリラックス
良好な人間関係
笑うと、心身がリラックスするだけでなく、気持ちも明るくなるんだ。それが人間関係の潤滑油になるんだね
そうなると、人間関係が原因のストレスも減るし、自然と笑いも生まれるね

笑いは人間関係を円滑にするコミュニケーションの手段であると同時に、疲れた心を回復させる大切な行動です。

笑うと心身の緊張がとれてリラックスします。そのため、よく笑っている人のほうが、ストレスが蓄積しにくいといえます。

自分がどのくらい笑っているかを、思い出してみて「ここ何日も笑っていない」という人は、ちょっと心配です。もっと笑うように心がけるべきでしょう。

人間は1人のときはあまり笑いません。お笑い番組をみても、な

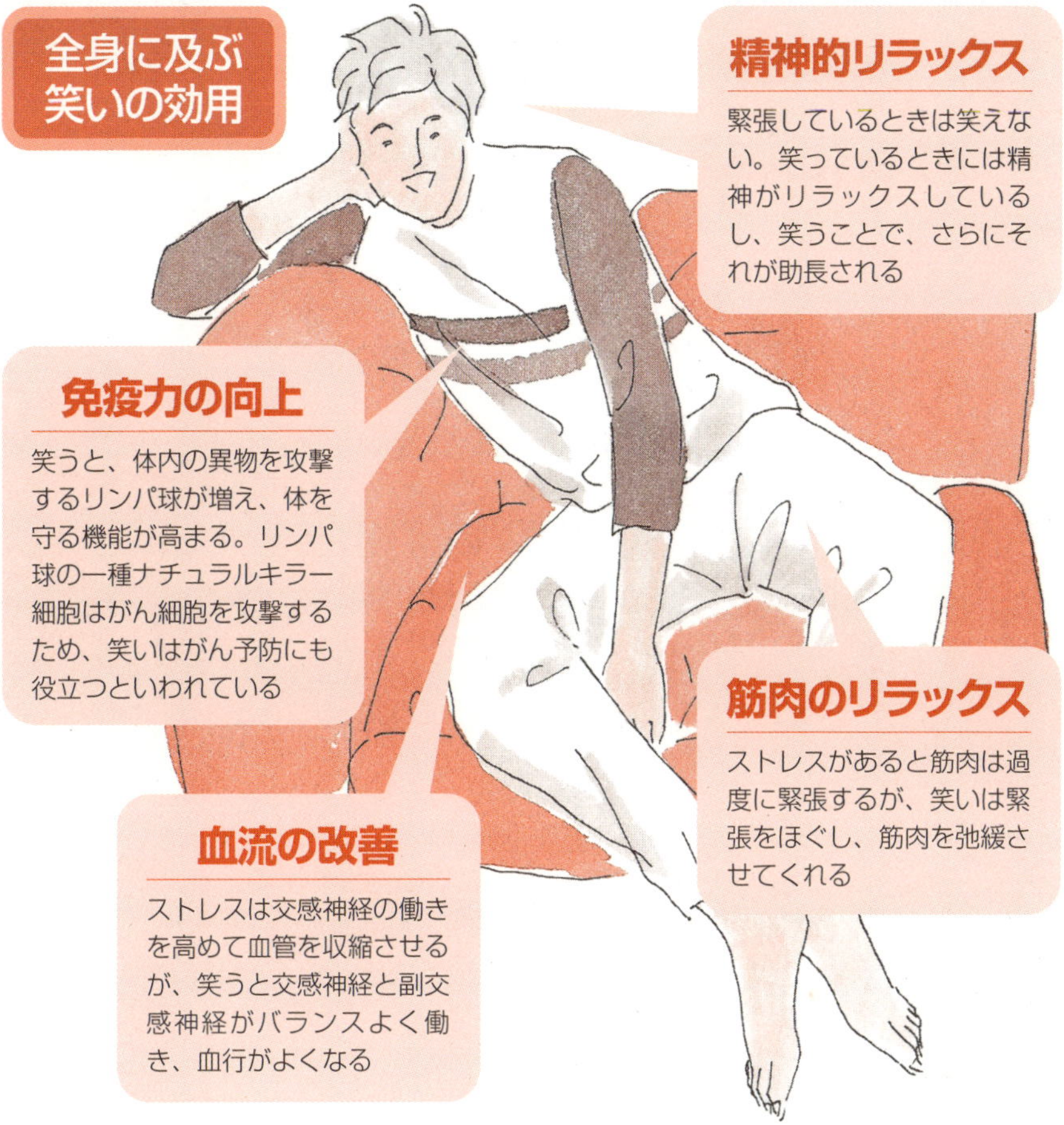
全身に及ぶ
笑いの効用
精神的リラックス
緊張しているときは笑えない。笑っているときには精神がリラックスしているし、笑うことで、さらにそれが助長される
免疫力の向上
笑うと、体内の異物を攻撃するリンパ球が増え、体を守る機能が高まる。リンパ球の一種ナチュラルキラー細胞はがん細胞を攻撃するため、笑いはがん予防にも役立つといわれている
筋肉のリラックス
ストレスがあると筋肉は過度に緊張するが、笑いは緊張をほぐし、筋肉を弛緩させてくれる
血流の改善
ストレスは交感神経の働きを高めて血管を収縮させるが、笑うと交感神経と副交感神経がバランスよく働き、血行がよくなる

かなか笑うことはないでしょう。

よく笑うのは、気のおけない相手と楽しく話しているときです。仕事帰りに仲間とお酒を飲んでいるとき、家族で団欒《だんらん》しているときなどに、人はよく笑います。

笑いは人間関係の中から生まれてくることが多いので、笑いを増やすには、笑い合える人間関係を築いていく必要があります。

## 笑いは病気の予防に役立つ

笑いの影響は、心だけでなく体にも及ぶことがわかっています。たとえば、笑うことによってストレスが軽減されると、血行がよくなり、筋肉の緊張がほぐれます。血行がよくなると、結果的に動脈硬化などの病気の予防につながることになるのです。

Chapter 3.

5

# つらいときは笑顔をつくるだけで心が軽くなる

Stress Control

ストレスがあるときや緊張してとても笑えないときには、笑顔をつくるだけでいいのです。たとえつくり笑いでも、心から笑ったときのような効果を期待できます。

## 心と体は切り離せないもの

感情や気分は、表情や姿勢などの身体表現と密接に関係します。

ストレスを感じると、無意識のうちに顔には苦悩が現れ、肩が落ち、背中を丸めた姿勢になってしまいます。感じた事柄と身体表現が合わさって、感情や気分が形成され、落ち込むのです。

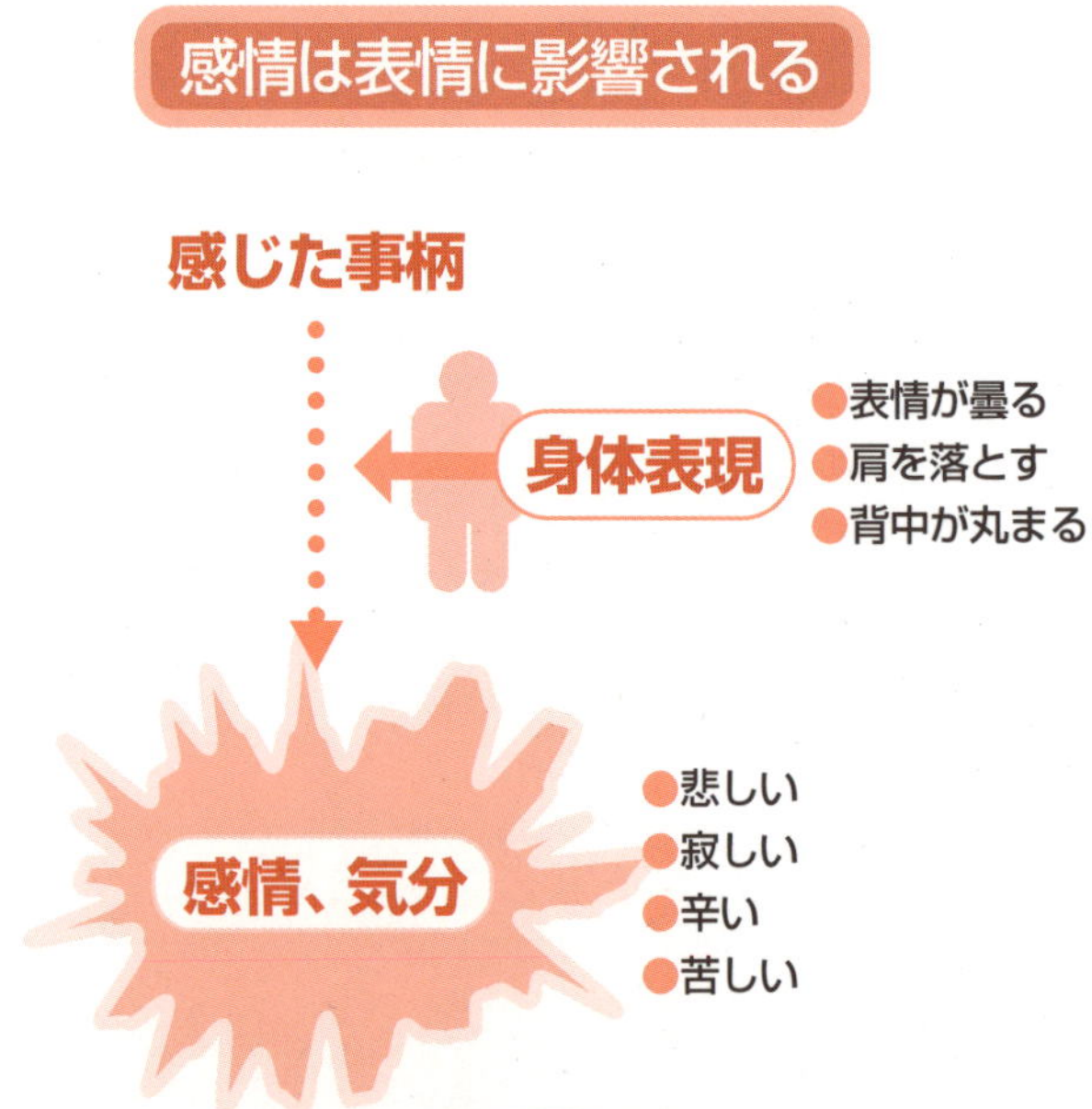
感情は表情に影響される
感じた事柄
身体表現
●表情が曇る
●肩を落とす
●背中が丸まる
感情、気分
●悲しい
●寂しい
●辛い
●苦しい

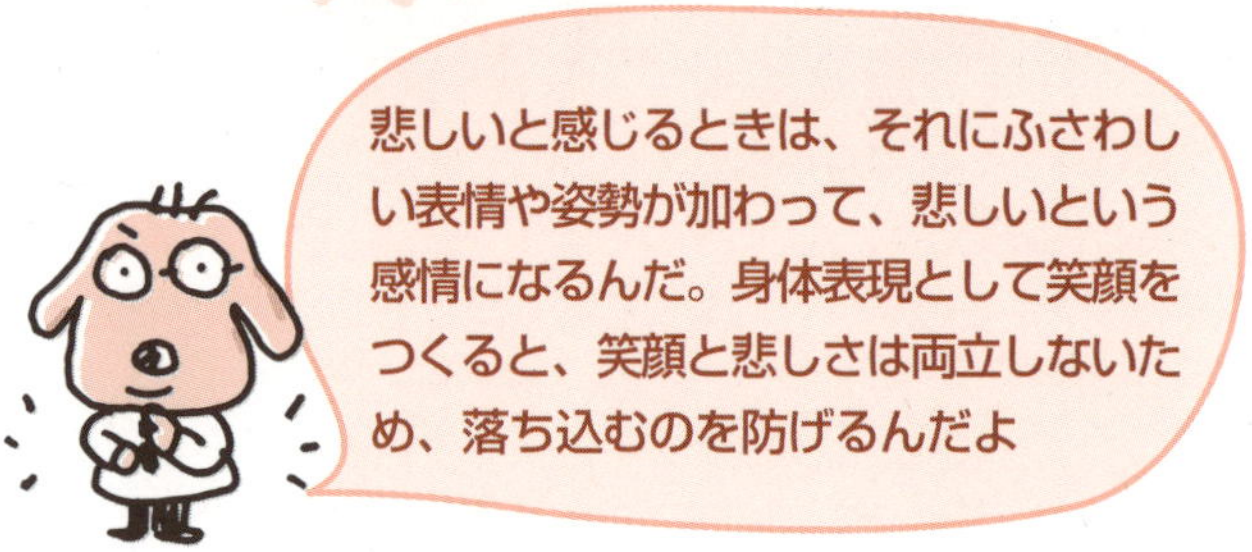
悲しいと感じるときは、それにふさわしい表情や姿勢が加わって、悲しいという感情になるんだ。身体表現として笑顔をつくると、笑顔と悲しさは両立しないため、落ち込むのを防げるんだよ

## 表情筋を鍛えてすてきな笑顔に

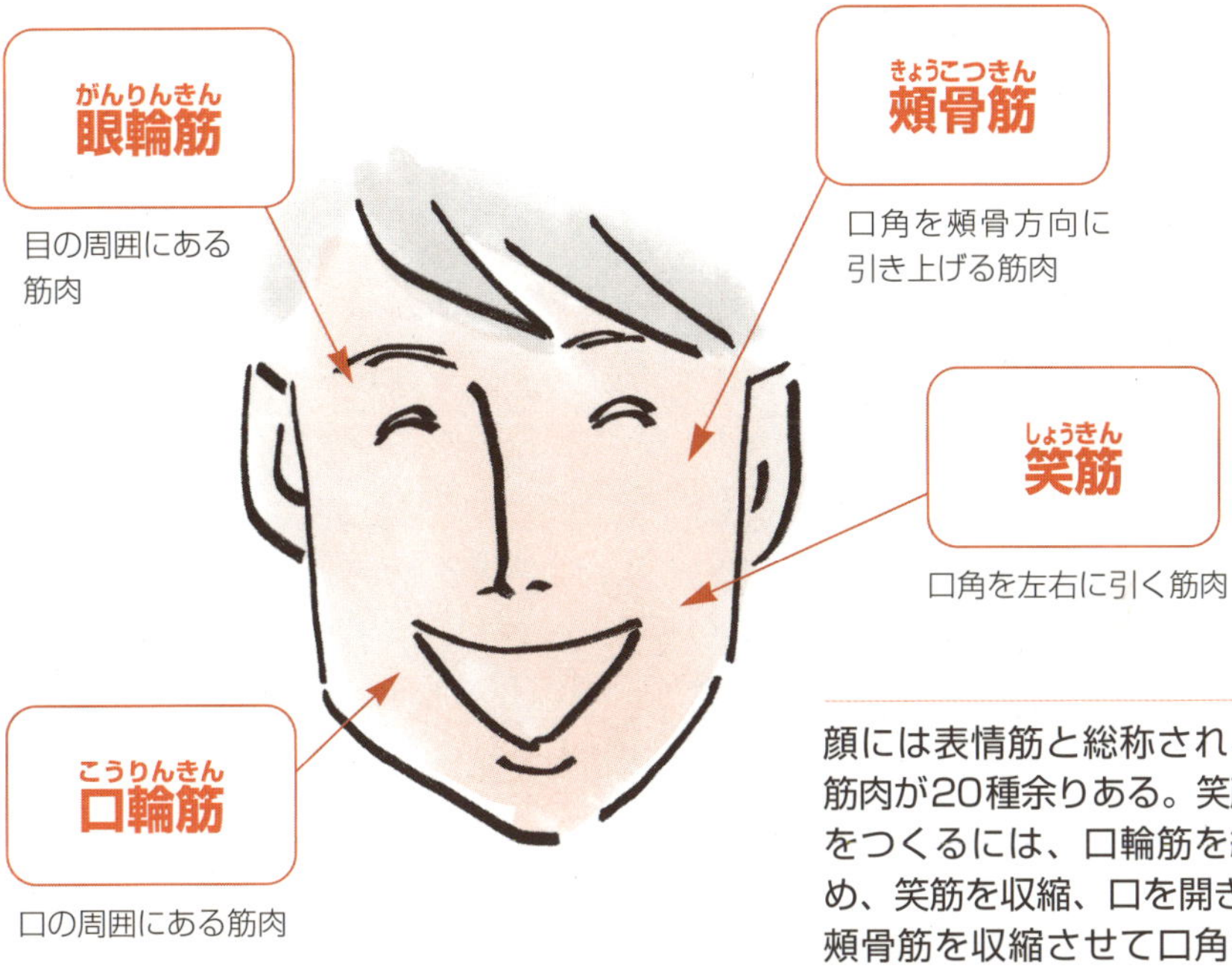
眼輪筋《がんりんきん》
目の周囲にある筋肉
頬骨筋《きょうこつきん》
口角を頬骨方向に引き上げる筋肉
笑筋《しょうきん》
口角を左右に引く筋肉
口輪筋《こうりんきん》
口の周囲にある筋肉

顔には表情筋と総称される筋肉が20種余りある。笑顔をつくるには、口輪筋を緩め、笑筋を収縮、口を開き、頬骨筋を収縮させて口角を上げる。眼輪筋を緩めると、目が細くなり目尻が下がる。こうした筋肉の働きが、脳を介して感情に働きかける

笑顔をつくると、身体表現の影響で、落ち込んでいられません。笑顔によって、感情や気分が明るい方向に変化してくるのです。

　これは、顔の表情をつくる表情筋の働きが、脳に刺激を与え、脳が感情に働きかけるからです。

column

### 笑顔とスポーツ

　スポーツをするとき、がんばろうと歯を食いしばると、全身の筋肉が過度に緊張して、いいプレーができない。素早く体を動かすには、筋肉をリラックスさせておき、瞬時に必要な筋肉だけを収縮させる必要があるんだ。

　100mを全力で走るスプリンターも、一流選手になれば、まるで笑っているかのように表情を緩めたまま走っているよ。

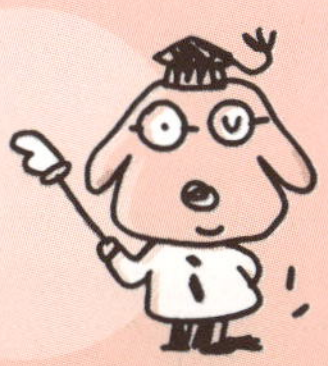

Chapter 3.

# 6 ストレスに負けないために質のいい睡眠をとる

Stress Control

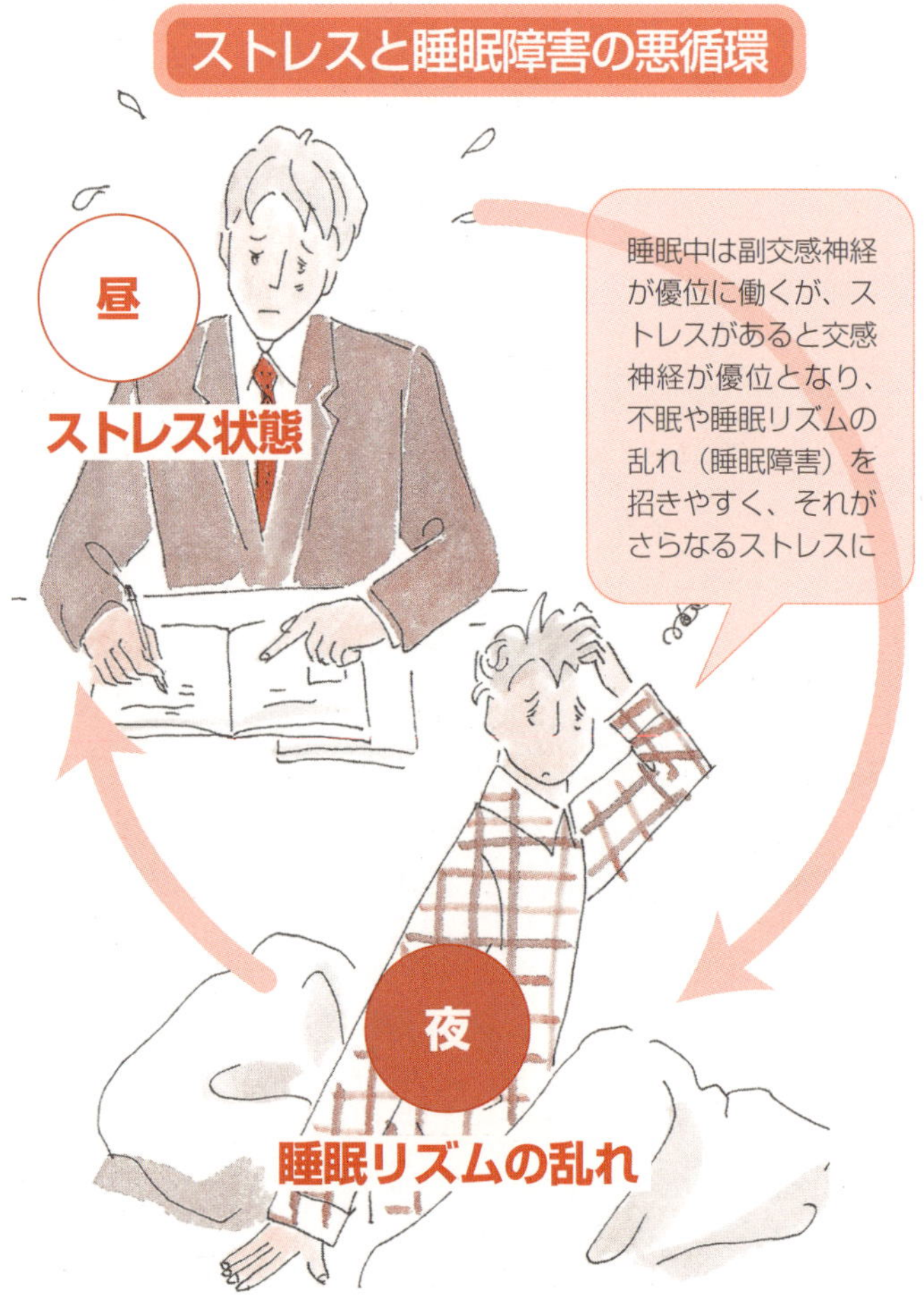

ストレスと睡眠障害の悪循環
昼
ストレス状態
睡眠中は副交感神経が優位に働くが、ストレスがあると交感神経が優位となり、不眠や睡眠リズムの乱れ（睡眠障害）を招きやすく、それがさらなるストレスに
夜
睡眠リズムの乱れ


現代人の生活はストレスが強く、時間も不規則になりがちです。日々のストレスを翌日に引きずらないためにも、十分な睡眠をとるようにしたいものです。

日本人の平均睡眠時間は6～7時間程度ですが、睡眠時間の長短だけでは、睡眠が十分かどうかはわかりません。質のいい眠りなら、時間が短めでも、十分な睡眠といえます。

睡眠の質とは眠りの深さのことです。睡眠の総量は、深さと時間の積で決まります。睡眠時間だけでなく、ぐっすり眠れたかどうか

## 睡眠には2種類ある

**睡眠**

↓

| **体を休めるレム睡眠** | **脳を休めるノンレム睡眠** |
|---|---|
| 浅い眠りで、体の疲れを回復。筋肉などは弛緩している。精神活動をつかさどる大脳皮質が活動しているため夢をみる | 深い眠りで、主に精神面の疲れを回復させる。肉体は完全には弛緩していない。大脳皮質が休んでいるため夢はみない |

一晩の眠りの中で、ノンレム睡眠とレム睡眠は交互に現れ、肉体と精神を休ませる。両方合わせて約1時間半のサイクルを4～5回繰り返す。徐々に浅い眠りのレム睡眠の割合が増えて目覚めるのが、心身をリフレッシュさせる理想的な眠り

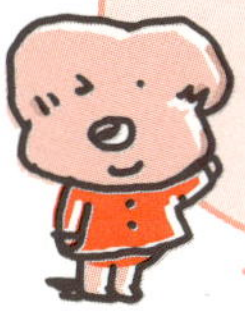

朝、すっきりと目覚められたと感じられたら、理想的な眠りなんだって。質のいい睡眠をとるための工夫は次ページを参照してみて

が問題なのです。

### 睡眠のリズムを守る

睡眠には、体を休めるレム睡眠と脳を休めるノンレム睡眠があり、これが周期的におとずれます。周期は約1時間半で、一晩に4〜5回繰り返すのが一般的です。

ところが、ストレスがあると、寝付けなかったり、眠りが浅くなって夜中に目覚めたりすることがあります。ストレスのせいで睡眠のリズムに変調をきたしてしまうのです。

睡眠のリズムが乱れると、たとえ6〜7時間眠っていても、睡眠の総量としては十分でないことがあります。

できるだけ質のいい睡眠をとるように心がけたいものです。

Chapter3. 7

# ぐっすり眠って心をリフレッシュさせる睡眠法

Stress Control

ストレスから心身を守るには、毎日質のいい睡眠をとることが大切。しかし、強いストレスがあると、さまざまな睡眠障害が現れ、ぐっすり眠るのは難しいものです。

そんなときは、ぐっすり眠るために工夫してみましょう。就寝前になにをするか、あるいはなにをしないかによって、快眠が得られたり、得られなかったりします。

快適な寝具を選ぶことも、質のいい睡眠の重要ポイント。背骨が自然なカーブを描くマット（敷布団）と枕、軽くて保温性のいい掛布団を選ぶようにしましょう。

## 快眠のための工夫

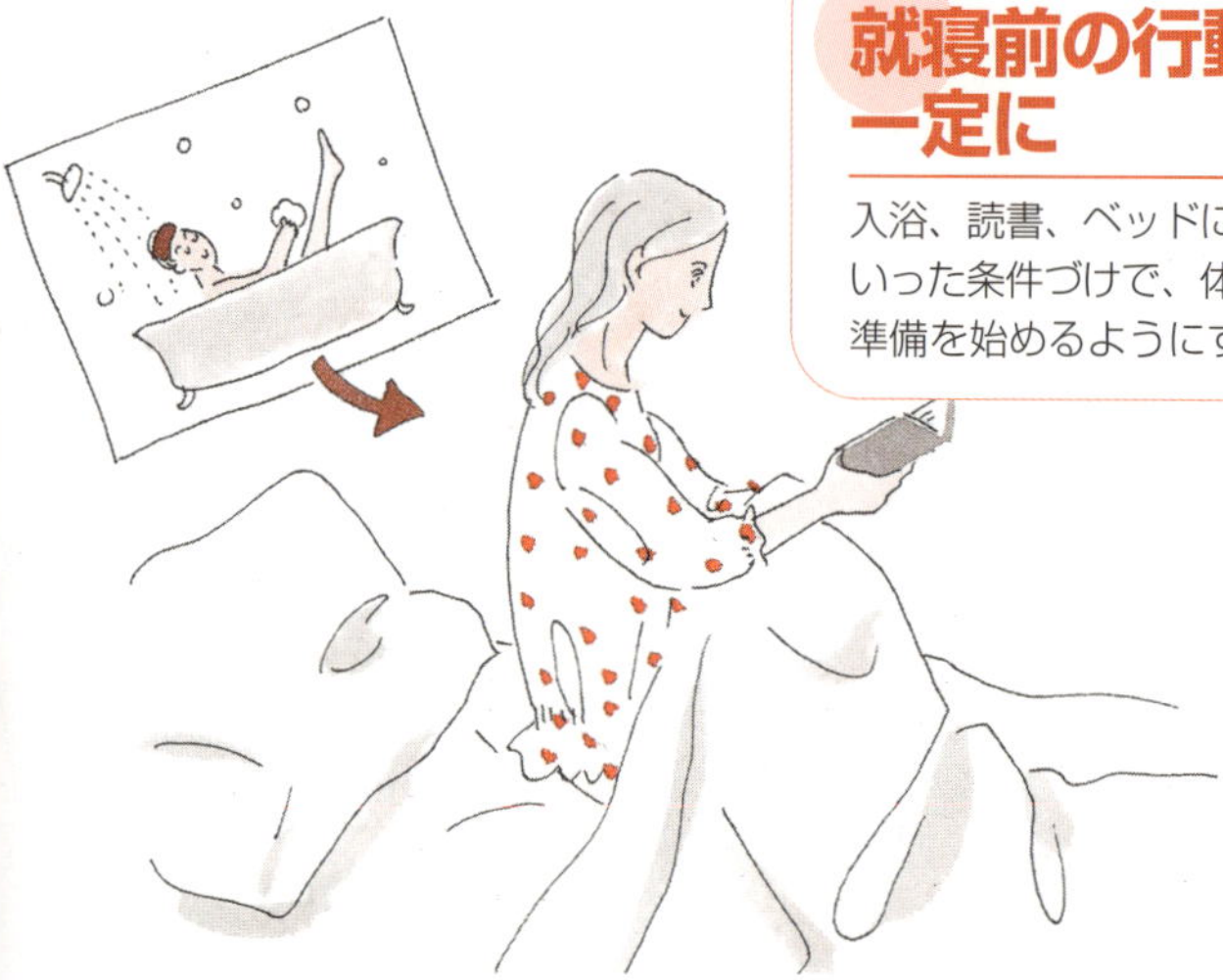

### 就寝前の行動を一定に

入浴、読書、ベッドに入るといった条件づけで、体が睡眠準備を始めるようにする

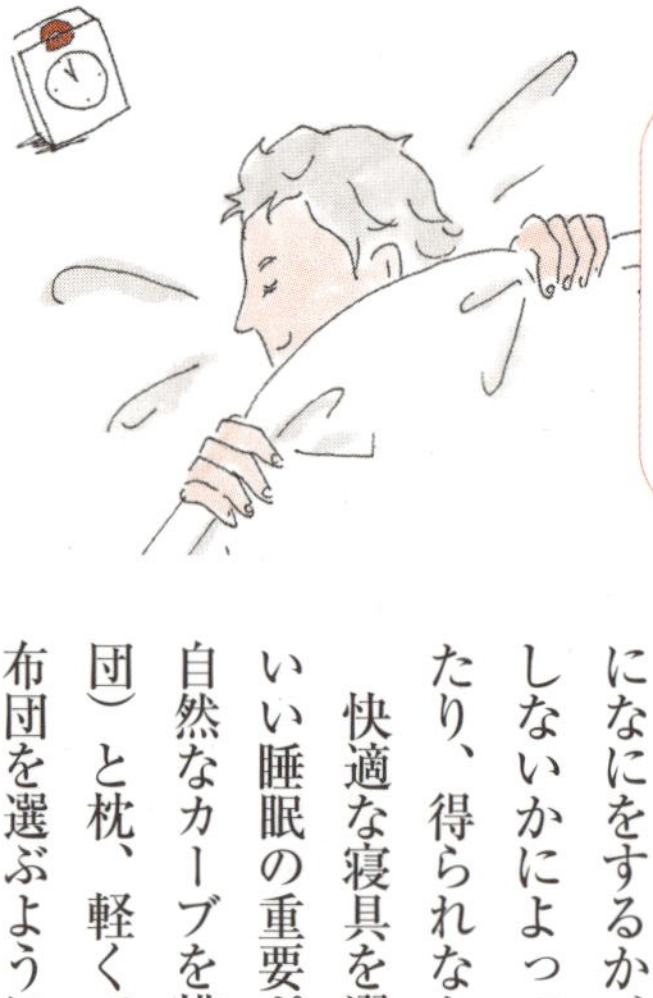

### 毎日一定時刻に就寝し起床する

寝るのが遅れても、決まった時刻に起きよう

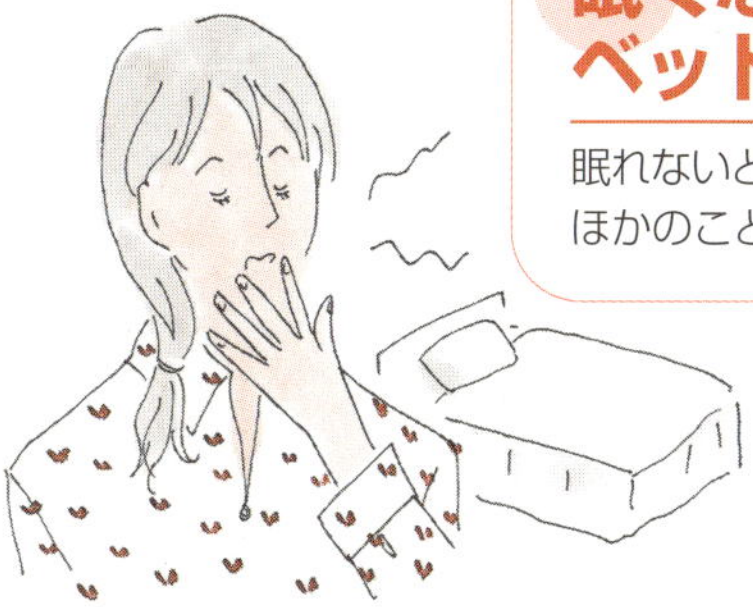

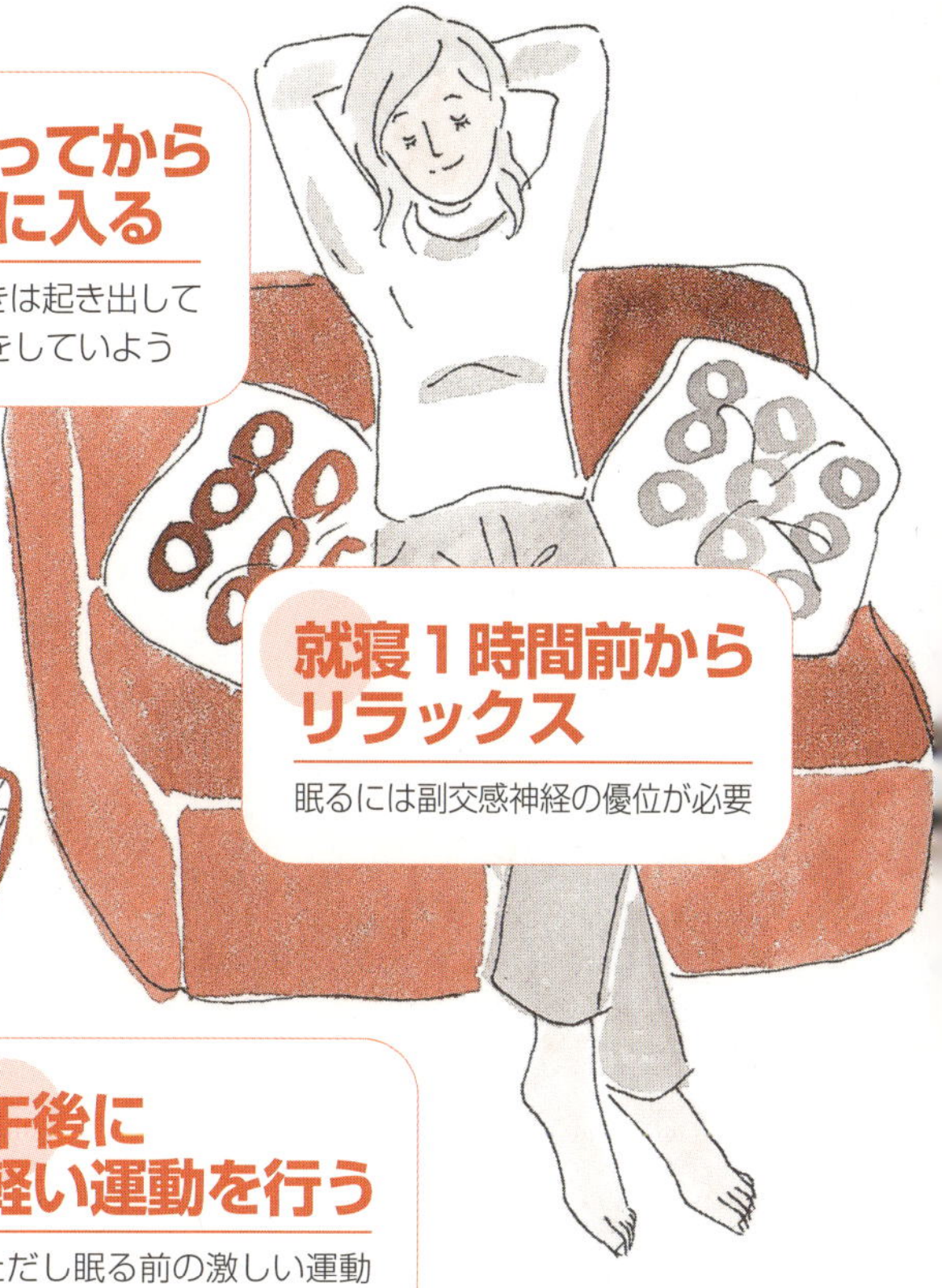

## 眠くなってからベッドに入る

眠れないときは起き出してほかのことをしていよう

## 就寝１時間前からリラックス

眠るには副交感神経の優位が必要

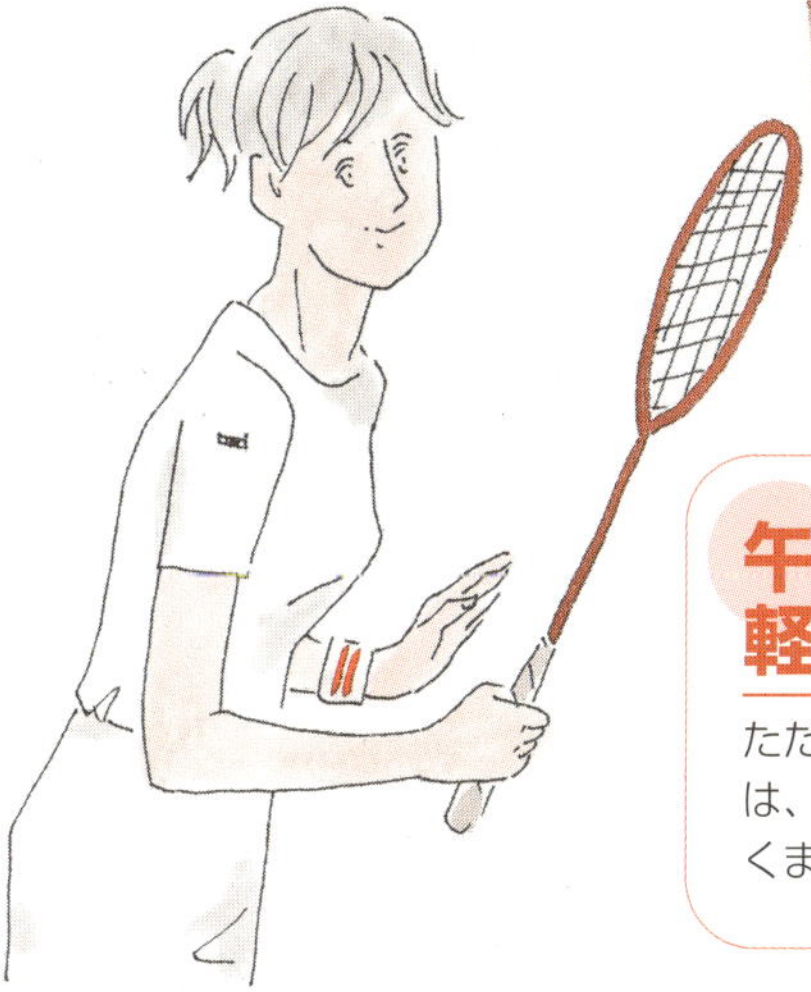

## 午後に軽い運動を行う

ただし眠る前の激しい運動は、睡眠の妨げになる（あくまで心地よい疲労感を）

### 快眠のために避けること

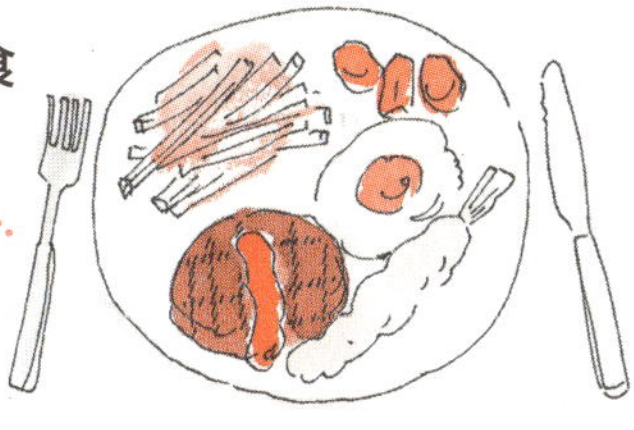

●重すぎる夕食

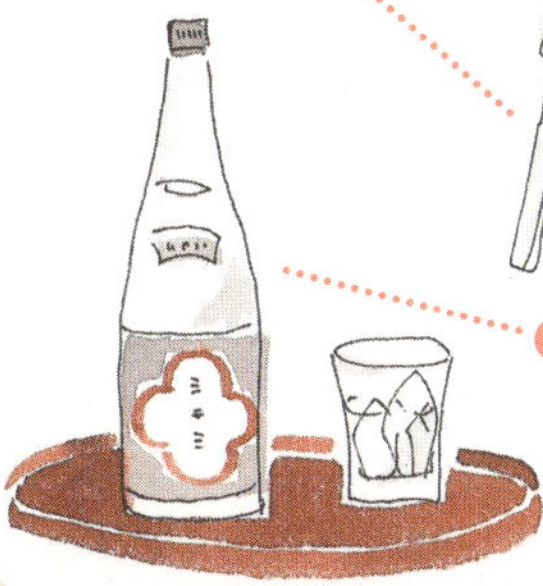

●寝る前の過度なアルコール

アルコールで眠くなることはあるが、質のいい睡眠がとれなくなることも

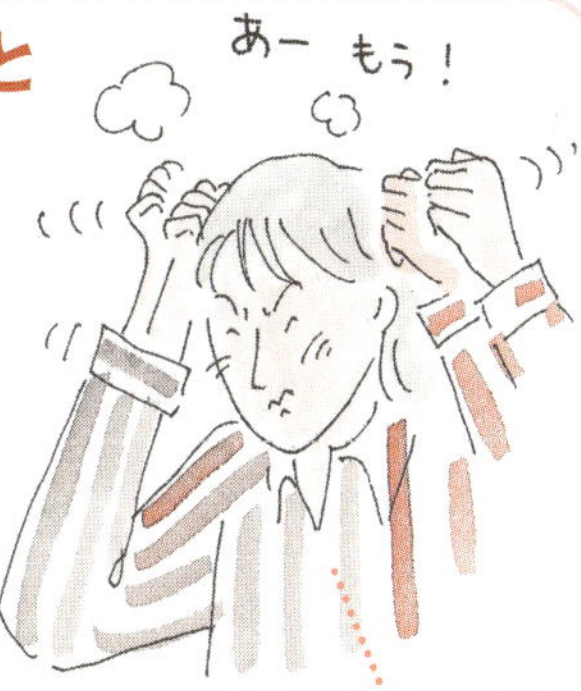


●その日のことを思い返す

Chapter3.

# 8 アルコールはストレスを発散させる

Stress Control

## ストレスを解消する上手な飲み方

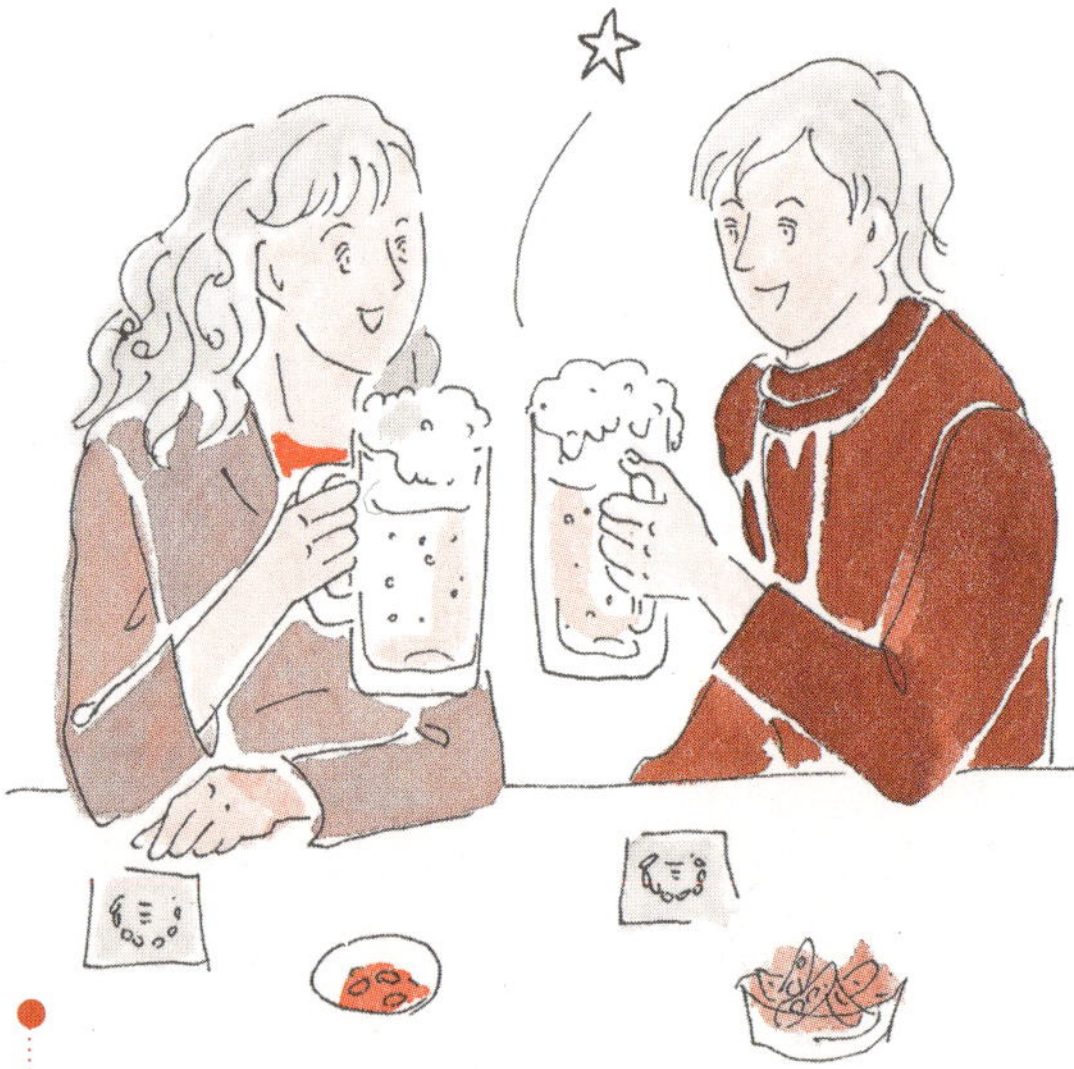

### 笑いながら楽しく飲もう

からんだり、からまれたり
してストレスをためないで

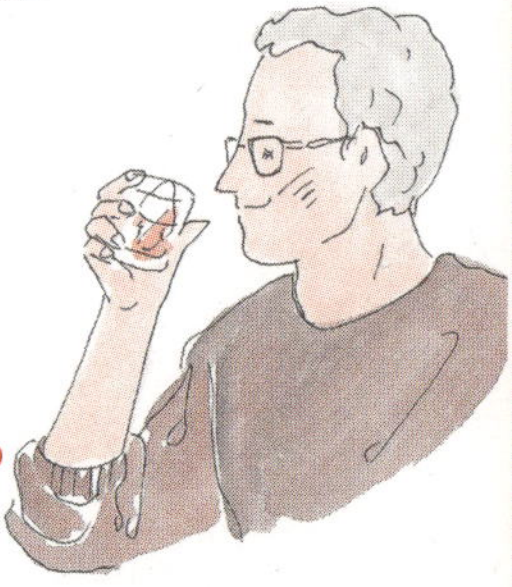

### 自分のペースでゆっくりと

無理せずに、味わいながら飲む

適量の飲酒は、体だけでなく、心の緊張も取り除き、ストレスを発散させるのに効果があります。また、コミュニケーションが円滑になり、楽しい会話ができるのも、アルコールがストレス解消に役立つ理由でしょう。

このストレス発散効果が、ストレスで引き起こされる病気の予防に役立っていると考えられます。

### 飲みすぎはかえってストレスに

ストレス解消法に関する厚生労働省の調査では、「お酒を飲んでストレスを解消する」と回答した

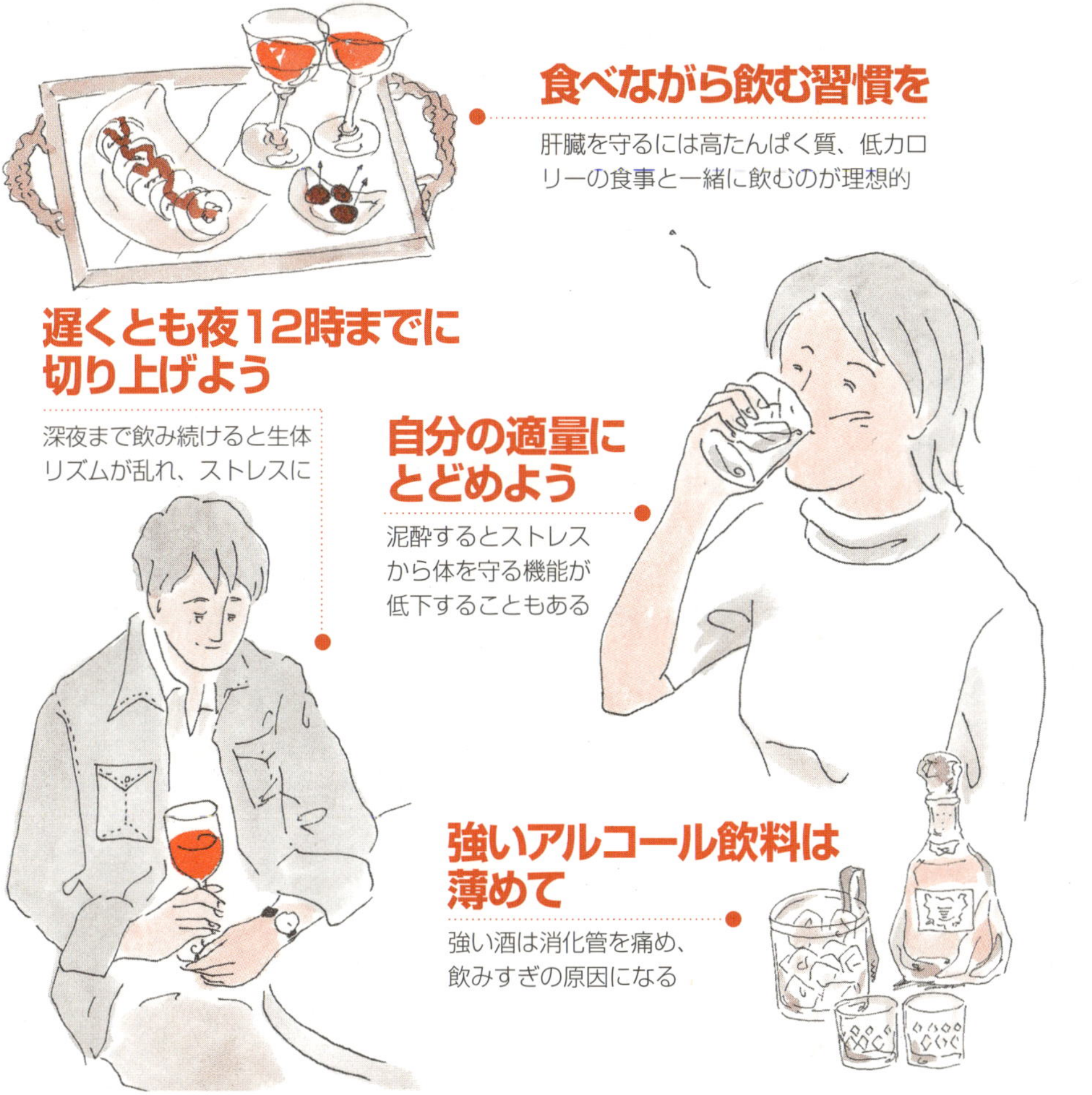

## 食べながら飲む習慣を

肝臓を守るには高たんぱく質、低カロリーの食事と一緒に飲むのが理想的

## 遅くとも夜12時までに切り上げよう

深夜まで飲み続けると生体リズムが乱れ、ストレスに

## 自分の適量にとどめよう

泥酔するとストレスから体を守る機能が低下することもある

## 強いアルコール飲料は薄めて

強い酒は消化管を痛め、飲みすぎの原因になる

人が4割以上もいました。

飲酒は手軽なストレス解消法ですが、手軽なだけに、注意が必要な点もあります。つい飲みすぎてしまったり、アルコールに頼りすぎてしまうことがあるからです。

ストレス解消法としてすすめられるのは、ほろ酔い程度の飲酒。泥酔状態まで進んでしまう飲み方は、弊害を生み出します。

まず、過度のアルコール摂取は、イライラ感を軽くするビタミン$B_1$、免疫力を高めるビタミンAや、$B_6$を、体外に流出させてしまいます。つまり、ストレス解消どころか、ストレスから体を守る機能を低下させてしまう可能性があるのです。また、飲酒に頼るあまり、アルコール依存症に陥ることにも注意しなければなりません。

Chapter 3.

9

# ペットのぬくもりにはいやしの効果がある

Stress Control

**柔らかく温かい感触に心と体がリラックスする**

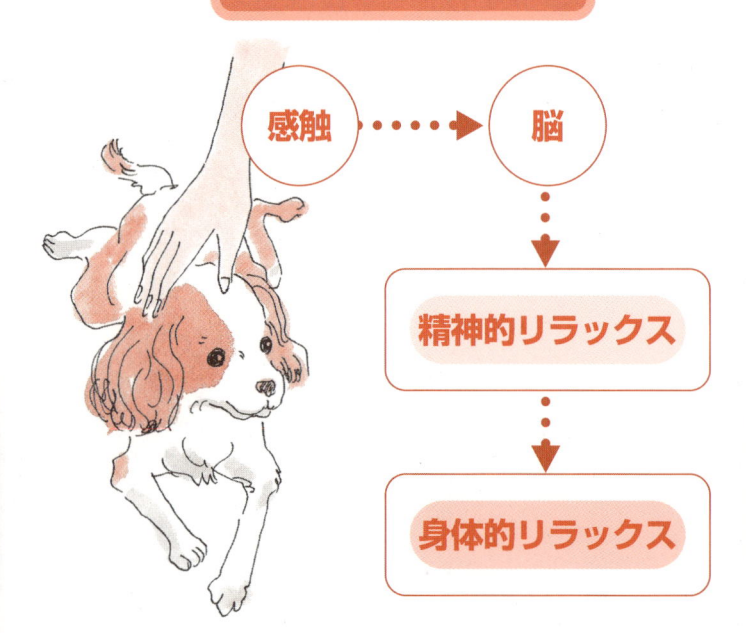

感触 → 脳 → 精神的リラックス → 身体的リラックス

犬や猫を撫でて柔らかく温かい感触を感じると、その刺激が脳に伝わり、精神的なリラックスが得られる。また、精神的にリラックスすることによって身体的なリラックスがもたらされる

動物が人間に与えるいやし効果が、注目されるようになってきました。動物が相手ですから、言葉をかわせるわけではなく、悩みを理解してくれるわけでも、励ましてくれるわけでもありません。では、なぜ心がいやされるのでしょう。

## 温度や感触がいやしの秘密

ペットという英語は、名詞だと「愛玩動物」ですが、動詞だと「愛撫する、撫でさすってかわいがる」ことを意味します。

犬や猫を抱いたり撫でたりする

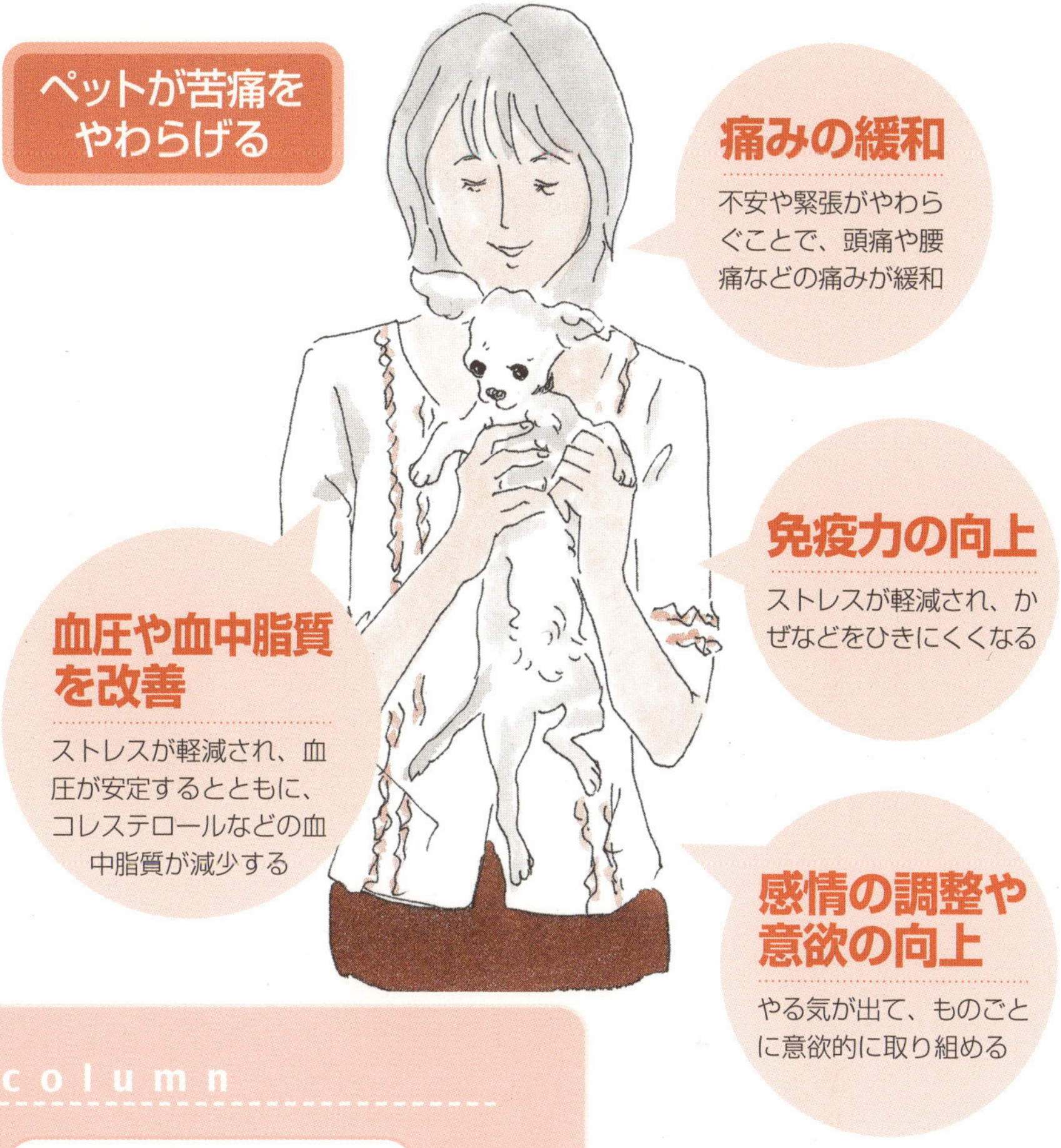
ペットが苦痛をやわらげる
痛みの緩和
不安や緊張がやわらぐことで、頭痛や腰痛などの痛みが緩和
免疫力の向上
ストレスが軽減され、かぜなどをひきにくくなる
血圧や血中脂質を改善
ストレスが軽減され、血圧が安定するとともに、コレステロールなどの血中脂質が減少する
感情の調整や意欲の向上
やる気が出て、ものごとに意欲的に取り組める

と、柔らかく温かいぬくもりが感じられます。この感触によって、ストレスで疲れきった心が、しだいになごんでくるのです。

犬や猫などのペットによって心がいやされると、血圧が下がったり、痛みが緩和したりすることが明らかになってきたのです。

column

### アニマルセラピーとは？

正式にはアニマル・アシステッド・セラピー（動物介在療法）といい、動物を使った治療法のことなんだ。

動物のいやし効果を利用した治療法で、感情の調整や意欲の向上、あるいは痛みの緩和といった効果を期待して、病気の回復に役立てようと古くから行われている。日本のアニマルセラピーでは、特に精神的な効果に注目が集まっているね。

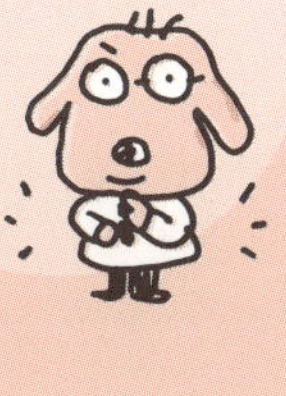

Chapter3.
10
# ペットのいる生活がストレス解消に役立つ

Stress Control

ペット生活が心に効く３つの理由

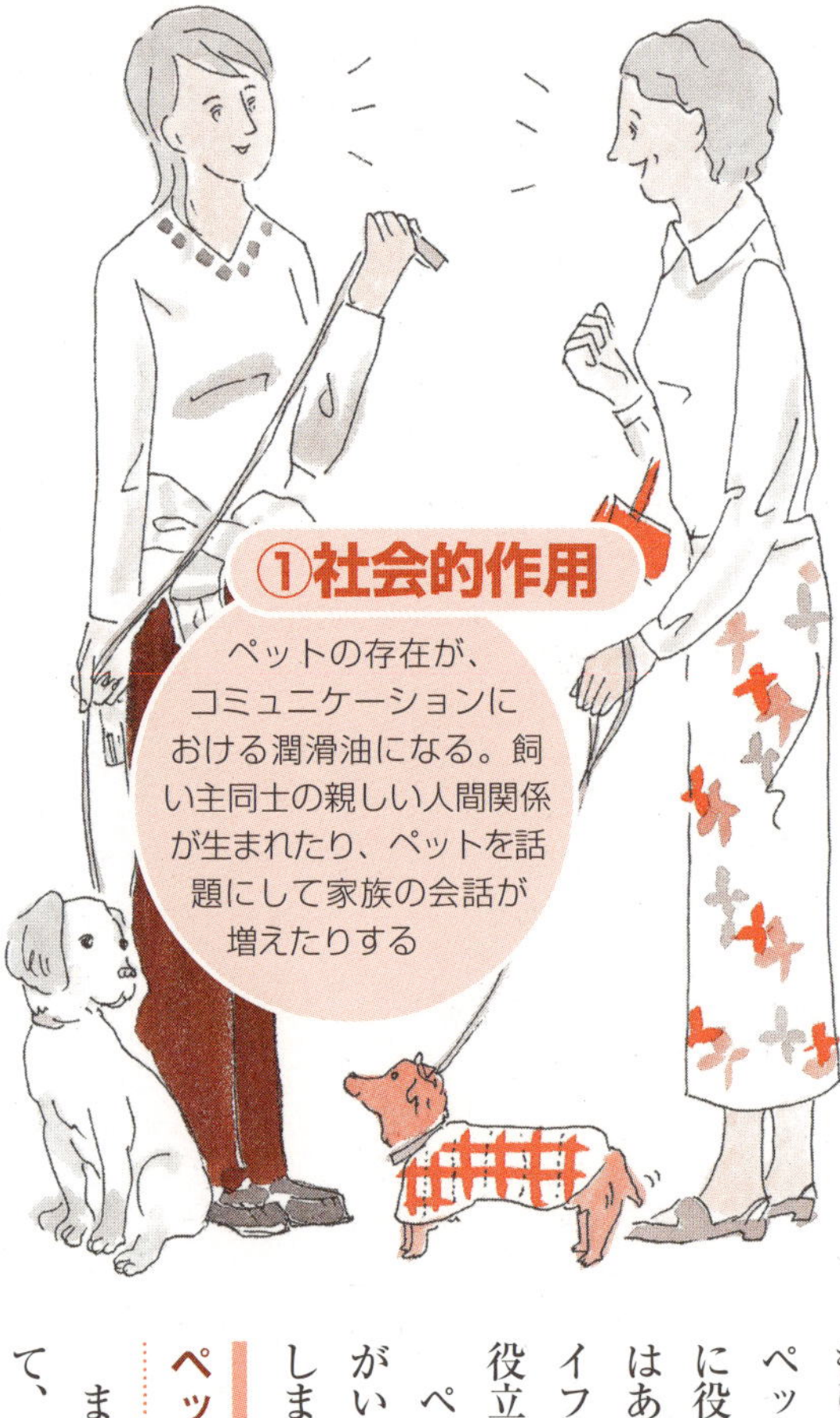
①社会的作用
ペットの存在が、コミュニケーションにおける潤滑油になる。飼い主同士の親しい人間関係が生まれたり、ペットを話題にして家族の会話が増えたりする

犬や猫は、その柔らかさとぬくもりで心をいやしてくれますが、ペットを飼うことがストレス解消に役立つのは、それだけの理由ではありません。ペットと暮らすライフスタイルが、ストレス解消に役立っているのです。

ペットを飼い始めると、ペットがいなかったころとは生活が一変します。

## ペットがいると世界が広がる

まず、ペットがいることによって、人間関係が広がります。

ほかの飼い主や、ペットをきっ

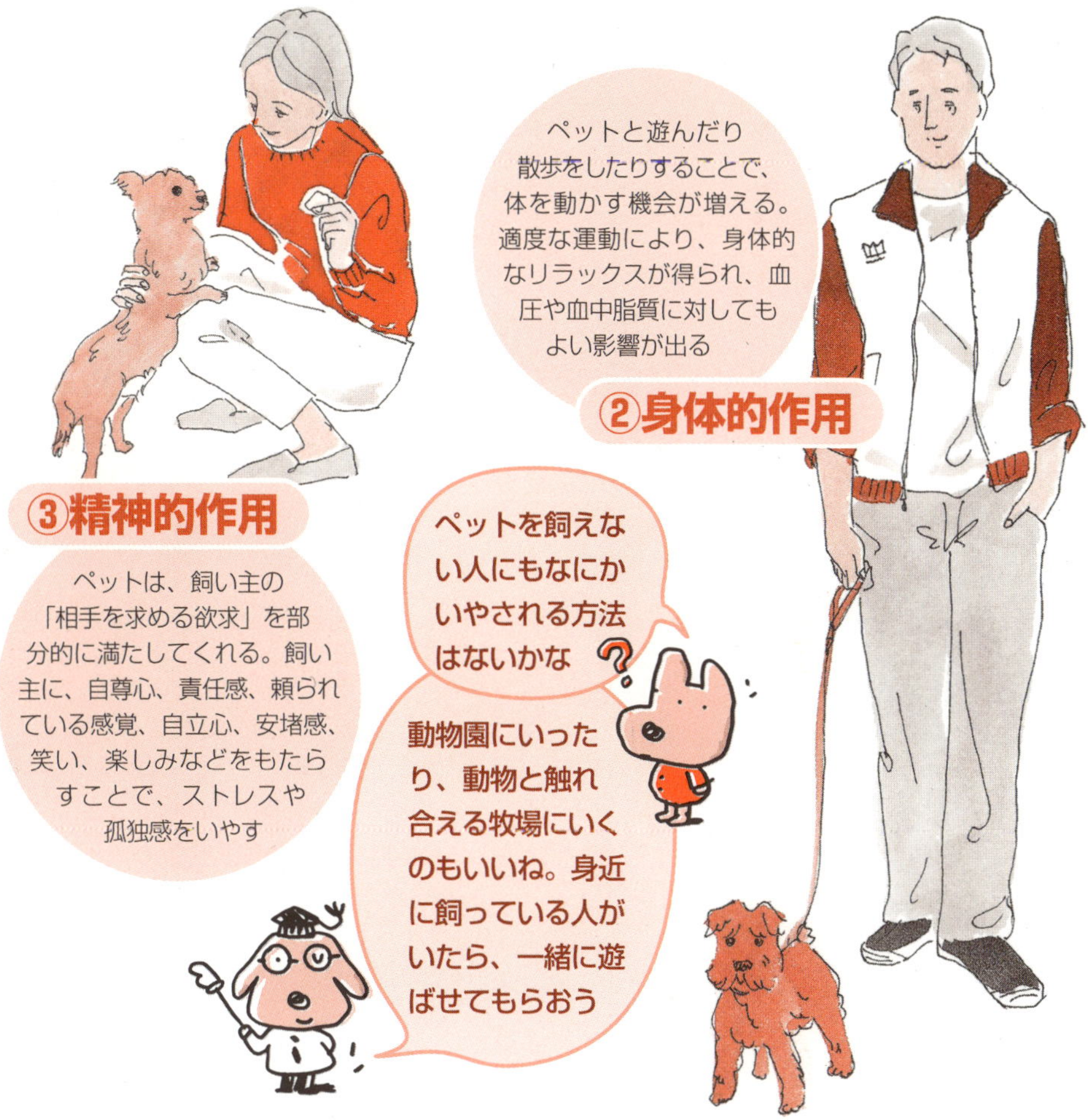
ペットと遊んだり散歩をしたりすることで、体を動かす機会が増える。適度な運動により、身体的なリラックスが得られ、血圧や血中脂質に対してもよい影響が出る
②身体的作用
③精神的作用
ペットは、飼い主の「相手を求める欲求」を部分的に満たしてくれる。飼い主に、自尊心、責任感、頼られている感覚、自立心、安堵感、笑い、楽しみなどをもたらすことで、ストレスや孤独感をいやす
ペットを飼えない人にもなにかいやされる方法はないかな
動物園にいったり、動物と触れ合える牧場にいくのもいいね。身近に飼っている人がいたら、一緒に遊ばせてもらおう

かけに、親しく話をする友人などペットを通じた人間関係をもつことで、ストレスからの避難場所ができることになります。

また、一緒に遊んだり、散歩をしたりする時間が生まれる点も重要です。特に犬を飼う場合には、運動量は大幅に増えます。適度な運動がリラックスに役立ちます。

ペットに話しかけることもあるでしょう。一人暮らしの人であれば、家で言葉を発する機会が格段に増えます。たとえ相手がペットでも、話をすることはストレスの解消につながります。

そして、毎日餌を与えるなど世話をすることで、自分が頼られる存在だという自覚をもつことができ、ストレスに対しても余裕をもって対処できるようになります。

Chapter3. 11

# 照明を工夫して心に安らぎを与える

Stress Control

## 日向ぼっこで気分すっきり

昼間は自然光の入る部屋が快適。体内リズムを乱さないために、昼間は太陽の光を浴びよう。小さい窓でもカーテンのレースをかえたりして明るくなるよう改善するとよい

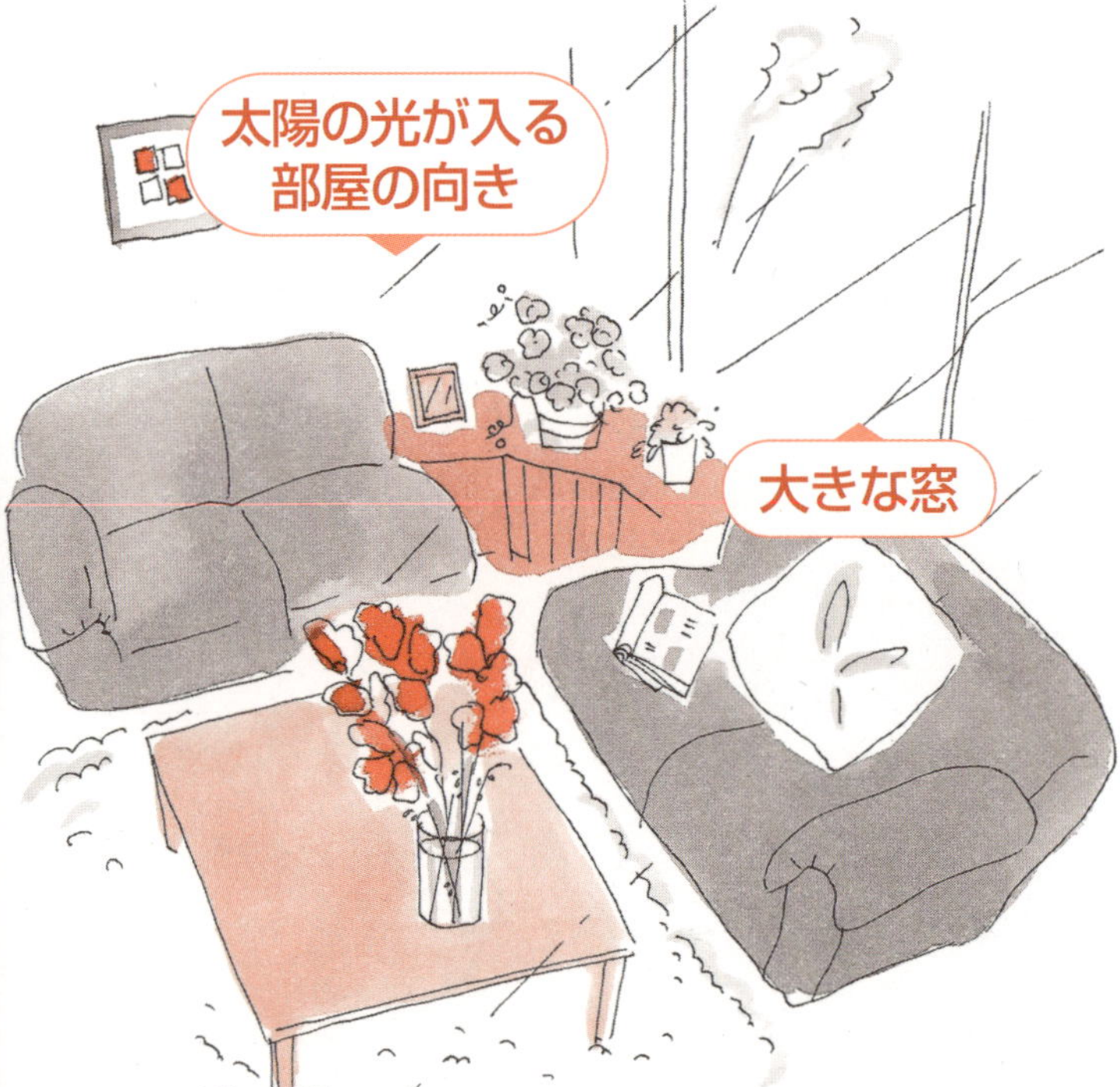


日常の疲れをいやす住居は、リラックスできる空間にしましょう。そのためには、自然をインテリアに取り込むことが大切。太陽光が差し込む部屋が理想的です。

人間は、本来光を求める動物なので、自然の光を浴びるとさわやかな気分になれます。ところが、夜型のライフスタイルや住環境の変化で、自然の光を浴びる機会は減少しています。

昼間に明るい光を浴びないと、体内リズムが乱れ、不眠やイライラなどの症状が起こります。これは、雨の日が続くのと同じような

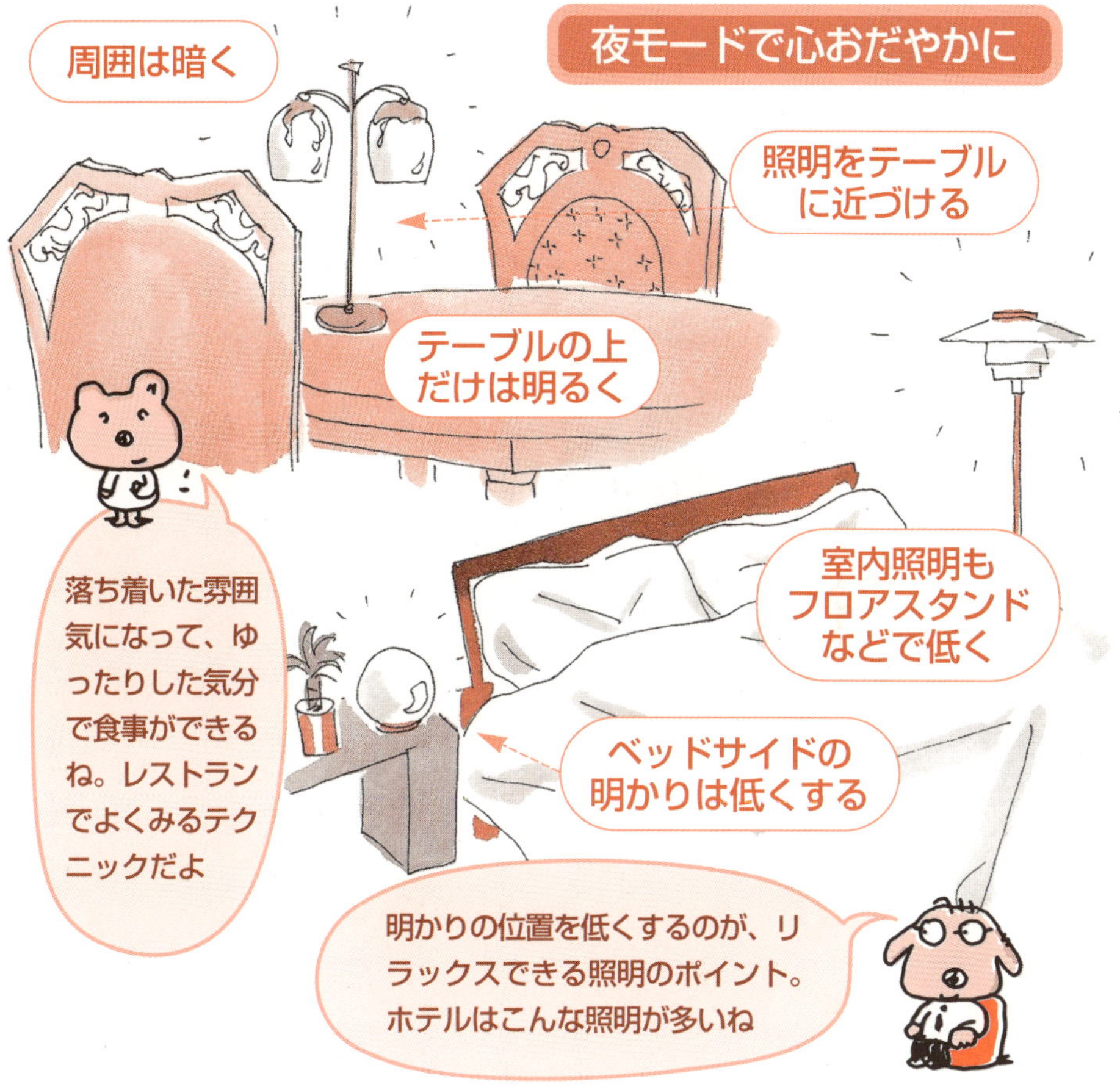
夜モードで心おだやかに
周囲は暗く
照明をテーブルに近づける
テーブルの上だけは明るく
室内照明もフロアスタンドなどで低く
ベッドサイドの明かりは低くする
落ち着いた雰囲気になって、ゆったりした気分で食事ができるね。レストランでよくみるテクニックだよ
明かりの位置を低くするのが、リラックスできる照明のポイント。ホテルはこんな照明が多いね

もの。日ざしの入る明るい部屋は、心の健康にも役立つのです。

## 夜は夜らしい明かりに

夜間の照明は、夜らしく演出しましょう。たとえば、天井の照明を暗くして、フロアスタンドやテーブルライトをともします。明かりの位置を低くすることで、リビングルームがゆったりとくつろげる空間になります。

ダイニングルームも、テーブルを照らす照明がポイントです。思いきって低くすると部屋全体が落ち着いた雰囲気になります。

太陽は昼間高い位置にあり、夕方には低くなります。それに合わせ、昼間は上からの光が、夜は低い位置からの光があたるようにすると、快適に感じられます。

Chapter3.
12

Stress Control

# 低いソファや低い家具が心を落ち着ける

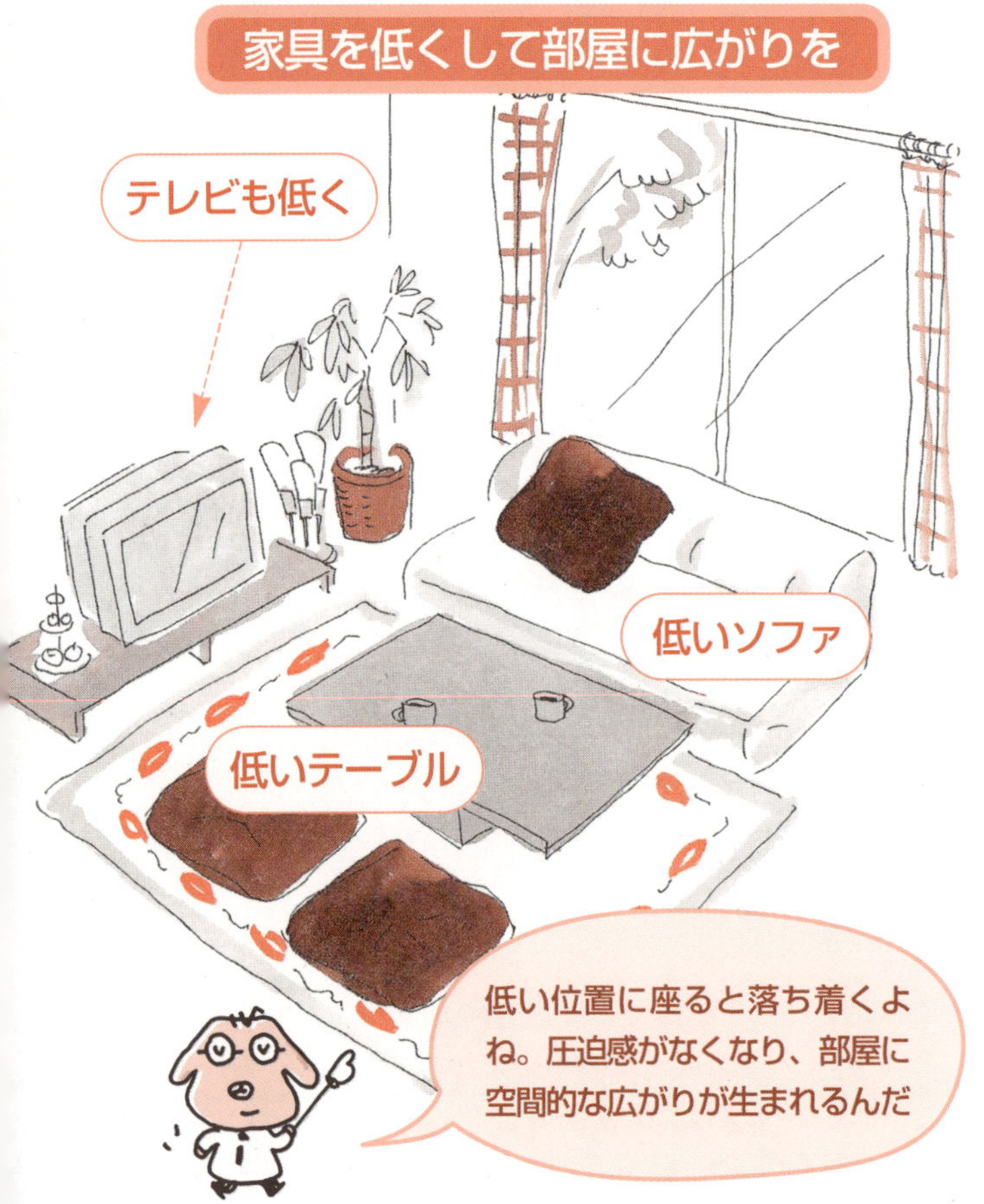
家具を低くして部屋に広がりを
テレビも低く
低いソファ
低いテーブル
低い位置に座ると落ち着くよね。圧迫感がなくなり、部屋に空間的な広がりが生まれるんだ

人間は床に近い位置に座るほど気持ちが落ち着くといわれています。ソファに座っていたはずなのに、ふと気がつくとソファの前の床に座っていた、ということはありませんか。くつろぎたいと思っているとき、人は低い位置に座りたくなるのです。

特に日本人は、畳に座る文化と習慣をもっています。そのせいか、視点を低くしたほうが落ち着けるようです。

そこで、リビングルームなどリラックスするための部屋は、ソファもテーブルも低いものを選び、

## 冷たそうなものは
## リラックスには不向き

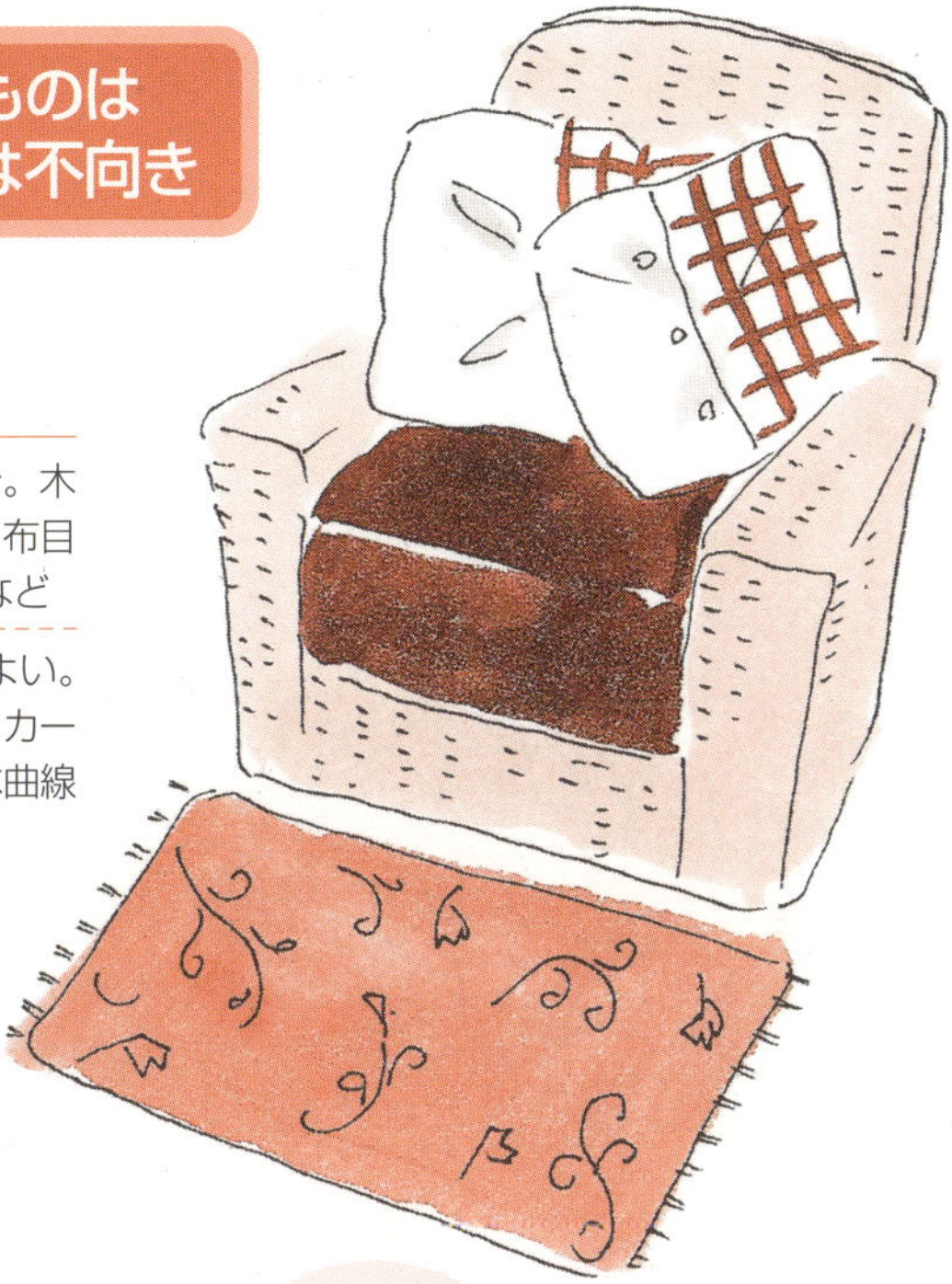

### くつろげるインテリア

●材質　自然のぬくもりがある材質を。木製の家具、毛のカーペット、布目を生かした壁紙、革や紙製など

●形　曲線を生かしたデザインがよい。角は丸みを帯びているもの。カーテンや壁紙の模様も柔らかな曲線を生かしたもので演出

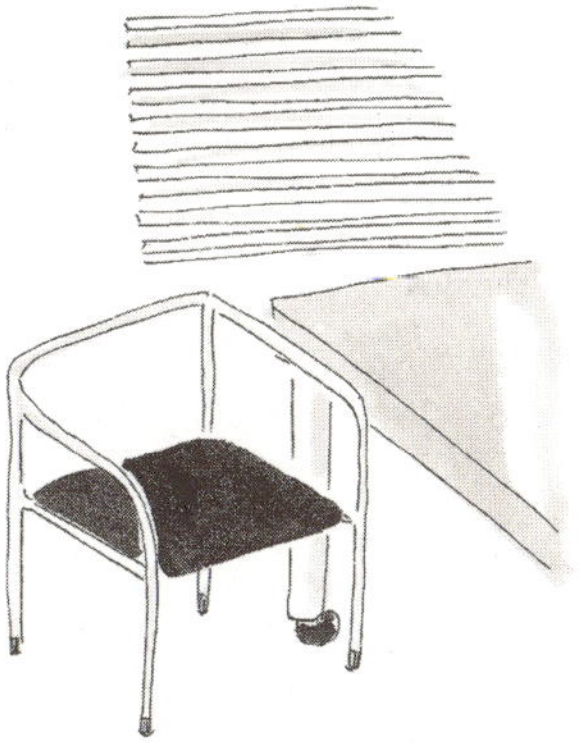

### くつろげないインテリア

●材質　金属、タイルなど冷たい感じのもの。スチール製の家具、アルミサッシ、タイル張りの床など

●形　直線を生かしたデザインは機能的な印象だが、くつろげない。直線的なブラインドなど

そのほかの家具も低めのもので統一するといいでしょう。テレビも低めの位置に置くようにします。こうすることによって、リビングルームがゆったりとくつろげる空間になります。

### ぬくもりのある素材を選ぶ

また、いやしのインテリアにとっては、材質や形も重要なポイントになります。壁、床、天井、カーテン、家具、装飾品などが、どのような材質でできているか、どのような形をしているかによって、心に影響が現れるのです。

くつろぐにはスチール製の家具よりは、木や布など自然のぬくもりが感じられる家具が、直線を生かしたデザインよりは、丸みを帯びたデザインがいいでしょう。

# 13 カラーコーディネートで室内をくつろぎの空間にする

Stress Control

インテリアの色も、心の状態に大きな影響を与えます。私たちが得る情報の約8割は視覚から入ってくるといわれます。壁やカーテンの色、飾ってある絵画や写真の色などの影響は、一般に考えられている以上に大きいのです。

色を効果的に使うことによって、心身を効果的にリラックスさせることができます。リビングルーム、寝室、ダイニングルーム、和室など、部屋の用途によって、うまく色を使い分けたいものです。

とはいっても、部屋全体の色をかえるのは大変です。できる部分

## Color's POINT

| 場所 | 色 | ポイント |
|---|---|---|
| リビングルーム | 緑 | 家族がそろう空間はやすらげる雰囲気を。血液の流れがゆったりするため、カーペットやカーテンなど、広い面積で利用する |
| 寝室 | 青 | 興奮を鎮める色なので、眠りたいとき、落ち着いて作業や勉強をしたいときによい。冷たい印象を避けるためにはパステル色や柄の入ったものを選ぶ |
| ダイニングルーム | 赤やオレンジ | 食卓を暖色系のもので囲むとよりおいしそうにみえて、食欲をそそられる。家族で会話をしてコミュニケーションをとるためにも明るい色がよい |
| 和室 | ベージュ | 心なごます部屋といえば、和室。もともと壁、天井、柱、畳などベージュ系の色が多い。同系色でまとめるとなおよい |

から始めてみてください。室内が快適な空間に生まれかわってくるはずです。

## 緑を取り入れて、のびのび気分に

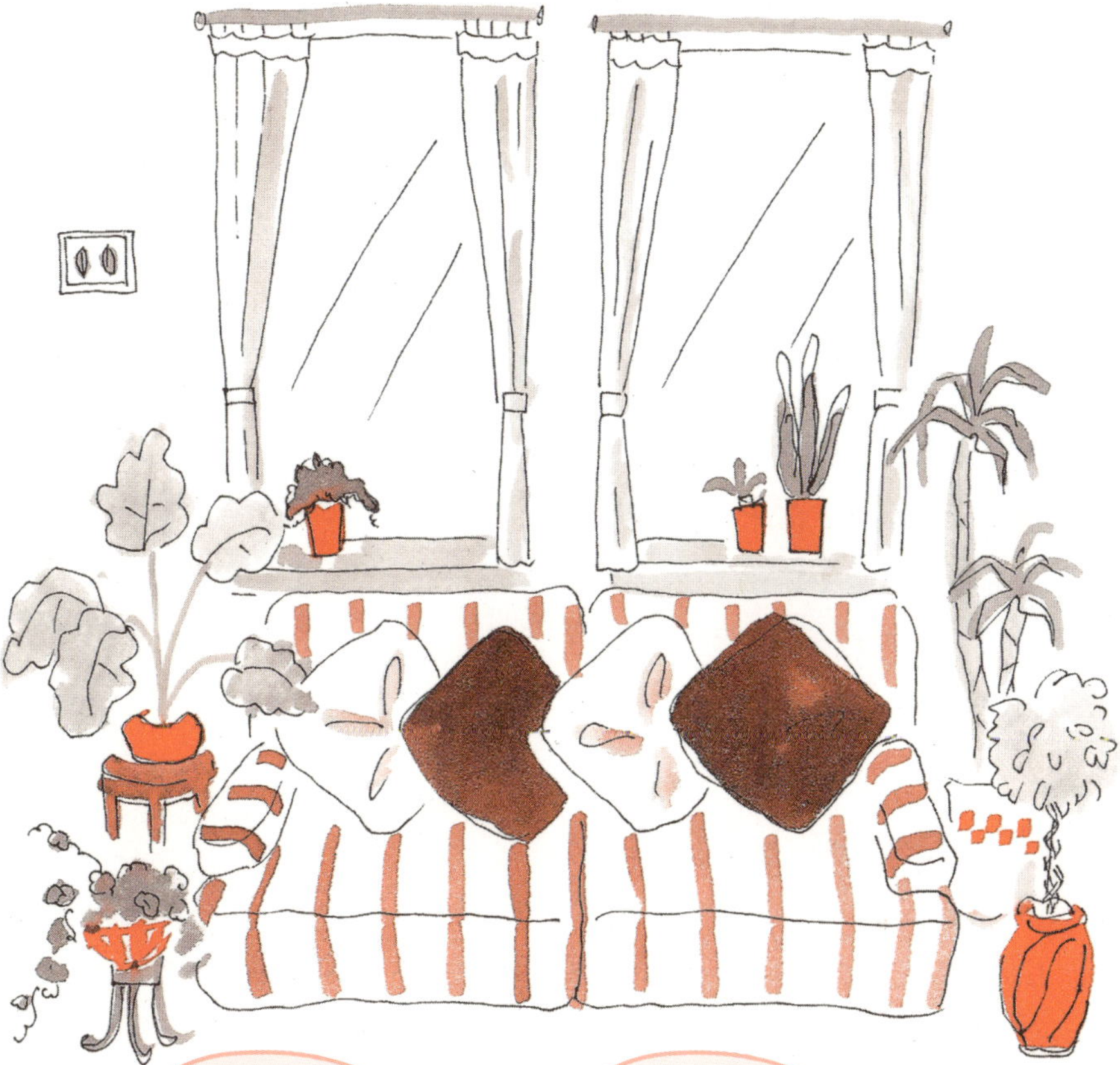

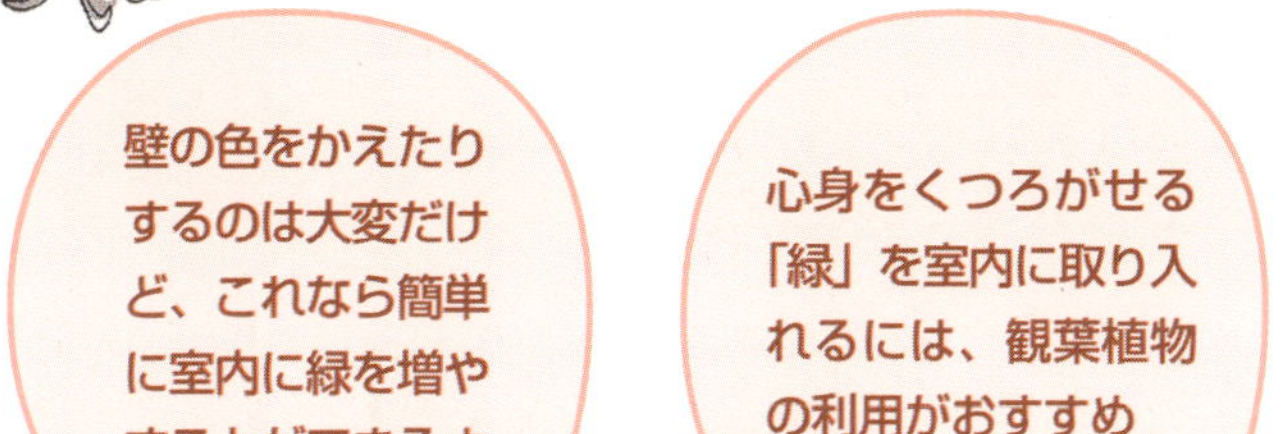
心身をくつろがせる「緑」を室内に取り入れるには、観葉植物の利用がおすすめ
壁の色をかえたりするのは大変だけど、これなら簡単に室内に緑を増やすことができるよ

Chapter 3.
14

# スポーツで心地よい汗を流してストレスに打ち勝つ

Stress Control

## ストレス解消に役立つスポーツ

### 水泳

太った人でも膝や足首への負担が軽い。ゆっくり長く泳ぐのが基本。水中ウォーキングでも可

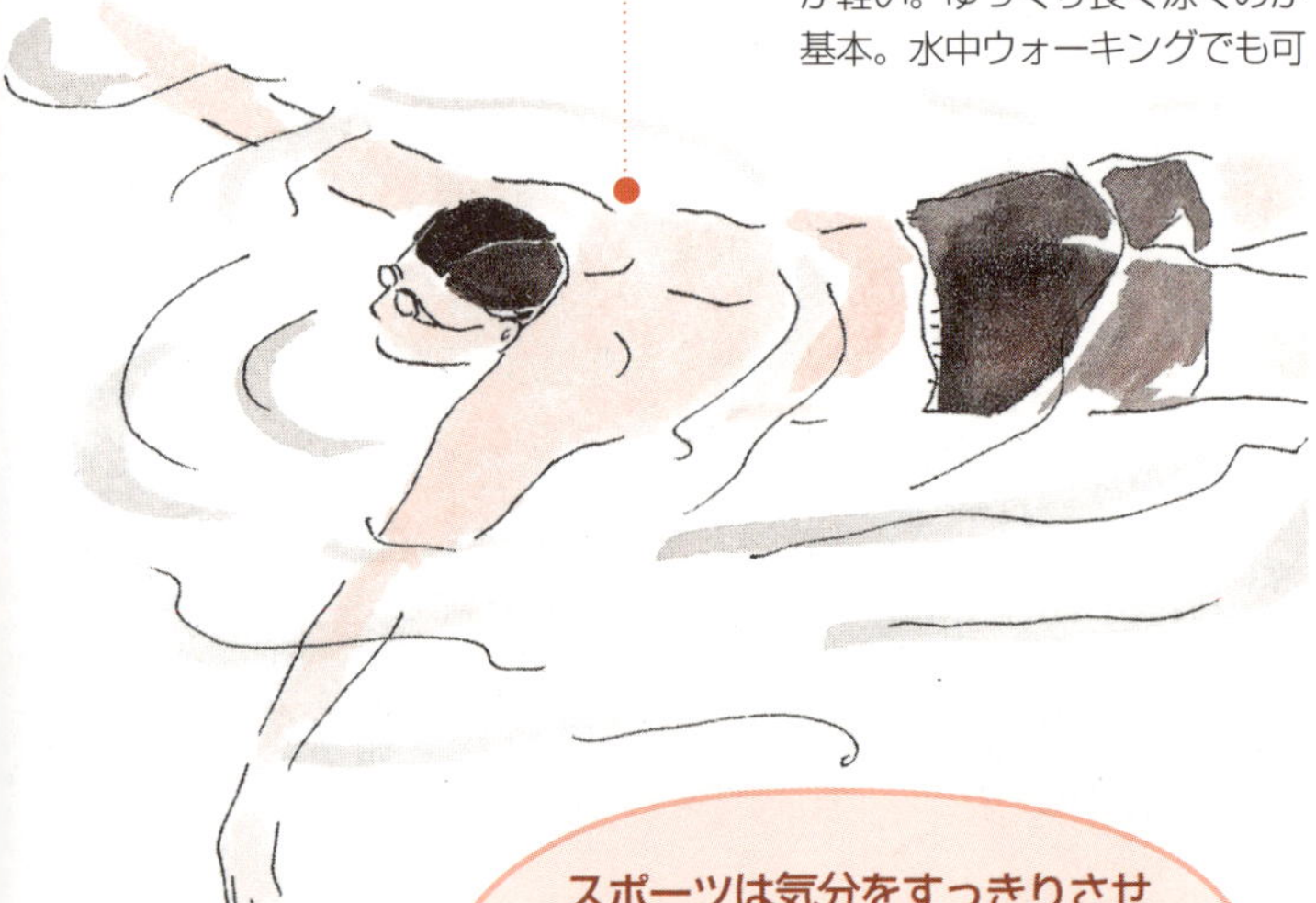

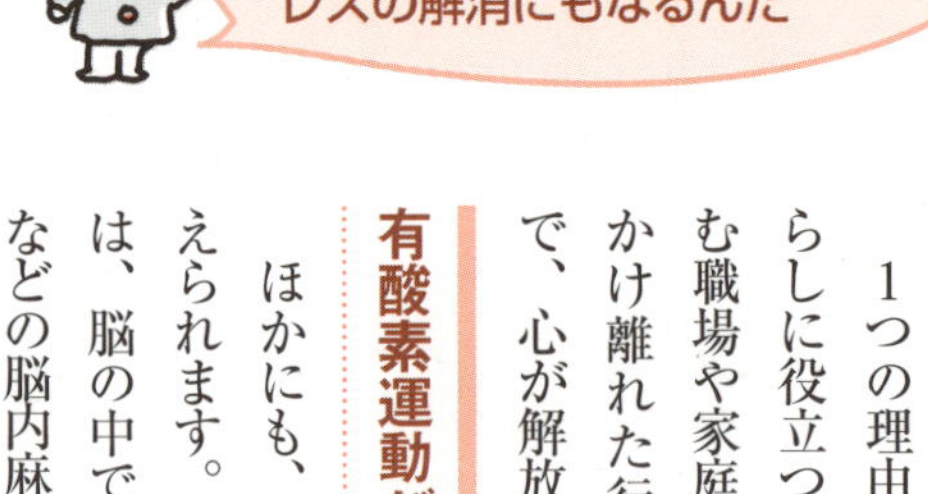

スポーツは気分をすっきりさせるだけじゃないよ。適度な運動は心地よい睡眠をもたらしてくれるから、睡眠不足によるストレスの解消にもなるんだ


スポーツにはストレスを解消する効果があります。

1つの理由は、スポーツが気晴らしに役立つから。ストレスを生む職場や家庭から離れ、実生活とかけ離れた行為に集中することで、心が解放されるのです。

### 有酸素運動がおすすめ

ほかにも、脳内物質の影響が考えられます。運動しているときには、脳の中で、βエンドルフィンなどの脳内麻薬と呼ばれる物質が、安静時の3～5倍も分泌されます。この物質は、苦痛を軽減し、多

幸感をもたらすため、ストレス解消に関係すると考えられるのです。
スポーツの種類としては、有酸素運動（体内のエネルギー源を酸素で燃焼させて行う運動）がおすすめ。生活習慣病の予防やダイエットにも役立ちます。

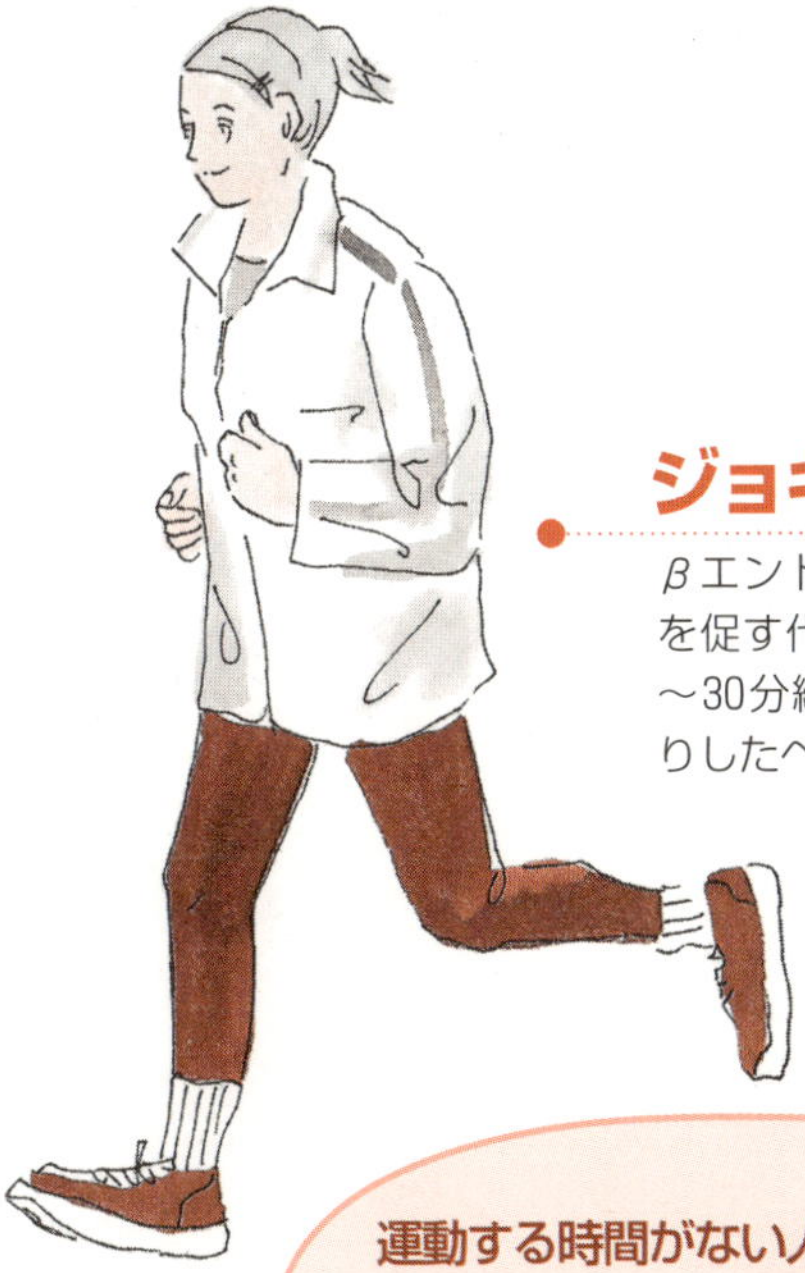

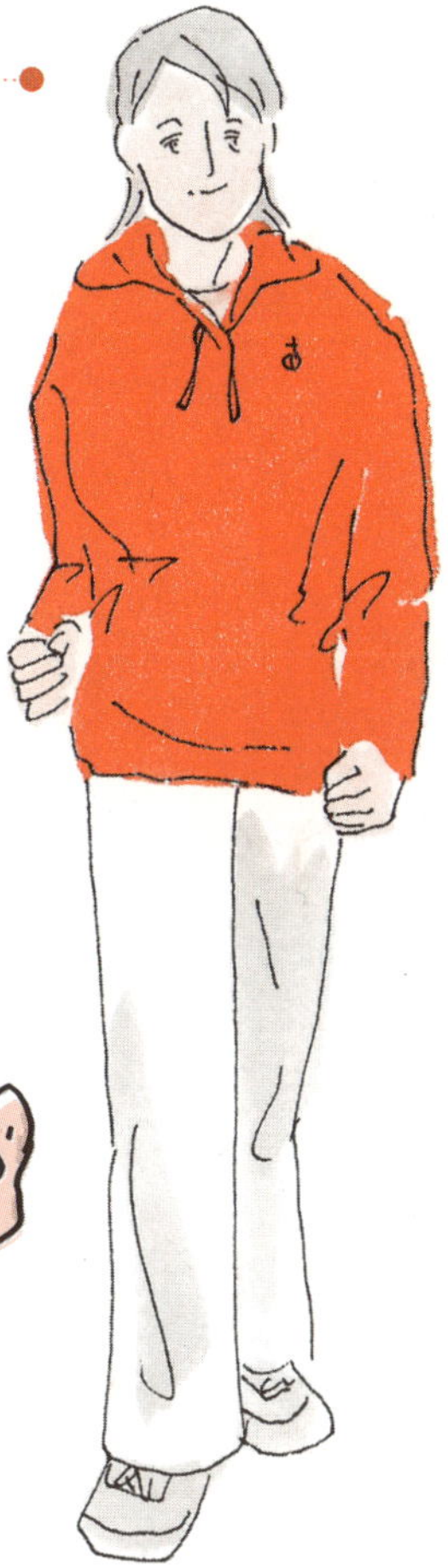

**ウォーキング**

最も手軽にできる有酸素運動。息がはずむ程度の早足で歩くとよい

**ジョギング**

βエンドルフィンの分泌を促す代表的な運動。20～30分続けられるゆっくりしたペースがいい

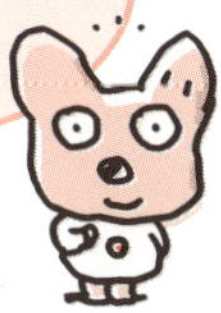

**運動する時間がない人は、生活の中でエスカレーターではなく階段を使うなど、積極的に歩く時間をつくろう**

column

### βエンドルフィンとは

麻薬のように働く物質で、モルヒネの6倍半の効果があるんだって。運動中の苦痛をやわらげ、長時間持続させる秘密がこの物質なんだ。

長時間走ると、苦痛を感じず、気分が高揚する「ランニングハイ」と呼ばれる状態になることがあるんだ。これもβエンドルフィンの分泌が高まるため。毎日走ることで、走らずにはいられない「ランニング依存症」も、この物質の影響が考えられるよ。

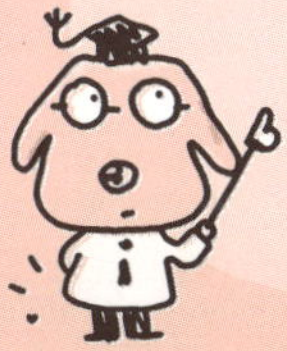

Chapter 3.

15

# 森林浴で得られるマイナスイオンでリフレッシュする

Stress Control

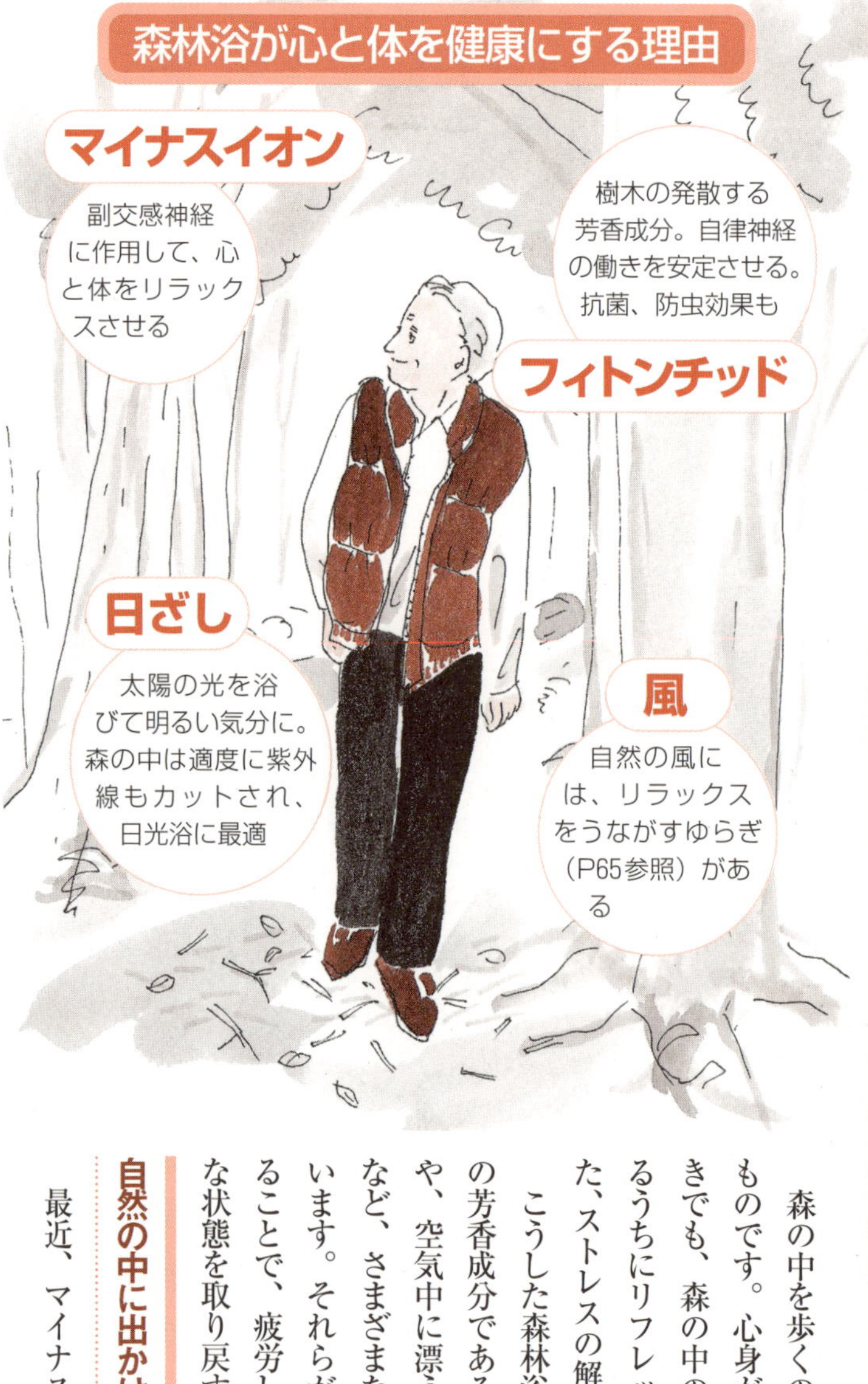
森林浴が心と体を健康にする理由
マイナスイオン
副交感神経に作用して、心と体をリラックスさせる
樹木の発散する芳香成分。自律神経の働きを安定させる。抗菌、防虫効果も
フィトンチッド
日ざし
太陽の光を浴びて明るい気分に。森の中は適度に紫外線もカットされ、日光浴に最適
風
自然の風には、リラックスをうながすゆらぎ（P65参照）がある

森の中を歩くのは気持ちのいいものです。心身が疲労しているときでも、森の中の空気を吸っているうちにリフレッシュします。また、ストレスの解消にもなります。

こうした森林浴の効用には、木の芳香成分であるフィトンチッドや、空気中に漂うマイナスイオンなど、さまざまな要素が関係しています。それらが総合的に作用することで、疲労した心や体が健康な状態を取り戻すのです。

## 自然の中に出かけよう

最近、マイナスイオンの効用が

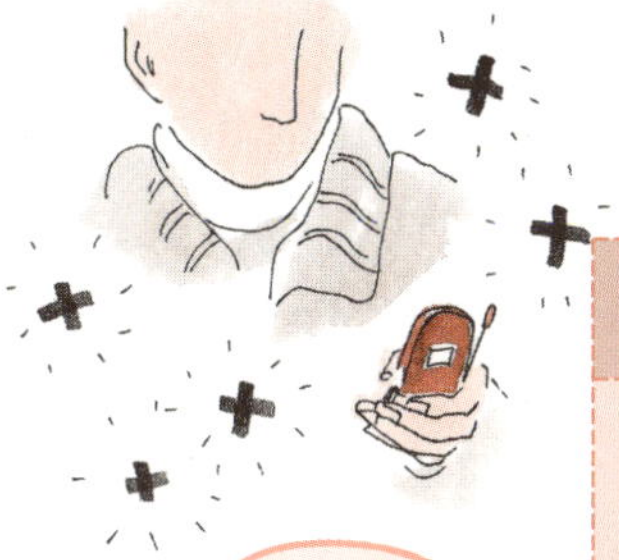

## 空気中のイオンの働き

| プラスイオン | | マイナスイオン |
|---|---|---|
| 増強 | 痛み | 鎮痛 |
| 不快 | 感覚 | 爽快 |
| 上昇 | 血圧 | 下降 |
| 増加 | 脈拍 | 減少 |

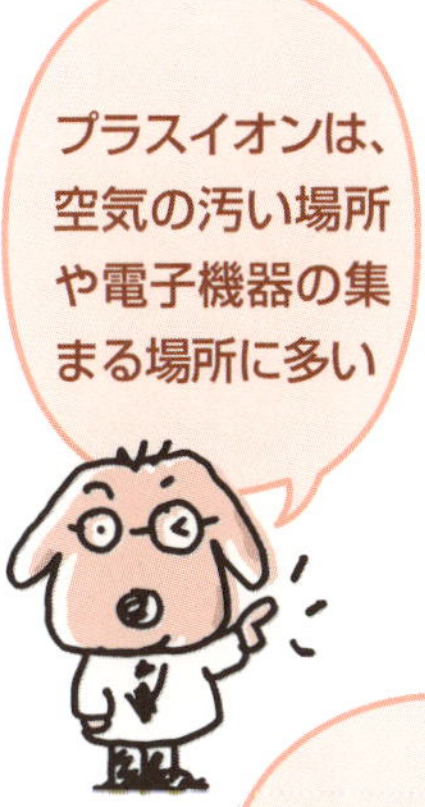
プラスイオンは、空気の汚い場所や電子機器の集まる場所に多い

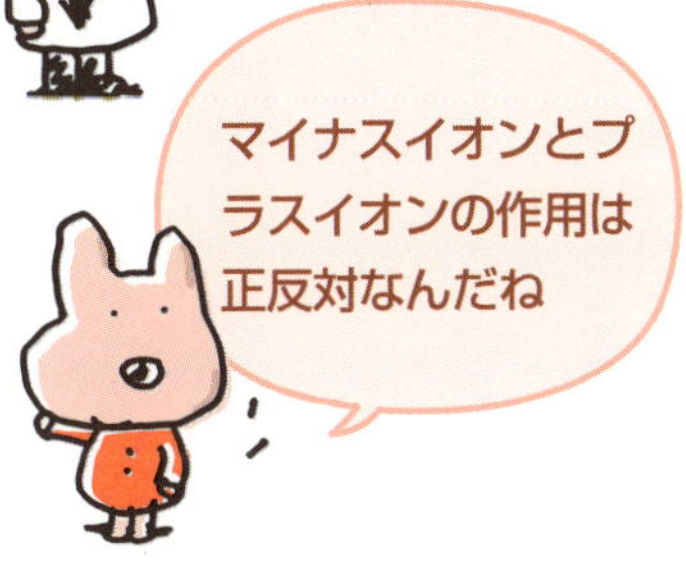
マイナスイオンとプラスイオンの作用は正反対なんだね

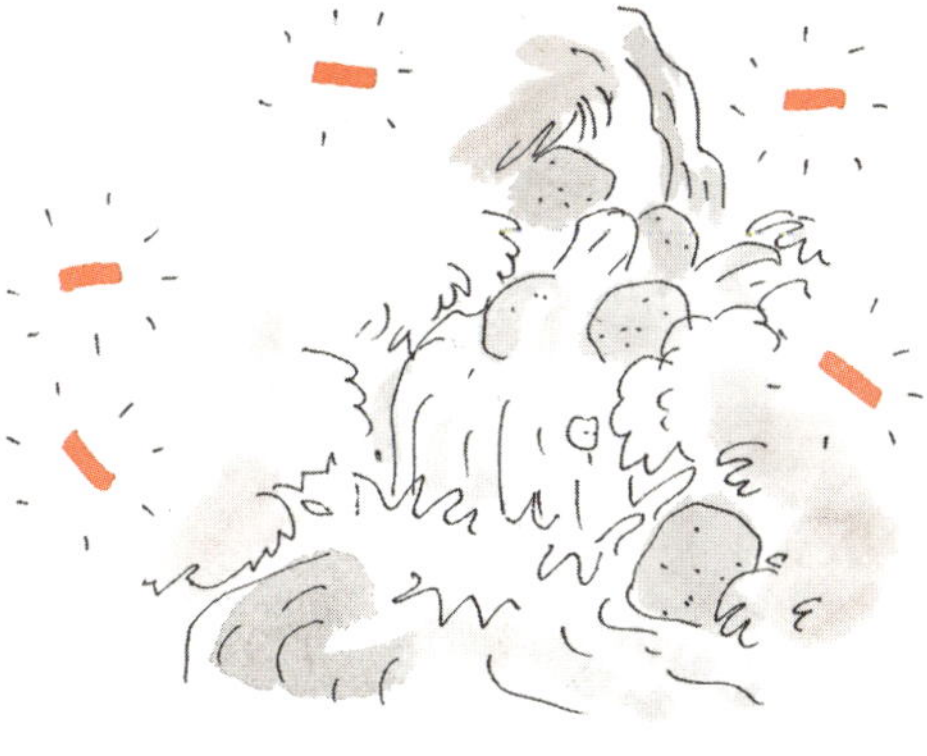

話題になっていますが、そもそもイオンとは電気を帯びた原子（物質を構成している最小の粒子）のことで、プラスイオンとマイナスイオンがあります。

マイナスイオンには、新陳代謝を促進させたり、血液をさらさらにしたり、副交感神経に作用して心身をリラックスさせる働きがあるといわれます。

マイナスイオンは、市街地よりも森林のほうが多く、特に滝や川の急流など、激しく水のほとばしるところで豊富なことが知られています。森林以外では、海の近くや、噴水の周囲なども、マイナスイオンが豊富な場所です。

休日には、ストレスのある日常から一歩離れ、自然の中に出かけてみるといいでしょう。

Chapter3.

16

# わずか15分間の昼寝がストレスをはね返す

Stress Control

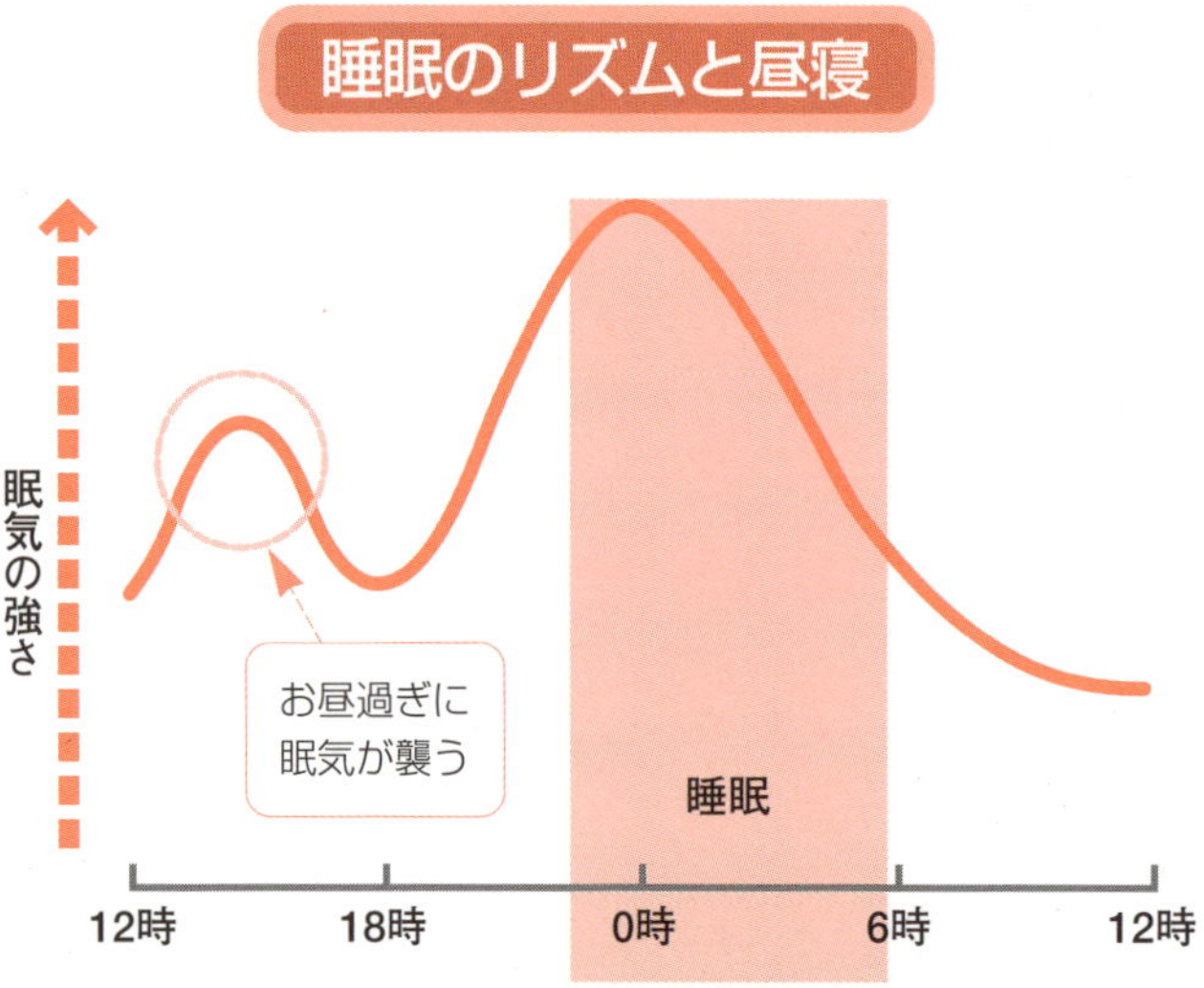

睡眠のリズムと昼寝
眠気の強さ
お昼過ぎに
眠気が襲う
睡眠
12時
18時
0時
6時
12時


資料　『睡眠の不思議』井上昌次郎著
講談社

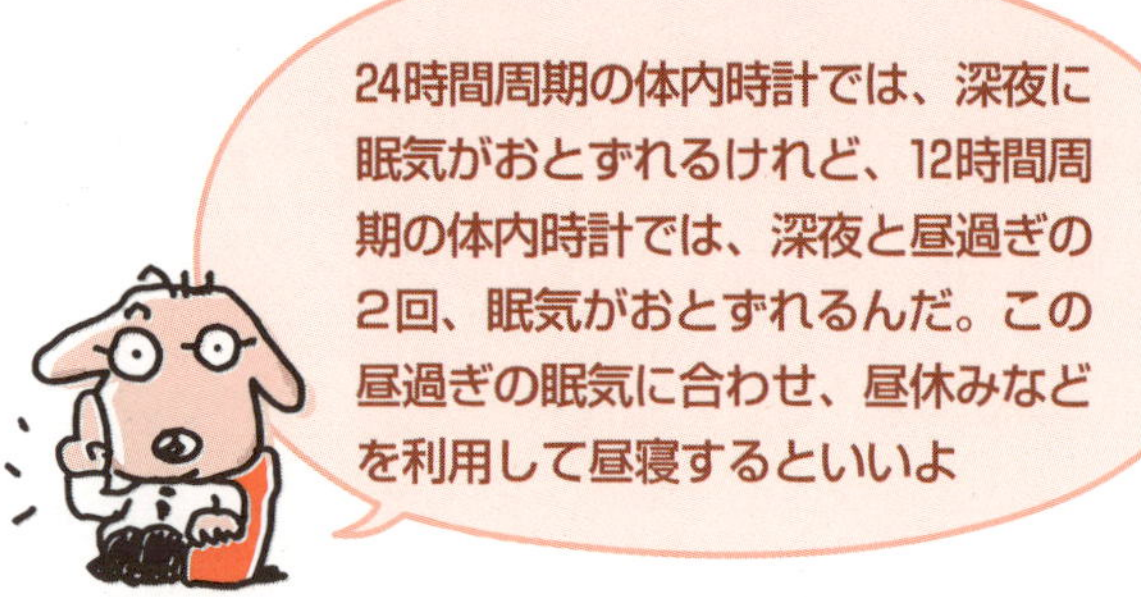

24時間周期の体内時計では、深夜に眠気がおとずれるけれど、12時間周期の体内時計では、深夜と昼過ぎの2回、眠気がおとずれるんだ。この昼過ぎの眠気に合わせ、昼休みなどを利用して昼寝するといいよ


スペイン、南フランス、ギリシャ、東南アジアの国々などでは、昼寝が生活の一部になっているようですが、そうした背景のない日本では、「だらけている」「サボっている」といった目で見られがち。

しかし、体内時計には1日周期のリズムと半日周期のリズムがあるので、昼過ぎに眠気がおとずれるのは、ごく自然な現象なのです。午後の仕事を始めたとたんに眠くなるという現象は、多くの人が経験しているでしょう。

実際、この時間帯には、交通事故が多発したり、工場などでミス

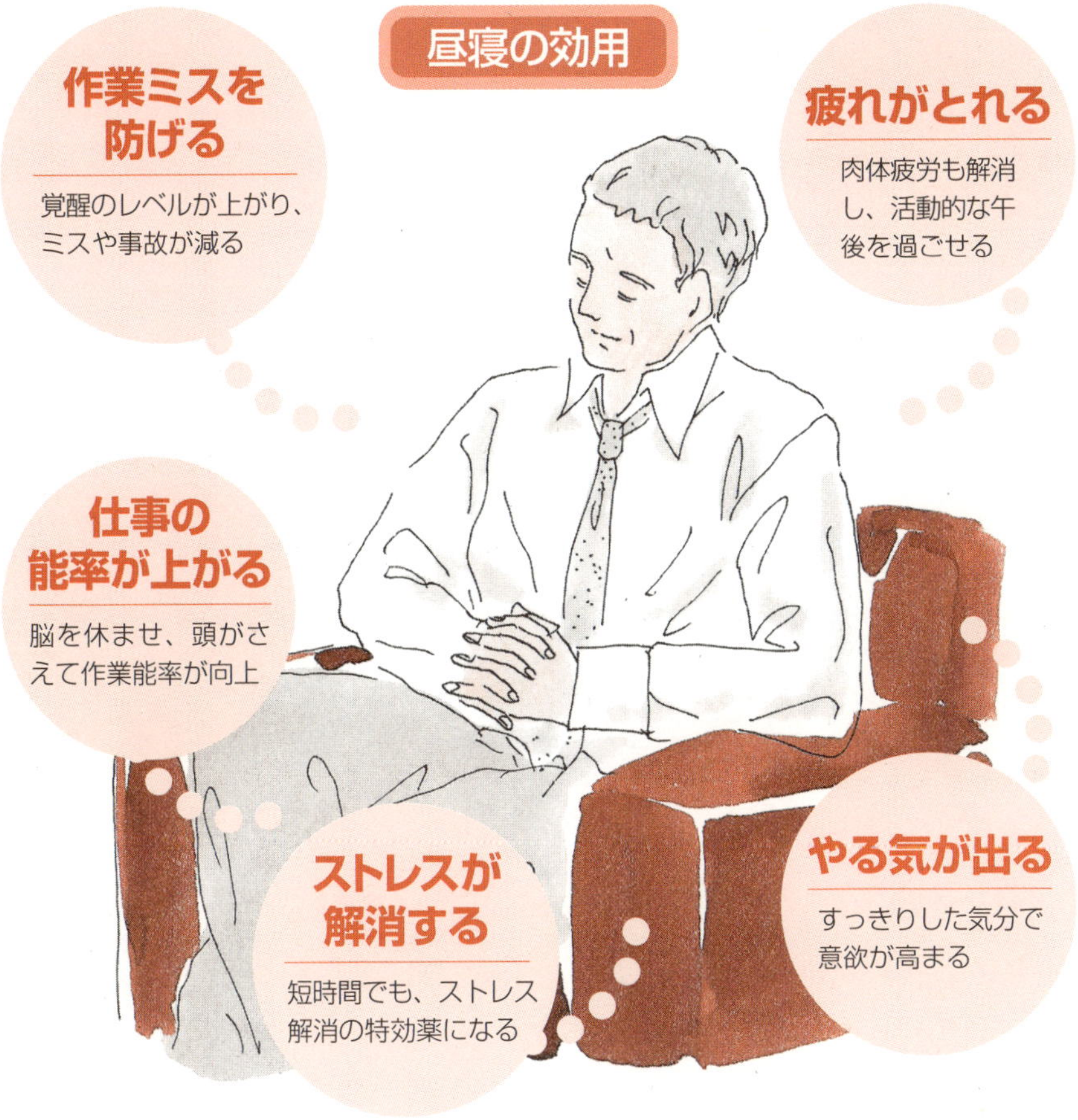
昼寝の効用
作業ミスを防げる
覚醒のレベルが上がり、ミスや事故が減る
疲れがとれる
肉体疲労も解消し、活動的な午後を過ごせる
仕事の能率が上がる
脳を休ませ、頭がさえて作業能率が向上
ストレスが解消する
短時間でも、ストレス解消の特効薬になる
やる気が出る
すっきりした気分で意欲が高まる

が増えたりすることが明らかになっているそうです。

## よい昼寝は寝すぎないのがコツ

日本人の4〜5人に1人は不眠の悩みがあるといわれますし、多忙のため、慢性的に睡眠時間の足りない人も少なくありません。こうした人は、睡眠不足も手伝って、午後の眠気が襲ってくるのです。

タイミングよく昼寝をすると、効率よく睡眠をとることができますし、脳のリフレッシュにも役立ちます。それによって、ストレスを解消したり、仕事の能率を高めたりする効果が得られます。

昼寝の時間は、深い眠りに入る前の15分間程度にするのが理想的。これならば、すっきり目覚めることができます。

Chapter 3.
17

# 家族との食事はストレス解消に効く

Stress Control

## 家族一緒の食事のメリット

### 会話が豊富になる

食事中は家族の会話がはずむ絶好の機会。一緒に食事をすることによって会話が増え、それがストレスの解消に役立つ

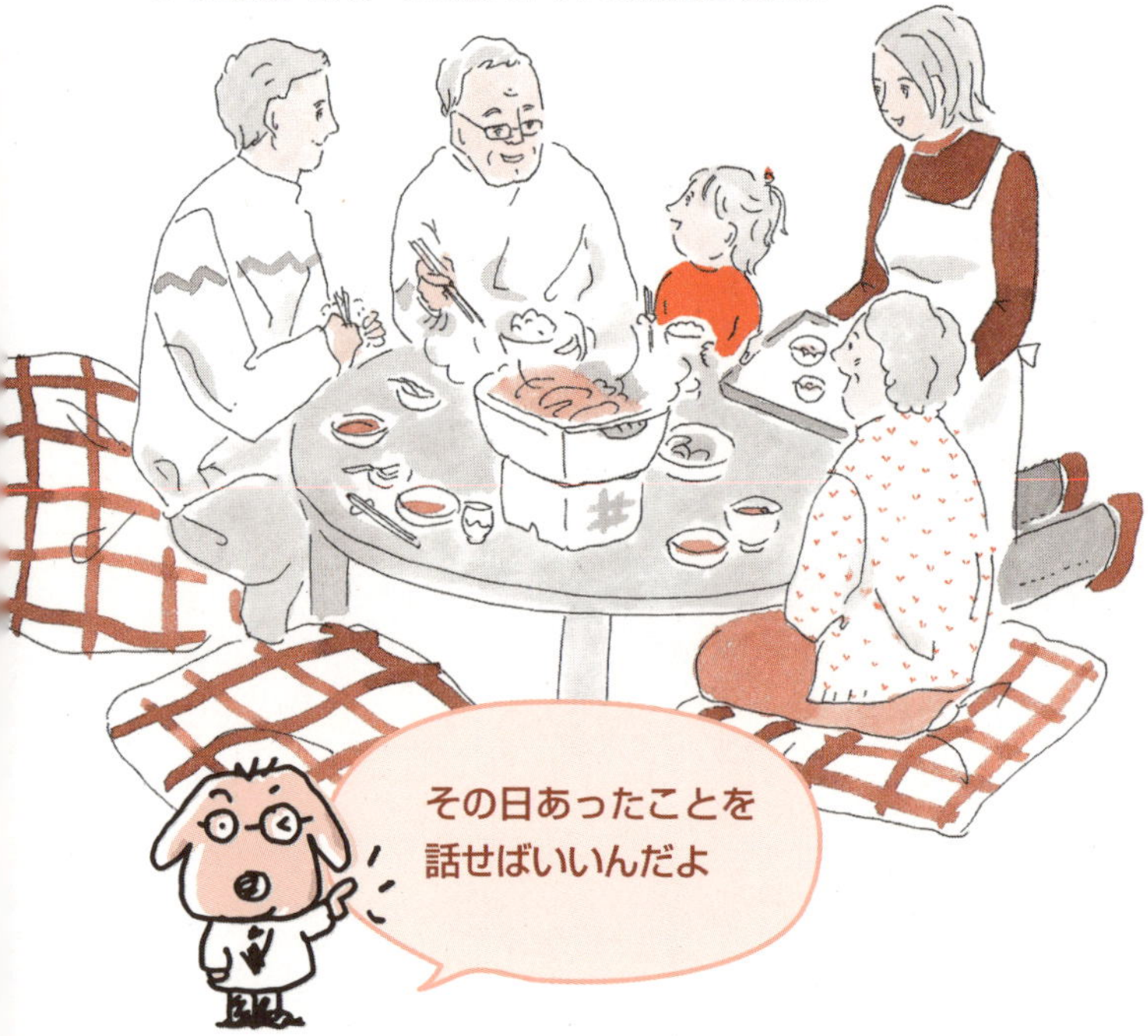
その日あったことを
話せばいいんだよ

家庭の雰囲気がよければ、それだけでストレスの緩和に役立ちます。

1日の仕事を終えて家に帰った後、一家団欒《だんらん》のときを過ごすのと、1人で食事をとるのとでは、大きな違いがあります。

### 高血圧、肥満度に関係がある

実際、仕事のストレスと高血圧や糖尿病との関係を調べた調査では、家族と一緒に夕食をとる回数が週に1回以下の人は、肥満度が高く、高血圧が発症しやすいことも明らかになっています。

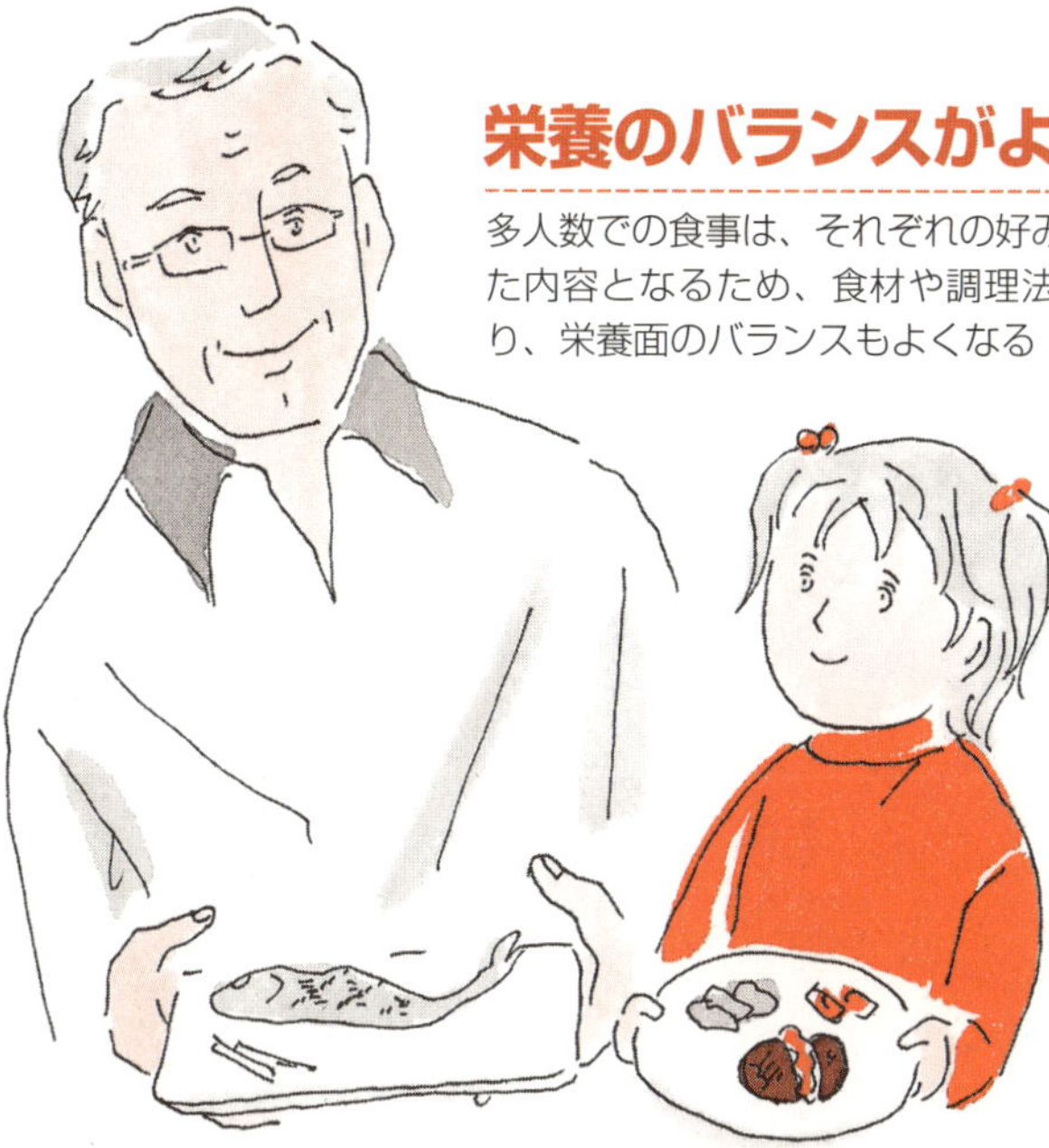

## 栄養のバランスがよくなる

多人数での食事は、それぞれの好みを取り入れた内容となるため、食材や調理法が多彩になり、栄養面のバランスもよくなる

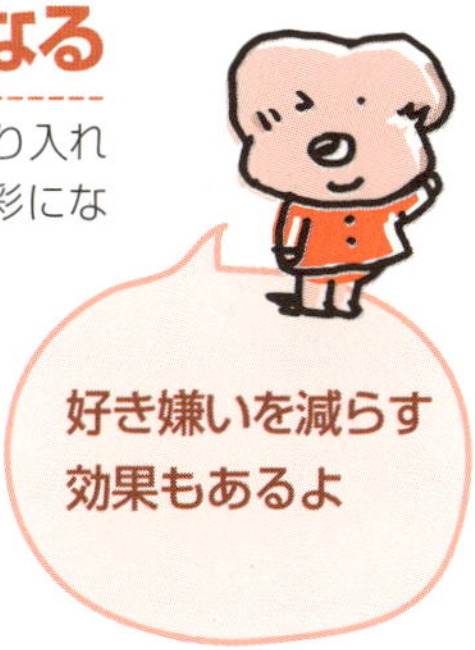

好き嫌いを減らす
効果もあるよ

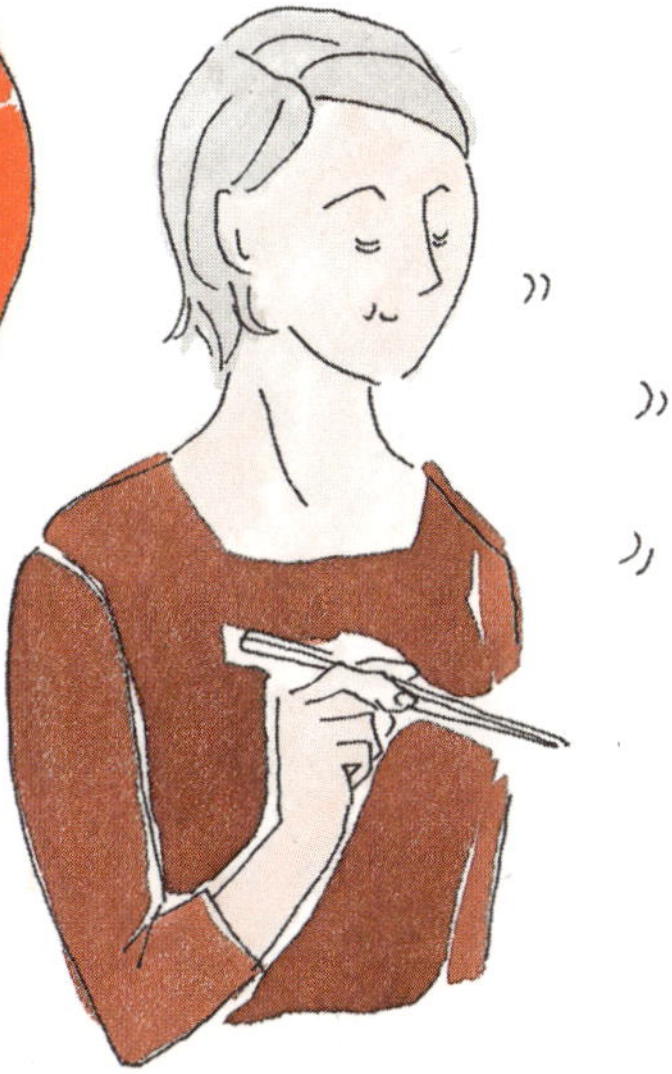

## 時間をかけて食べるようになる

１人での食事だとどうしても早く食べてしまうため、食べすぎる傾向がある。時間をかけたほうが、血糖値の急上昇が防げる

家族と一緒に食事をとれない理由としては、残業が多い、遠距離通勤で帰りが遅くなる、接待など会食の機会が多い、といったことが考えられます。しかたがない面もあるのでしょうが、なるべく一家団欒のときを過ごせるように、時間管理を行いたいものです。

column

### 孤食とは？

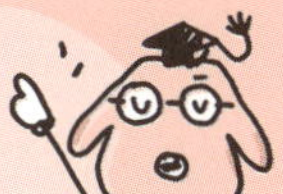

1980年代から、１人で食事をする子どもの増加が問題視され、１人でとる食事は「孤食」と呼ばれるようになった。孤食化が進む背景は、共働き家庭、核家族の増加、遠距離通勤など。

孤食する子どもの増加は、両親の孤食も意味している。都会で目立つ傾向だけど、家族一緒の食事は、ニューヨークやパリに比べ、東京の家庭で極端に少ないことがわかっているんだ。

Chapter 3.

# 18 週末に1週間のストレスを解消する

Stress Control

## 日常から離れる

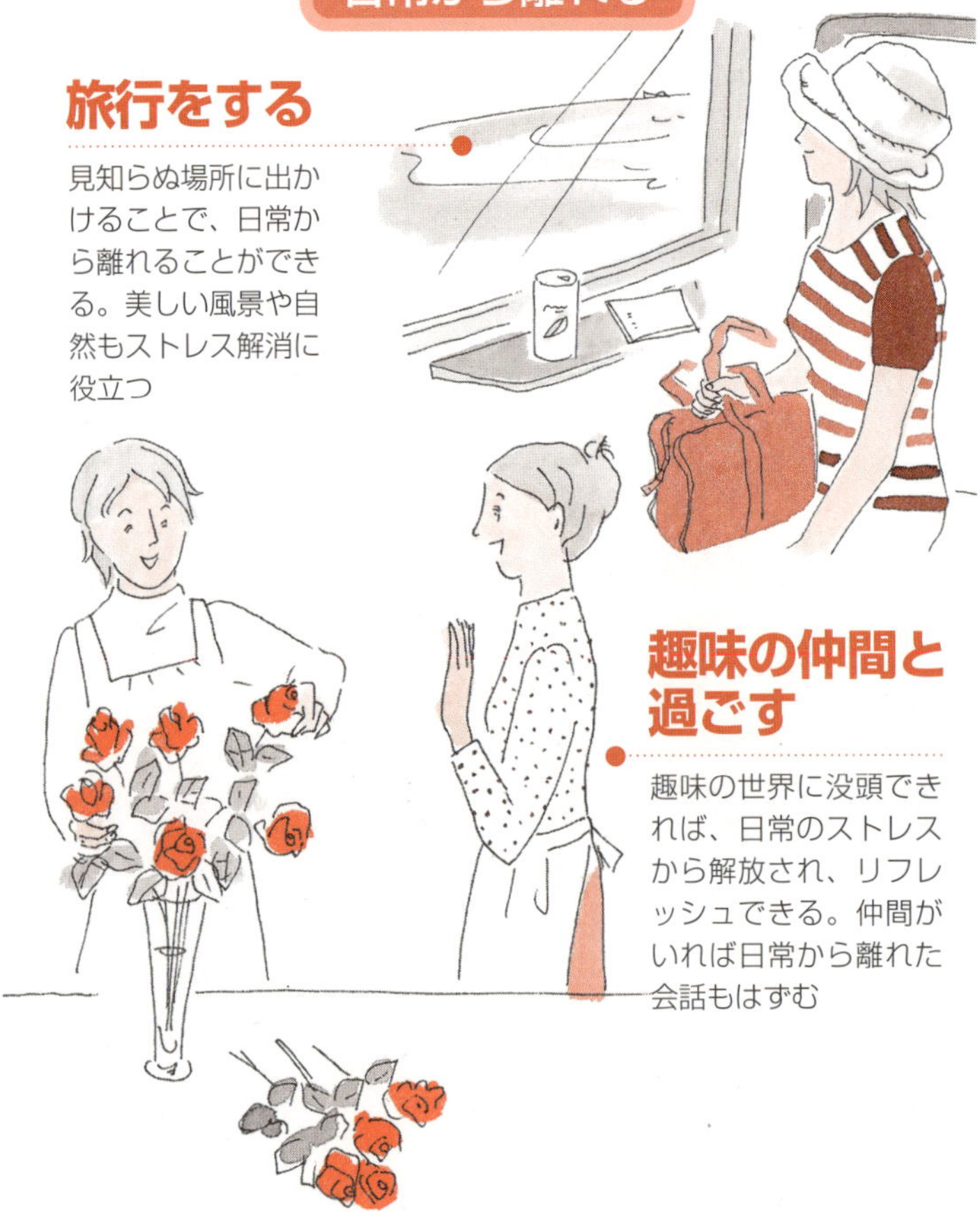

### 旅行をする

見知らぬ場所に出かけることで、日常から離れることができる。美しい風景や自然もストレス解消に役立つ

### 趣味の仲間と過ごす

趣味の世界に没頭できれば、日常のストレスから解放され、リフレッシュできる。仲間がいれば日常から離れた会話もはずむ

週末は疲労を回復させたいので家でごろごろして過ごす、という人がいます。身体的な疲労は、これである程度回復するかもしれませんが、精神的な疲労はそれでは回復しそうもありません。

家の中も日常の一部なので、ウィークデーに抱え込んだストレスを発散できないのです。

効果的にストレスを解消する週末の過ごし方には、2つのポイントがあります。

1つは日常から離れること。ウィークデーに職場と家を往復している人なら、そんな日常を忘れら

## 1人になる時間をつくる

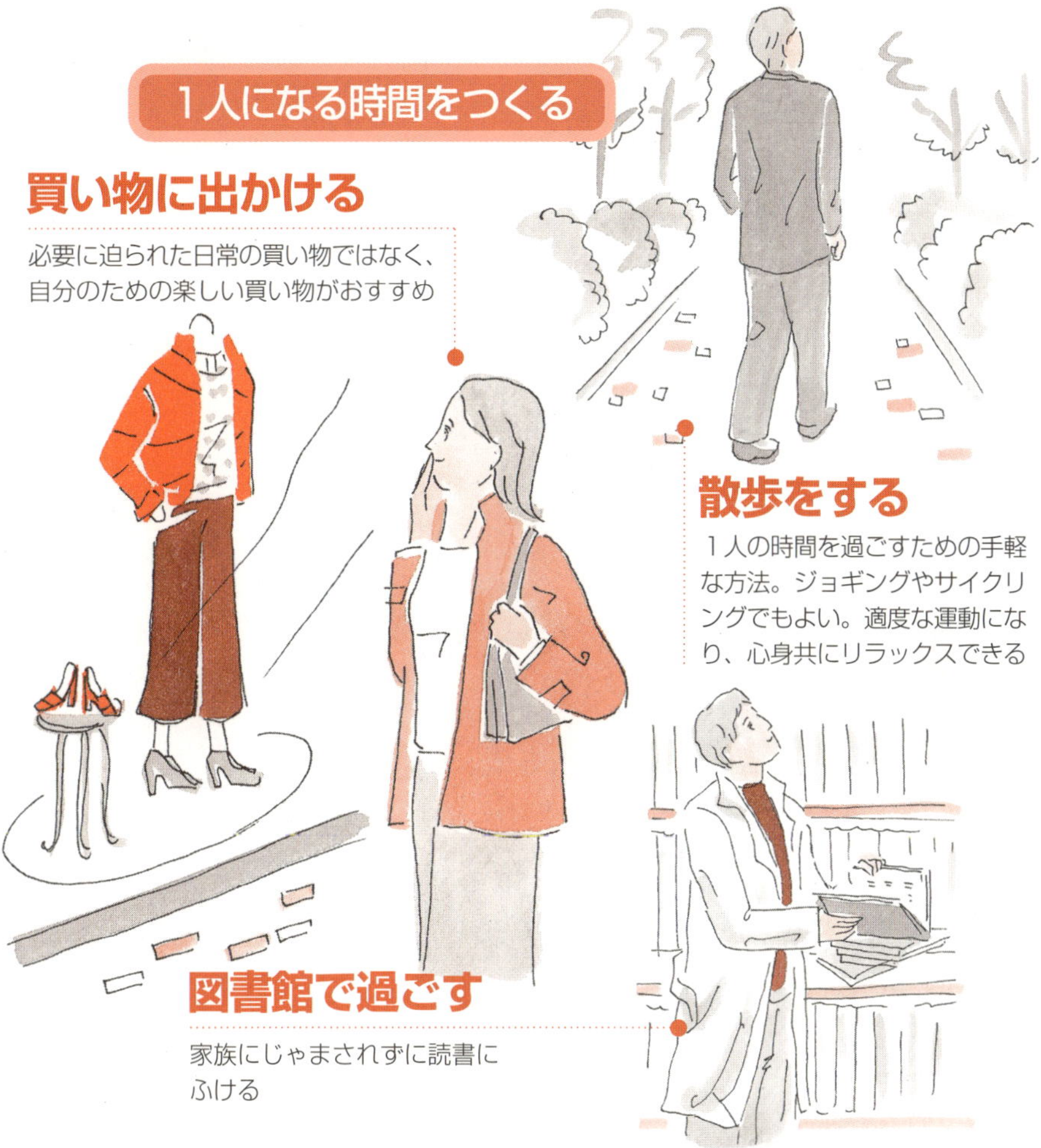

### 買い物に出かける

必要に迫られた日常の買い物ではなく、自分のための楽しい買い物がおすすめ

### 散歩をする

1人の時間を過ごすための手軽な方法。ジョギングやサイクリングでもよい。適度な運動になり、心身共にリラックスできる

### 図書館で過ごす

家族にじゃまされずに読書にふける

れる場に、身を置くことがおすすめ。そのためにも、いつもとは違う自分になれる趣味の世界をもつといいでしょう。

### 1人の時間を大切に

もう1つは、1人になる時間をつくることです。ストレスは職場だけにあるわけではなく、家庭にいることでも生じます。1人になることで、初めてくつろげるという人もいるはずです。

もちろん、家族といる時間が最もリラックスできるというのであれば、家族と一緒に、日常からの脱出を試みてください。

ただ、月に1日くらいは、「今日1日は自分のための休日だった」と思えるような日を過ごすようにしたいものです。

Chapter 3. 19

# ハーブの香りでゆったりした気分にひたる

Stress Control

## ストレス解消に効果的なハーブの使用法

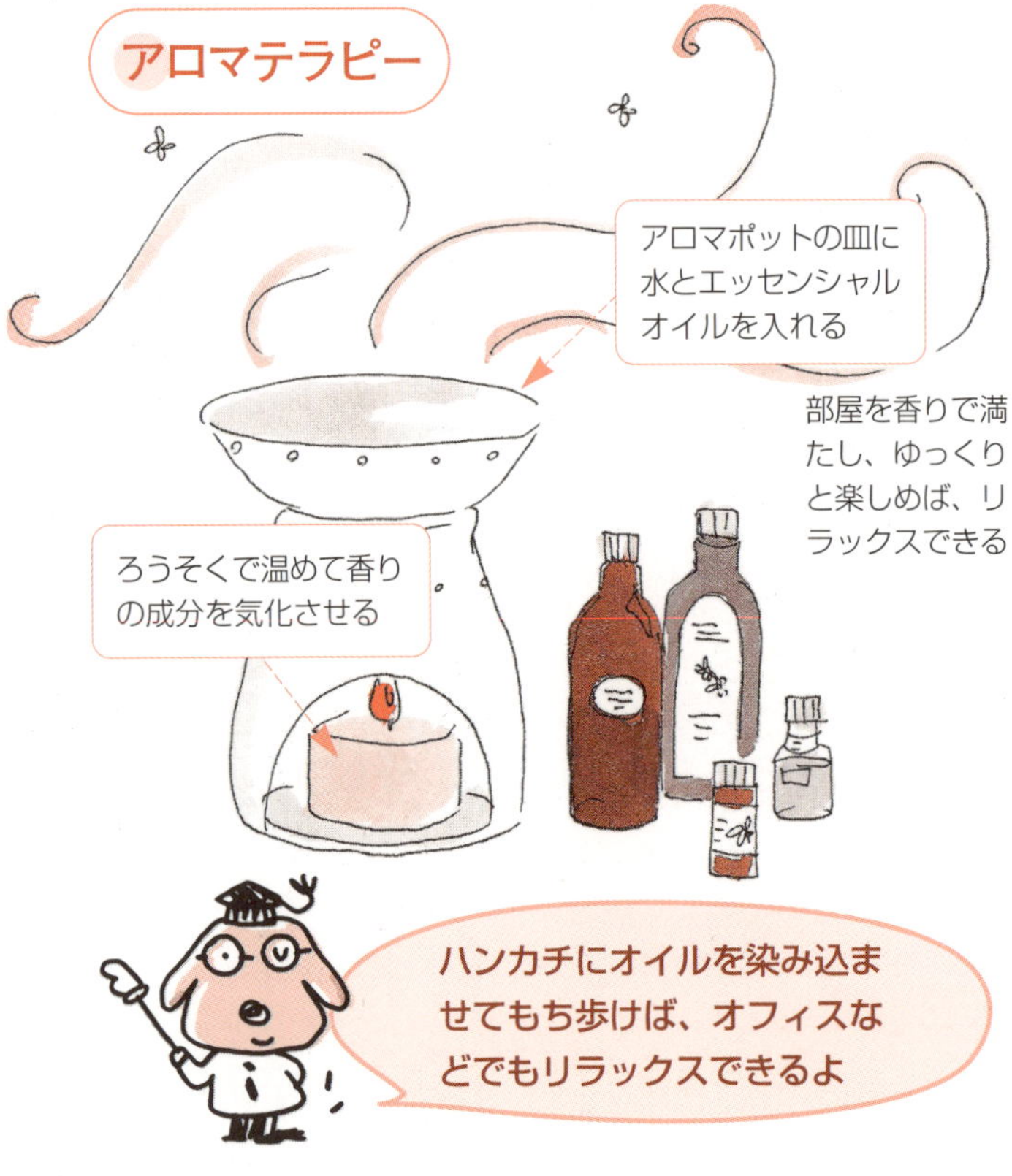
アロマテラピー
アロマポットの皿に水とエッセンシャルオイルを入れる
部屋を香りで満たし、ゆっくりと楽しめば、リラックスできる
ろうそくで温めて香りの成分を気化させる
ハンカチにオイルを染み込ませてもち歩けば、オフィスなどでもリラックスできるよ

ハーブという英語は「香草、薬草」などという訳語になります。なかには「よい香りのする草、体や心に効く草」とある辞書も。

ハーブにはたくさんの種類があります。それぞれのハーブに含まれるある種の香りが、心身をリラックスさせたり興奮させたりする作用をもっていることは、古くから経験的に知られていました。

香りをかぐと、その情報は大脳辺縁系（自律神経系やホルモン系の中枢がある部分で、本能や感情をコントロールしている）に伝えられます。そのため、香りの刺激

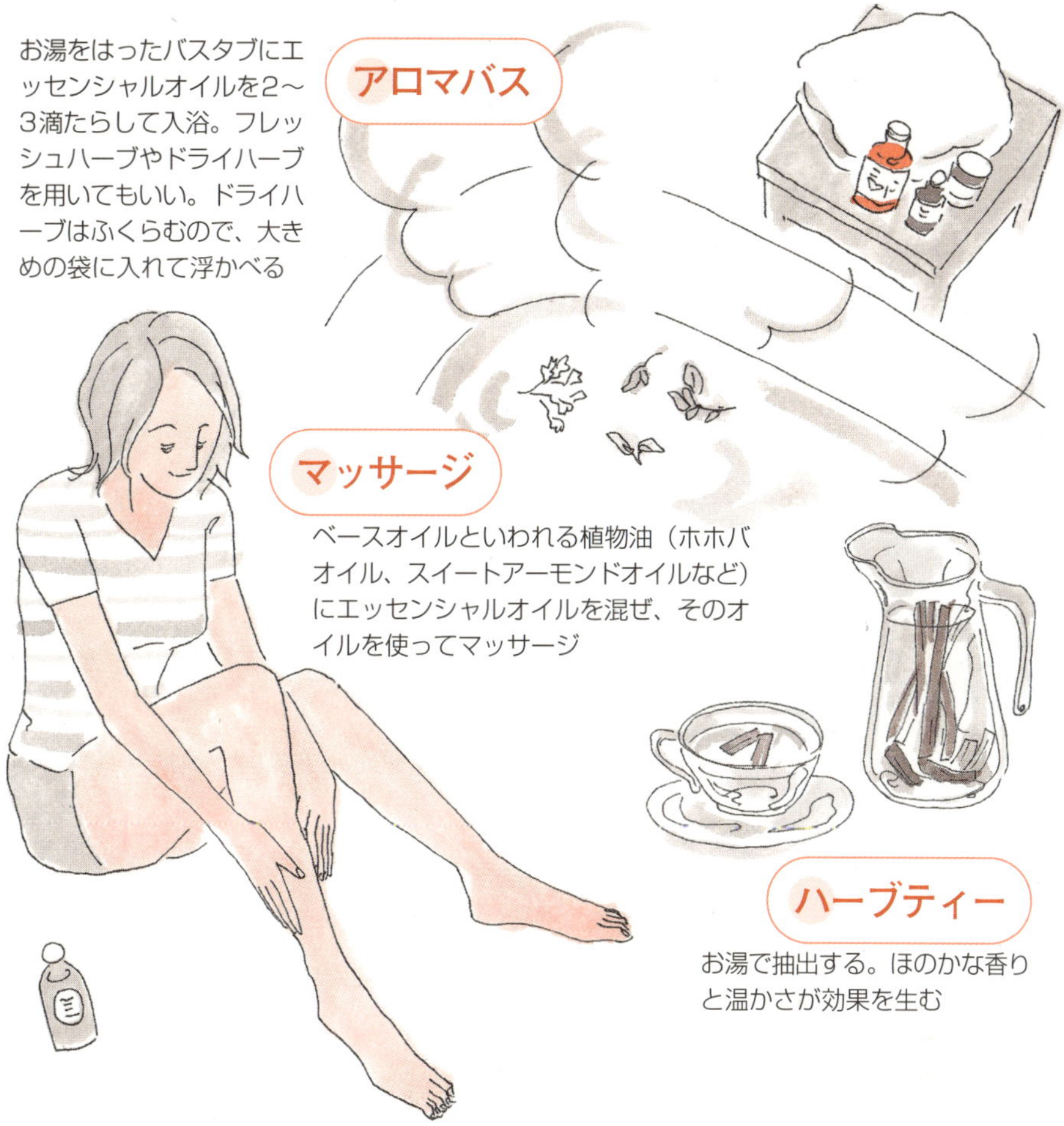
アロマバス
お湯をはったバスタブにエッセンシャルオイルを2～3滴たらして入浴。フレッシュハーブやドライハーブを用いてもいい。ドライハーブはふくらむので、大きめの袋に入れて浮かべる
マッサージ
ベースオイルといわれる植物油（ホホバオイル、スイートアーモンドオイルなど）にエッセンシャルオイルを混ぜ、そのオイルを使ってマッサージ
ハーブティー
お湯で抽出する。ほのかな香りと温かさが効果を生む

で、感情に影響が現れたり、自律神経やホルモンを介して心身の状態が調整されたりするのです。

## お気に入りを生活に取り入れて

香りの特性を利用すれば、ストレスの解消、沈んだ気分の回復、安眠など、さまざまな効果が得られます。身体的には、疲労感がとれる、頭痛などの痛みが軽減するといった効果もあります。

ハーブは、葉や茎、花弁、実をそのまま使ったり、乾燥させて使ったりします。また、香りの主成分である精油を抽出し、エッセンシャルオイルとして利用することもあります。98、99ページに、ストレス解消やリラックスに役立つハーブを紹介してあります。好みの方法で活用してください。

## ハーブの効用一覧

| ハーブの種類 | ハーブの効用 |
|---|---|
| ● ラベンダー | 心にも体にも全般的に効く。興奮や疲労感がうすれて安眠できる。ストレス解消にも最適 |
| ● ユーカリ | 集中力が高まるため、悩みごとのあるときや、頭がボーッとしているときに使うとよい |
| ● ゼラニウム | 心のバランスをとってくれるので落ち込んだときにいい。ストレスを忘れさせてくれる |
| ● ローズマリー | 気分をすっきりさせ、集中力、やる気を引き出す。頭がもやもやして、元気がないときにおすすめ |
| ● イランイラン | 官能的で気分を高揚させる香りがある。不安な気持ちのときに心を落ち着かせるのにもよい |
| ● カモミール | ストレス解消効果が高い。鎮静作用や緩和力があり、生理痛や頭痛、神経性胃炎や不眠に効果的 |
| ● クラリセージ | 体の緊張をほぐしてくれる。生理前や産後のイライラを軽くしてくれる。偏頭痛などにも |
| ● サンダルウッド | 緊張をほぐす鎮静作用があり、悩みごとや考えごとがある人によい |
| ● ジャスミン | 心を解き放ってリラックスさせる効果がある。ストレス以外にも不感症、不妊症の改善にも役立つ |
| ● ネロリ | 催眠性があるため、不眠症改善に効果的。めまいや頭痛、更年期障害によるゆううつにも効く |
| ● ベルガモット | 弱った心をほぐして、リラックスさせてくれる |

| | |
|---|---|
| ● ローズ | ストレス性の胃痛や気分の低下を抑えてくれる。明るい気持ちになりたいときによい |
| ● ペパーミント | 優柔不断で迷いのあるときに効く。爽やかな香りのごとく、決断力も増して、勇気もわく |
| ● ゴツコラ | 強いストレスや疲労をいやす神経鎮静の効果がある。血液の循環もよくなる |
| ● スカルキャップ | 緊張や疲労、感情の乱れを抑える効き目がある。ストレス性の頭痛にも |
| ● パッションフラワー | 緊張をほぐしてくれる。アルコール摂取抑制効果があるため、ストレスでお酒を飲んでしまう人によい |
| ● ローズウッド | 自律神経系を強くする作用がある。疲労回復やストレス解消に効果的 |

| こんな人は注意して | |
|---|---|
| 妊娠中の人 | ラベンダー、ゼラニウム、ローズマリー、カモミール、クラリセージ、ジャスミン、ローズ、ゴツゴラ、スカルキャップ、パッションフラワー など |
| 高血圧の人 | ローズマリー、ゴツゴラ など |

ほかにも乳幼児やてんかん症状のある人など、使用を避けたほうがいい場合があります。使用する際は確認してください

# Q スポーツは苦手。ストレス発散どころか、ストレスがたまるのでは？

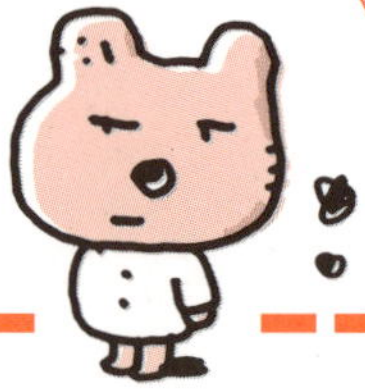

# A 苦手な人でも気分転換に効果的

**生徒** ストレスの解消にスポーツをすることがすすめられますけど、私のようにスポーツが苦手だと、よけいストレスになっちゃいそう。それでも、スポーツをやったほうがいいですか。

**先生** ストレスを受けていると、その初期段階で、無関心や無感動という症状が現れることがある。スポーツはそれを改善するのに非常に効果的なんだ。定められたルールの中で競い合うのは刺激的だし、成果に対する喜びもあるからね。

**生徒** だけど、なにをやっても下手なんですよ。

**先生** レベルがどうであろうと、相手も同じレベルならゲームはスリリングになるだろ。それに、ゴルフのように、過去の自分のスコアを相手にできるスポーツもあるよね。下手であっても、これまでで一番よかったという喜びは得られるわけさ。

**生徒** なるほどね。でも……、人前でぶざまな姿をみせたくないという気持ち、捨てがたいんですけど。

**先生** それなら、１人でやるスポーツはどう？ウォーキング、ジョギング、サイクリングなんかだけど。競い合わないので刺激的ではないけど、単調な日常にメリハリをつけ、気分転換をはかるのには効果的だね。

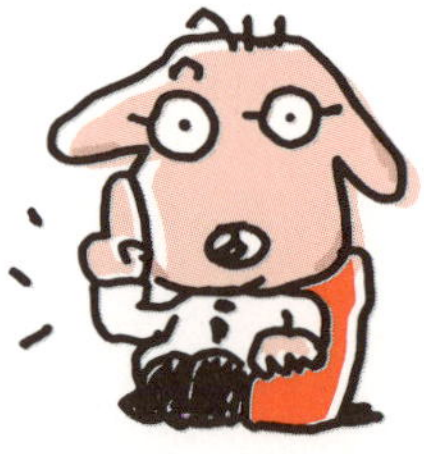

**生徒** それならできそうかな。

Chapter 4.

# 第4章

# ストレスとの上手なつきあい方

ストレスに負けないためには、ストレスとの上手なつきあい方を身につけ、ストレス耐性を高めておくことが大切。ストレスの原因は人によってさまざまですが、基本を理解しておけば、どんな種類のストレスにも対応できます。

Chapter 4. 1

# 同じ環境でもストレスと感じるか感じないかは人それぞれ

Stress Control

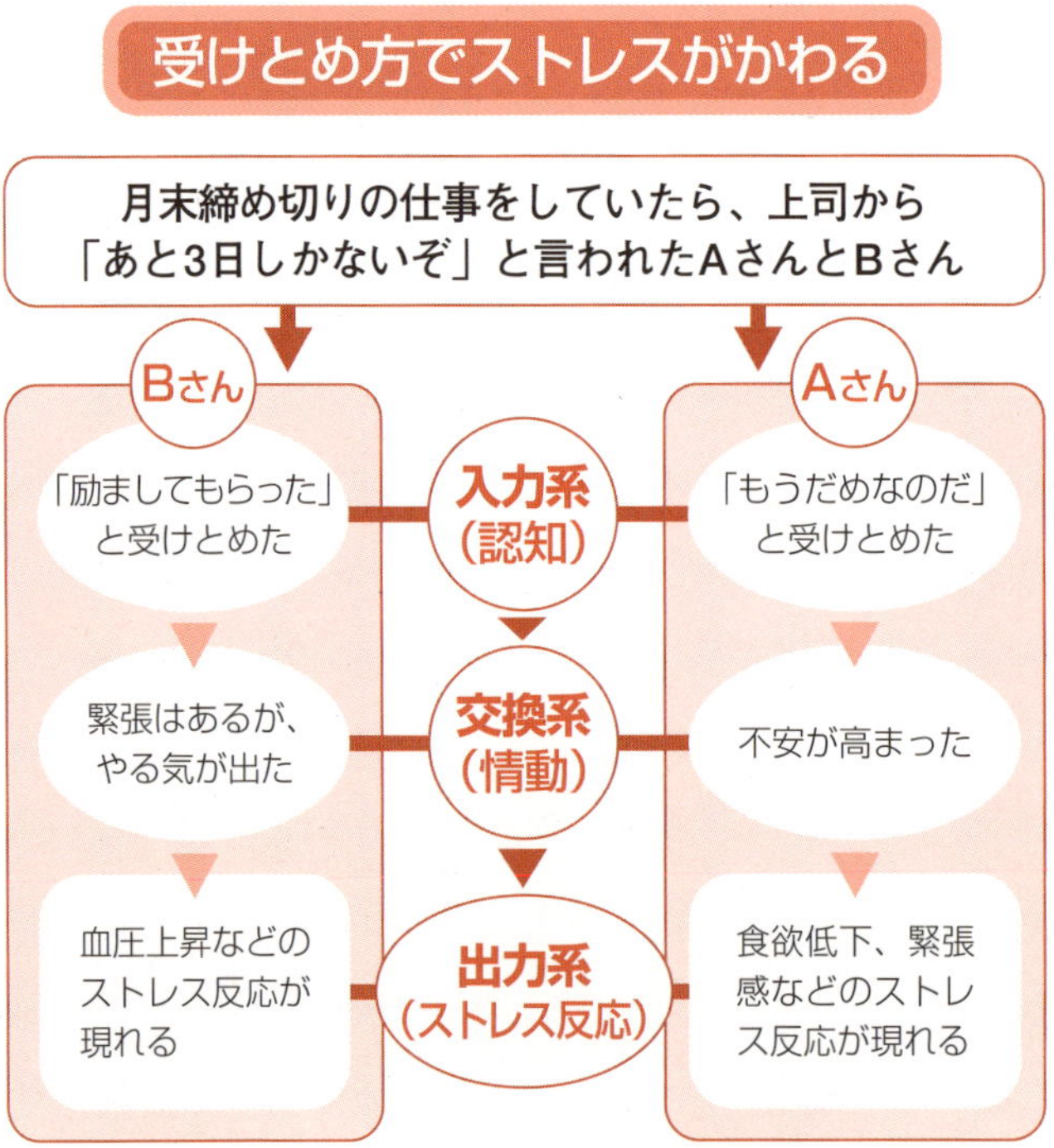

受けとめ方でストレスがかわる
月末締め切りの仕事をしていたら、上司から「あと3日しかないぞ」と言われたAさんとBさん
Aさん
Bさん
入力系（認知）
「もうだめなのだ」と受けとめた
「励ましてもらった」と受けとめた
交換系（情動）
不安が高まった
緊張はあるが、やる気が出た
出力系（ストレス反応）
食欲低下、緊張感などのストレス反応が現れる
血圧上昇などのストレス反応が現れる


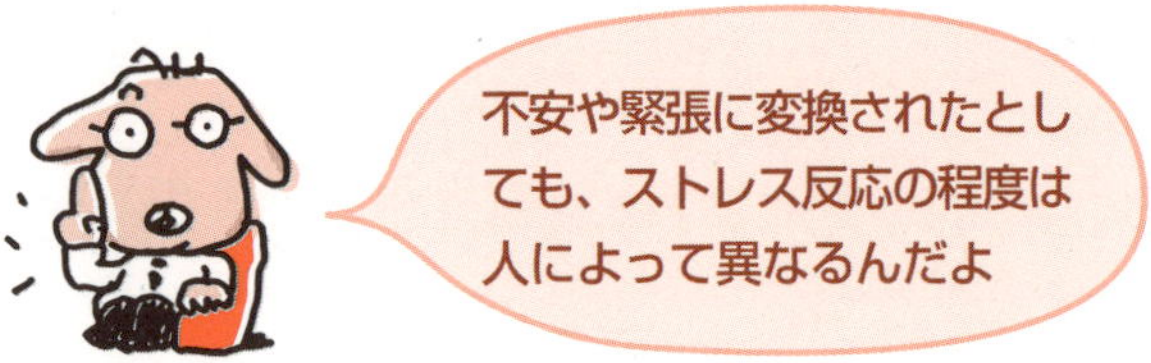

不安や緊張に変換されたとしても、ストレス反応の程度は人によって異なるんだよ


同じような環境にいても、それがどの程度のストレスとして影響するかは、人によって違います。同じ上司のもとで、同じようにノルマを課せられて仕事をしていても、ストレスのためにうつ的な気分に落ち込んでしまう人もいれば、愚痴をこぼしながらも平然と仕事を続けられる人もいます。

各人のストレス耐性のレベルにより、同じ環境に置かれても、ストレスの程度は違ってきます。

## 刺激を感じやすい人は

では、ストレス耐性とは、どの

ような能力なのでしょうか。

刺激を受けると、入力系、交換系、出力系という3つの過程を経て、ストレスの影響が現れてきます。

加わった刺激がどのようなものかを認知し、それにしたがい不安や緊張や興奮といった情動に変換し、血圧上昇や食欲低下といったストレス反応を起こすのです。

同じ刺激でも、それを過剰に感じとってしまう人、悪い情動に変換してしまう人、体が敏感に反応してしまう人ほど、ストレスの影響が強く現れます。

つまり、このような人はストレス耐性が低いといえます。

それに加え、上のような対処行動や社会的支持の有無といった要因も、ストレス耐性に関係します。

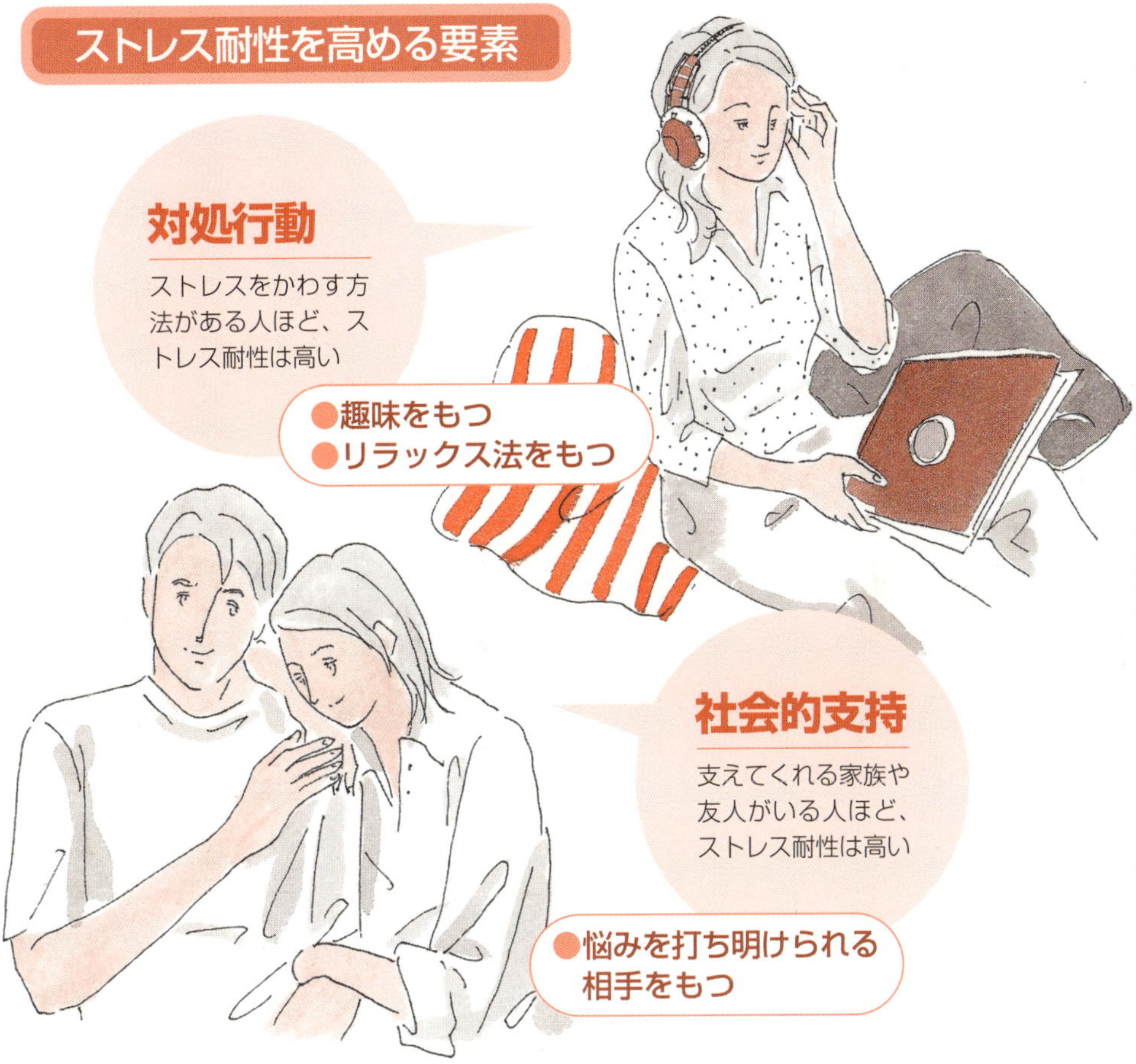
ストレス耐性を高める要素
対処行動
ストレスをかわす方法がある人ほど、ストレス耐性は高い
●趣味をもつ
●リラックス法をもつ
社会的支持
支えてくれる家族や友人がいる人ほど、ストレス耐性は高い
●悩みを打ち明けられる相手をもつ

Chapter 4.
2

# あなたはストレスに強い？ 弱い？ ストレス耐性度チェックリスト

Stress Control

## 3段階のストレス耐性

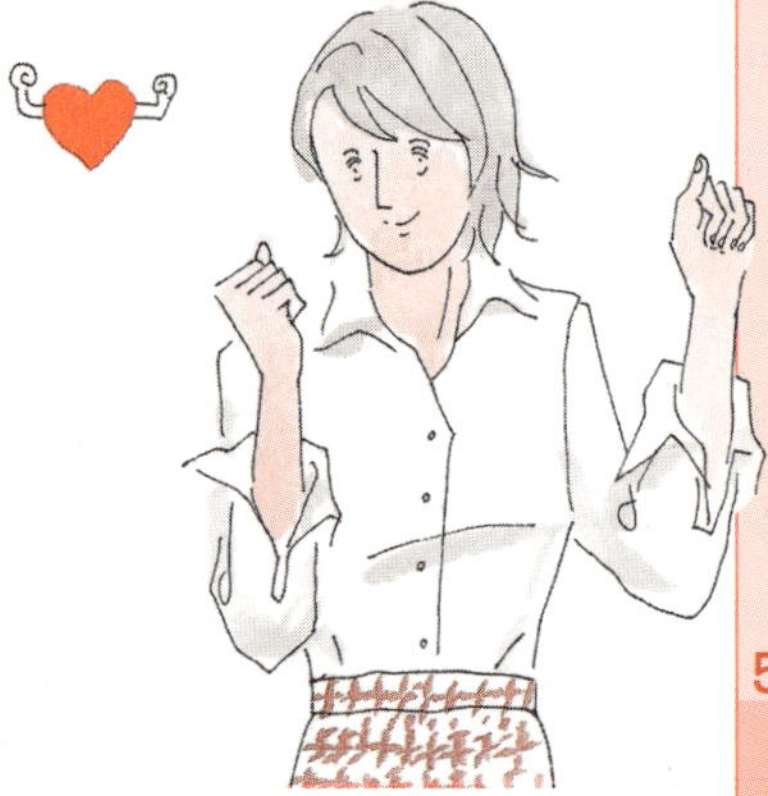

80

**ストレス耐性が高い**

刺激を受けてもストレスとして受けとめにくく、うまくやりすごす能力を備えている

**ストレス耐性は普通**

刺激に対して中程度のストレス耐性はある。さらにストレス耐性を高めるとよい

50

40

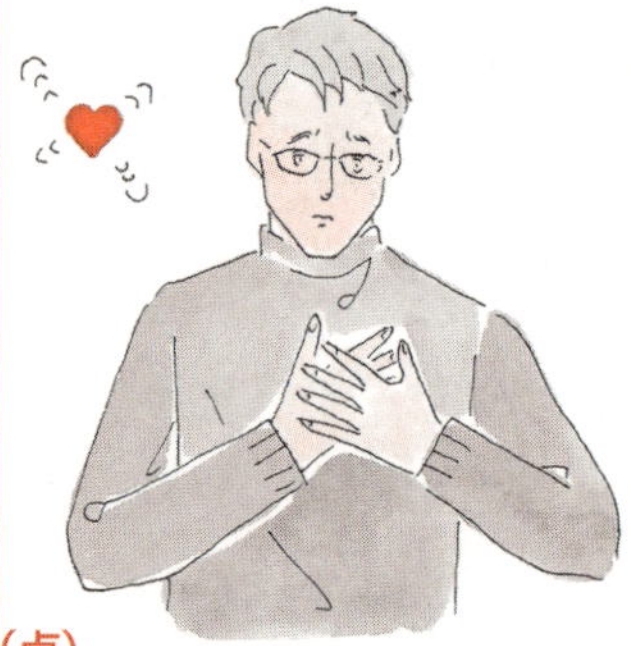

**ストレス耐性が低い**

ちょっとした刺激でもストレスと受けとめる傾向がある。そのために問題が起こりやすい。ストレス耐性を高める努力が必要

20（点）

自分のストレス耐性度を知っておくこと、つまり自分がストレスに対してどの程度強いのか、あるいはどの程度弱いのかを知っておくことは、ストレス対策を考えていくうえでとても重要です。

ストレス耐性は、認知、情動、ストレス反応、対処行動、社会的支持という要因によって決まってきます。それぞれの要因について調べていくことで、あなたがどの程度のストレス耐性をもっているのかを判定することができます。

ストレス耐性をはかる簡単なチェックリストを紹介しておきます。

# CHECK LIST

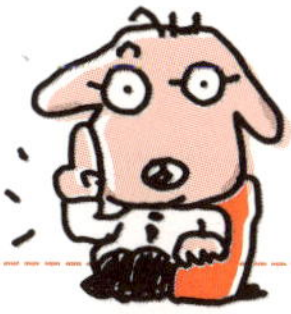

各項目でチェックした点数を合計してみてね

| | | めったにない | たまに | しばしば | いつも |
|---|---|---|---|---|---|
| 1 | 冷静な判断をする | 1 | 2 | 3 | 4 |
| 2 | 明朗である | 1 | 2 | 3 | 4 |
| 3 | 表現するほうである | 1 | 2 | 3 | 4 |
| 4 | 楽しい | 1 | 2 | 3 | 4 |
| 5 | 人の顔色が気になる | 4 | 3 | 2 | 1 |
| 6 | 前向き | 1 | 2 | 3 | 4 |
| 7 | うらやましがる | 4 | 3 | 2 | 1 |
| 8 | 動くことが好き | 1 | 2 | 3 | 4 |
| 9 | 人をとがめる | 4 | 3 | 2 | 1 |
| 10 | 人の長所をみる | 1 | 2 | 3 | 4 |
| 11 | 融通がきく | 1 | 2 | 3 | 4 |
| 12 | 手紙の返事をすぐ書く | 1 | 2 | 3 | 4 |
| 13 | のんき | 1 | 2 | 3 | 4 |
| 14 | 事実を確かめる | 1 | 2 | 3 | 4 |
| 15 | 配慮する | 1 | 2 | 3 | 4 |
| 16 | 感謝できる | 1 | 2 | 3 | 4 |
| 17 | 友人が多い | 1 | 2 | 3 | 4 |
| 18 | 家庭内不和 | 4 | 3 | 2 | 1 |
| 19 | 仕事がきつい | 4 | 3 | 2 | 1 |
| 20 | 趣味がある | 1 | 2 | 3 | 4 |
| | 合計 | | | | 点 |

（桂戴作　1988）

Chapter4.

3

# 5つのポイントをおさえてストレス耐性を高める

Stress Control

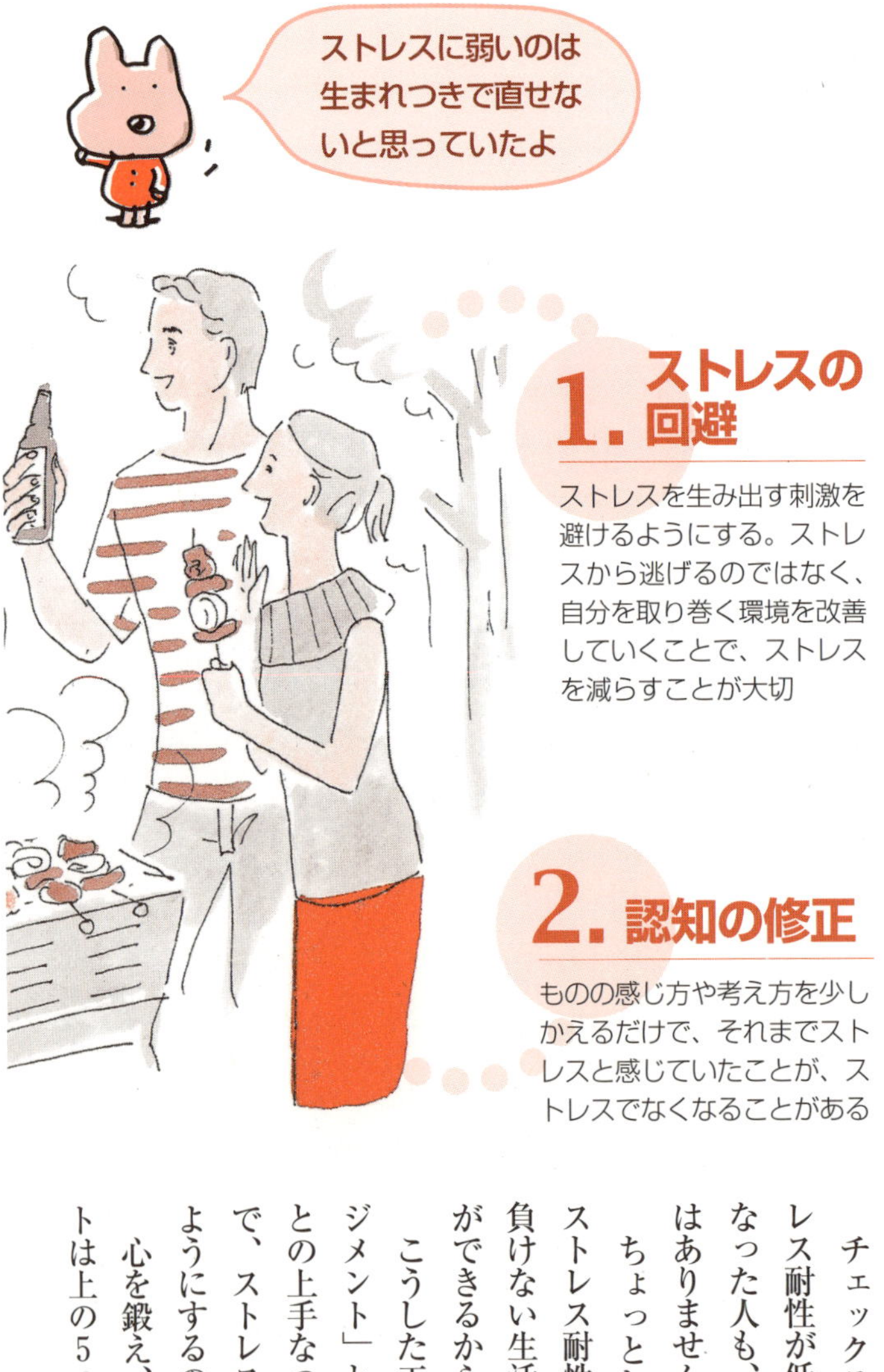
ストレスに弱いのは生まれつきで直せないと思っていたよ

## 1. ストレスの回避

ストレスを生み出す刺激を避けるようにする。ストレスから逃げるのではなく、自分を取り巻く環境を改善していくことで、ストレスを減らすことが大切

## 2. 認知の修正

ものの感じ方や考え方を少しかえるだけで、それまでストレスと感じていたことが、ストレスでなくなることがある

チェックテストの結果、「ストレス耐性が低い」ことが明らかになった人も、決して悲観することはありません。

ちょっとした心がけによって、ストレス耐性を高め、ストレスに負けない生活を実現していくことができるからです。

こうした工夫を「ストレスマネジメント」と呼びます。ストレスとの上手なつきあい方を学ぶことで、ストレスに負けてしまわないようにするのです。

心を鍛え、育てるためのポイントは上の5つです。

体質もあるけれど、スポーツや勉強と同じように、訓練することで強くすることができるんだ

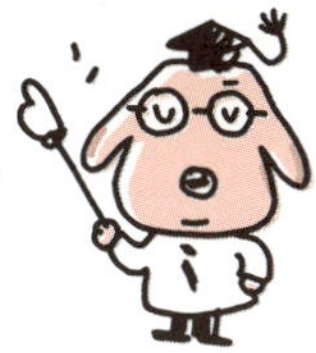

## 3. ストレス反応のコントロール

ストレスによって体が過剰に反応してしまうのを防ぐ。心と体の両面から積極的にリラックスを心がけ、ストレス反応をコントロールできるようにする

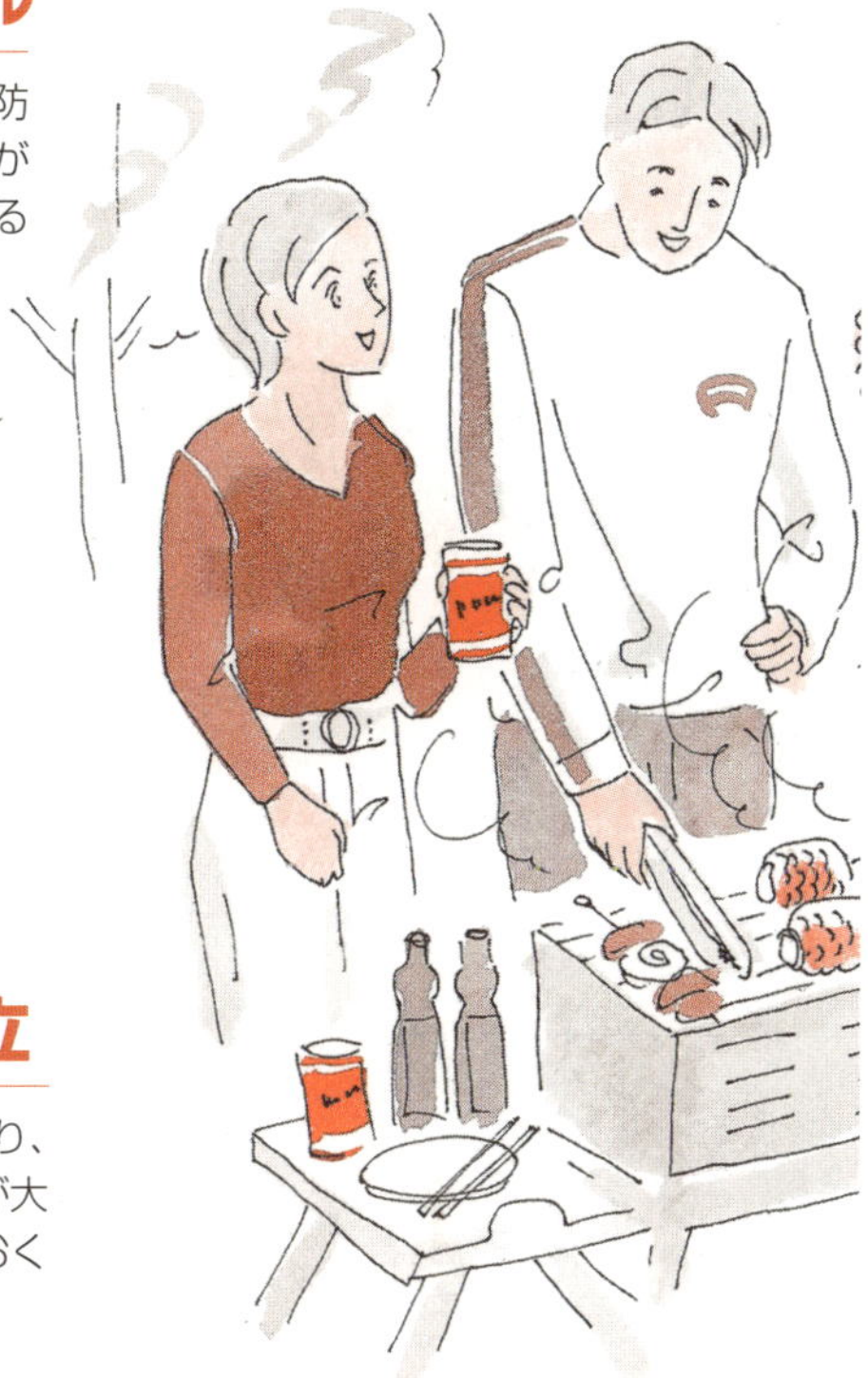

## 4. 対処行動の発展

趣味に打ち込む、スポーツで汗を流す、散歩をするなど、ストレスを軽減するための自分なりの行動をもち、それを増やしていくようにする

## 5. 社会的支持基盤の確立

ストレスを感じたときに、話を聞いてくれたり、励ましてくれたりする家族や友人をもつことが大切。そうした人たちとの親密な関係を築いておく

column

### 1つできれば十分

次のページからそれぞれの実践法を説明するよ

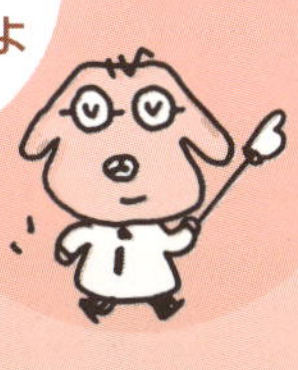

ストレスのまったくないところはみつからないよね。現代社会は、あるストレスから逃げても、別のストレスにぶつかってしまうもの。それよりも、少しのストレスくらい耐えられるように自分を鍛えることが大切だよ。それがストレスマネジメント。

上の5つすべてでなくてもいいんだ。1つでもできれば、ストレスはグッと軽くなるよ。

Chapter 4.

4

# 環境をかえることがストレス回避に役立つ

Stress Control

## 転職や退職は新たなストレスに

**ストレスのある職場**

**転職する** → **新たな仕事のストレス**

転職できたとしても、新たな職場や慣れない仕事によってストレスが生み出される

**退職する** → **失職のストレス**

次の就職先が決まらないまま退職してしまうと、職を失ったことによってストレスが生じる。子どもがいたりローンを抱えている場合は、特に強い

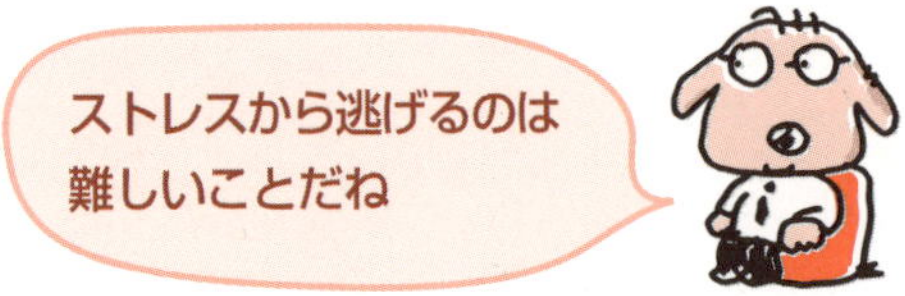
ストレスから逃げるのは難しいことだね

ストレスマネジメントの第一歩は、できるだけストレスの原因となる刺激を受けないようにすること。つまり、ストレスのもとを断つということです。これが最も根本的なストレス対策であることは間違いありません。

しかし、現代社会において、ストレスを完全に回避して暮らすことなど、実際にはできないでしょう。職場のストレスを回避するために会社をやめたとすると、その会社におけるストレスからは解放されるでしょうが、会社をやめたことによって、新たなストレスが

## 環境の改善でストレスを軽減

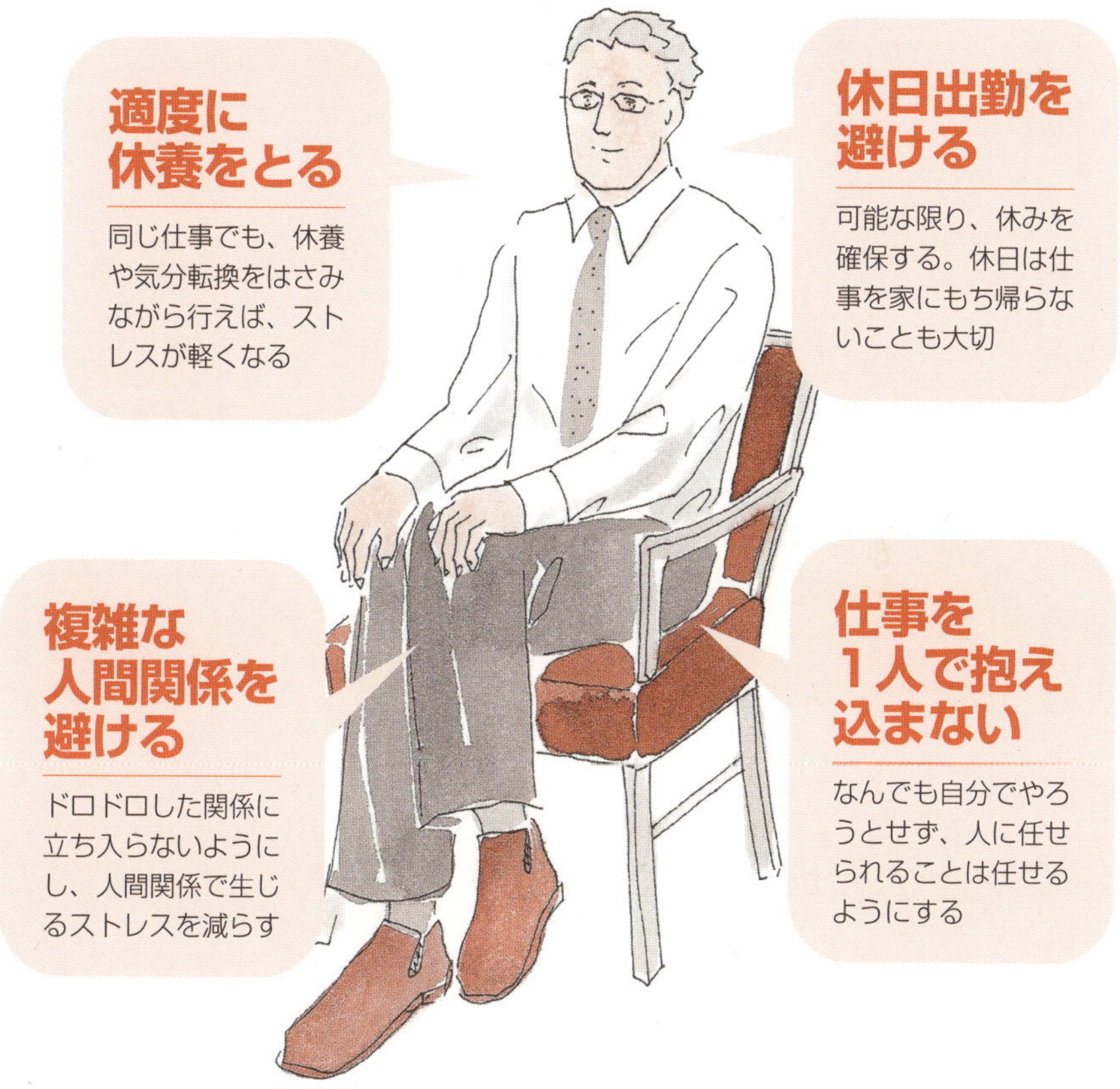
適度に休養をとる
同じ仕事でも、休養や気分転換をはさみながら行えば、ストレスが軽くなる
休日出勤を避ける
可能な限り、休みを確保する。休日は仕事を家にもち帰らないことも大切
複雑な人間関係を避ける
ドロドロした関係に立ち入らないようにし、人間関係で生じるストレスを減らす
仕事を1人で抱え込まない
なんでも自分でやろうとせず、人に任せられることは任せるようにする

生み出されてしまうからです。

### ストレスが皆無の世界はない

もちろん、仕事によるストレスで心身の病気が発症するような場合には、配置がえや転勤、場合によっては転職が必要なこともあります。

しかし、新しい職場で新たなストレスも生み出されます。転職することでどれだけストレスが軽減されるのか、冷静に検討してから行動したいものです。

大切なのは、ストレスから逃げることではなく、できる範囲で自分を取り巻く環境を改善していくことです。いろいろ工夫することで、ストレスを生じさせないようにすることが、最も現実的なストレス回避策となります。

Chapter 4

5

# 消極的な発想をやめてストレスを乗り越える自信をもつ

Stress Control

## ゆがんだ認知がストレスを増大

なんでもない刺激なのに、ストレスを生み出すような受けとめ方をしてしまう人がいる。入力系にゆがみがある人は、そのゆがみを修正することで、ストレスを軽減することができる

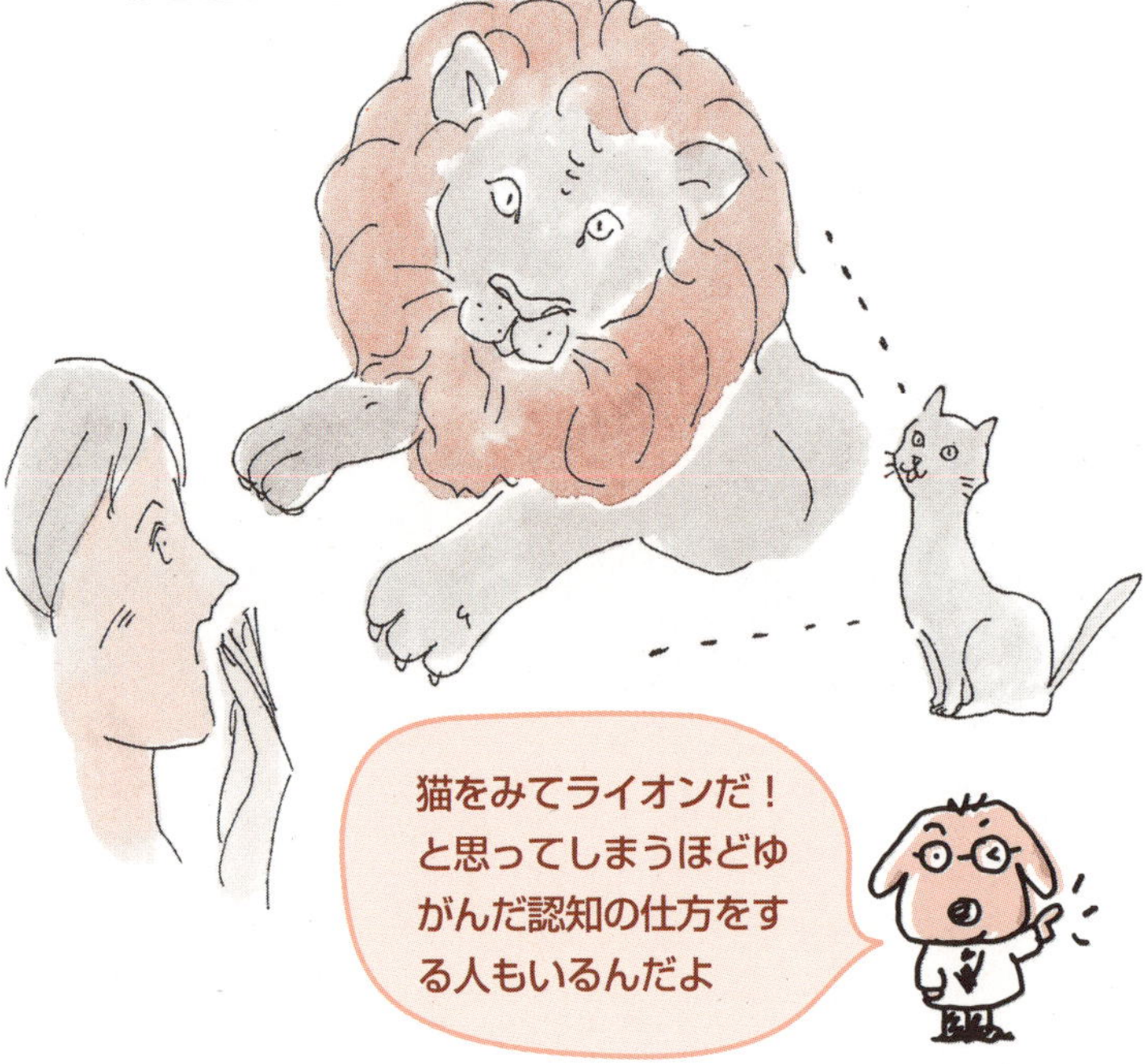

猫をみてライオンだ！と思ってしまうほどゆがんだ認知の仕方をする人もいるんだよ


考え方をかえると「どうしてこんなにこだわっていたのか」と不思議な気分になることがあります。

たとえば、新しい仕事を任されたとき、「自分にはできない、失敗したらどうしよう」と不安になる人がいます。これは、根拠はないのに、自分にできないことを任されたと受けとめてしまうところに、認知のゆがみがあるのです。

### 自分はできると考えよう

消極的な発想をしてしまう人は、自分の性格や考え方がストレスを生み出していることを自覚し

## ゆがみを直すには？

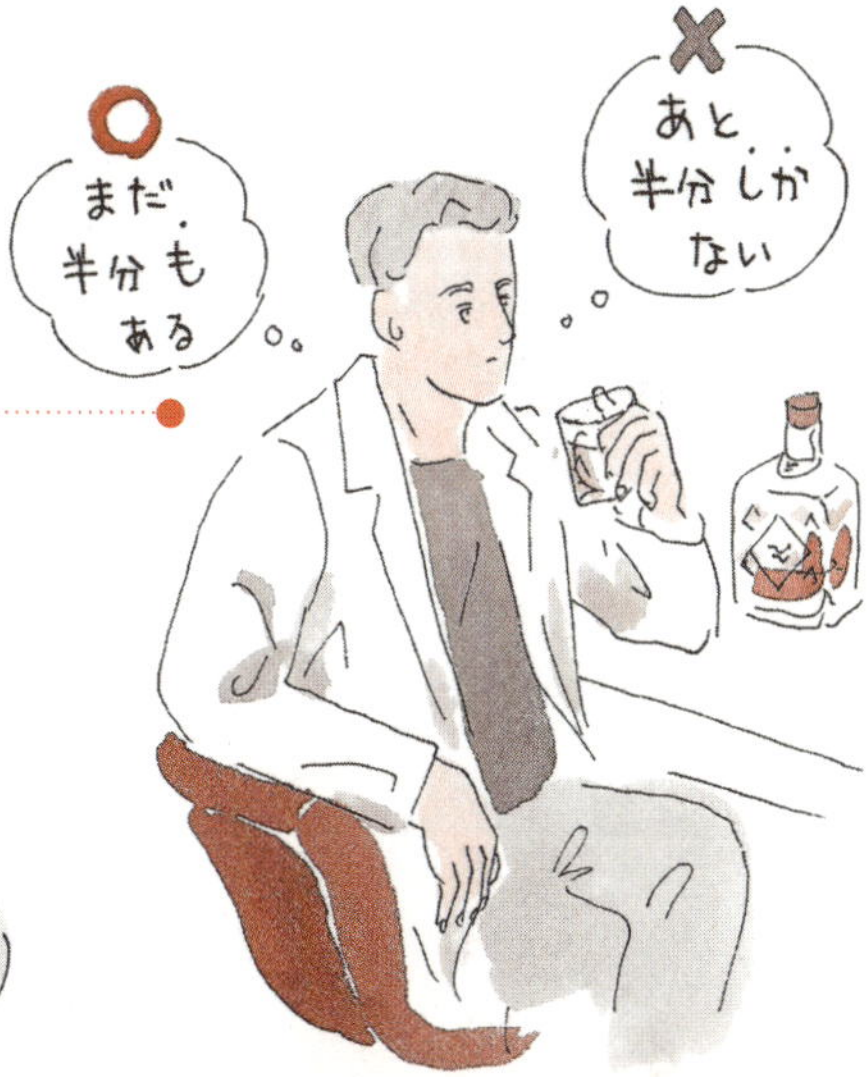


### 消極的な発想をやめる

ダメだろうとか、もう終わりかという予測をしてしまうのは性格というより、うまくできずに辛い思いをした経験から、必要以上に用心深くなるケースが多い。プラスに考える癖をつけたい

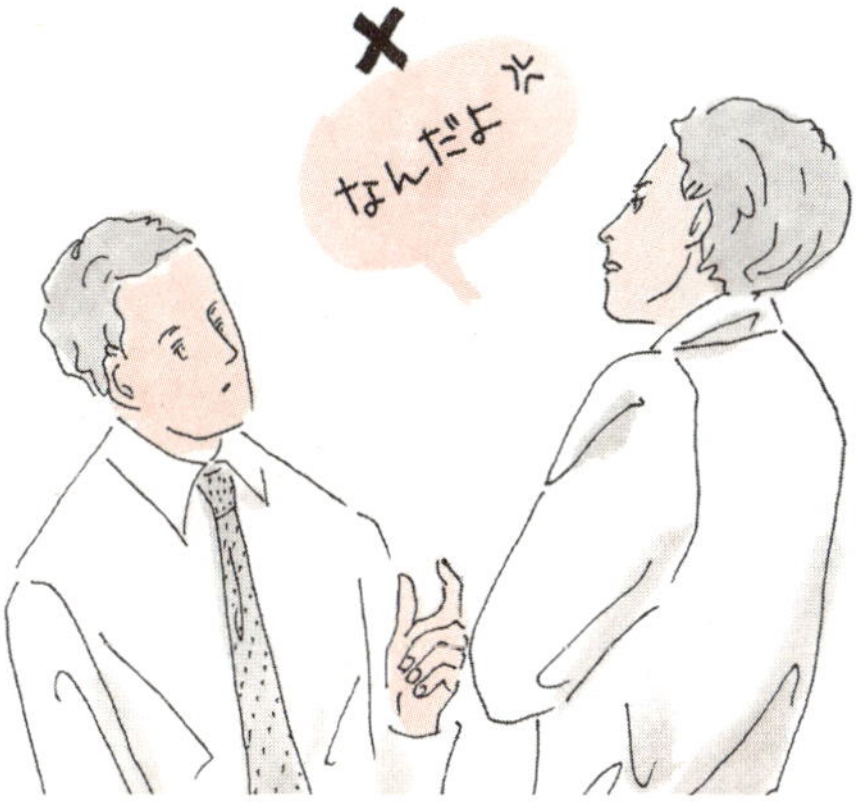


### 攻撃的な発想をやめる

時間に追われ、まわりの人と競争する。このような人は、自分でも気づかずにストレスをためる。行動する前にひと呼吸おき、それが本当に休みなく働き続ける価値のあるものか自問してみる

column

#### 挑戦的な人も要注意

負けん気が強くて、何事にも挑戦的な人は、ストレスの影響を強く受けているようにはみえないよね。だけど、考えるよりも先にまず行動してしまうという性質が強いストレスを生んでいる場合があるんだ。常にがんばってしまい、体も心も休まる暇がないんだね。

自分がこういうタイプだと思う人は、それを自覚しておくことがとても大切だよ。

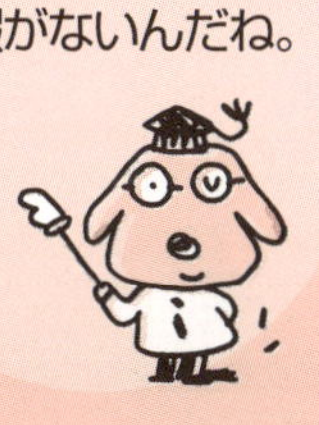

て、「できない人に任せるはずがないから、自分にもできるはずだ」と考えるようにしましょう。

消極性を是正するには、「なにが起きても乗り越えられる」と自信をもつことが大切。小さな問題を乗り越える経験を積み重ね、自信をつけていくようにしましょう。

Chapter 4.

# 6 ストレスに対する反応をコントロールする

Stress Control

## 感受性が高いほどストレスに弱い

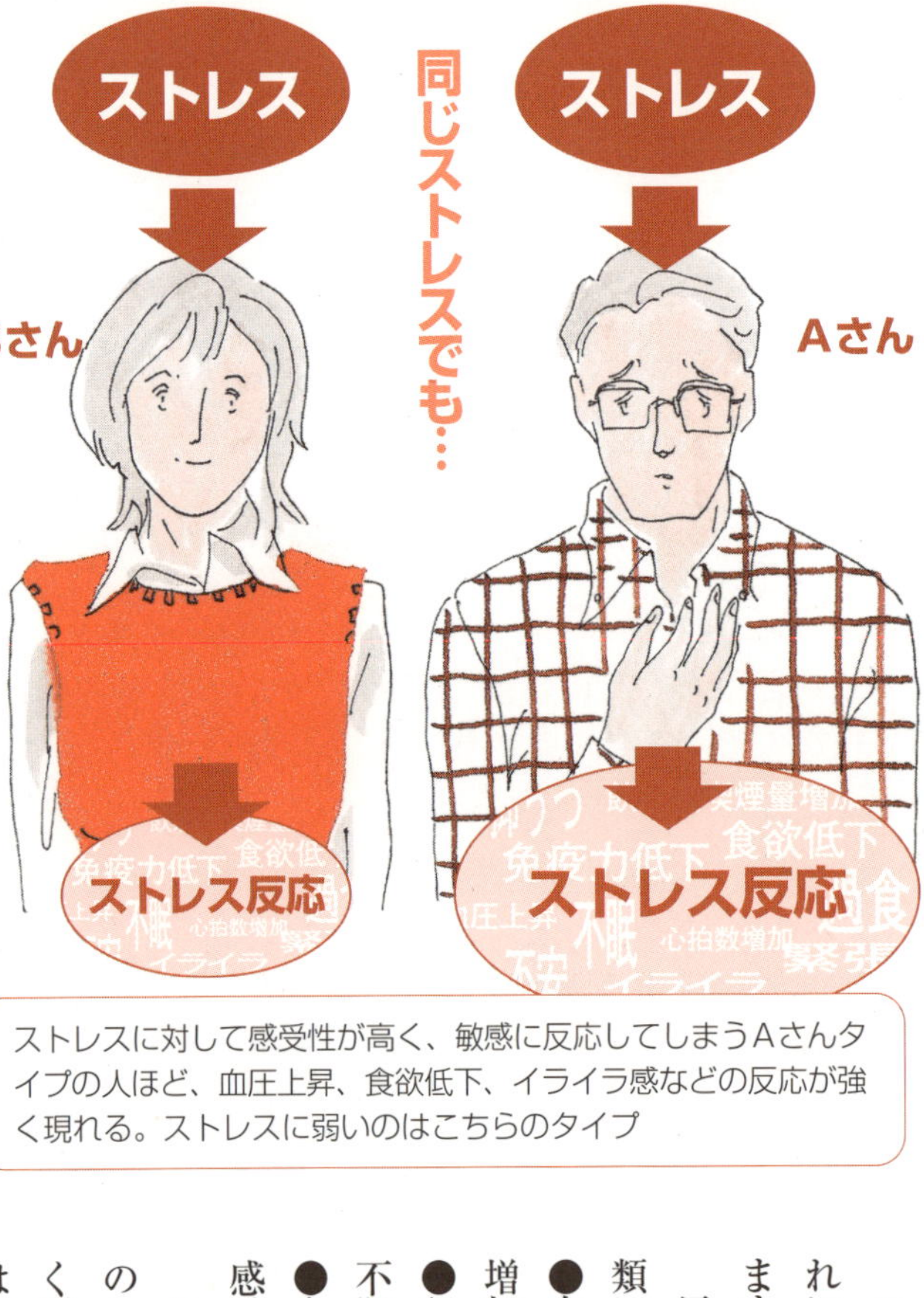


ストレスに対して感受性が高く、敏感に反応してしまうAさんタイプの人ほど、血圧上昇、食欲低下、イライラ感などの反応が強く現れる。ストレスに弱いのはこちらのタイプ

ストレスを感じると、心身はそれに対するストレス反応を起こします。（20〜21ページ参照）

反応の種類によって、次の3種類に分けることができます。

●身体反応……血圧上昇、心拍数増加、免疫力の低下など。

●行動反応……食欲低下、過食、不眠、飲酒量や喫煙量の増加など。

●心理反応……イライラ感、緊張感、抑うつ、不安など。

こうした反応の強さは、その人のストレスに対する感受性に大きく影響されます。感受性が高い人は、ちょっとしたストレスでも強

## ストレス反応のコントロール法

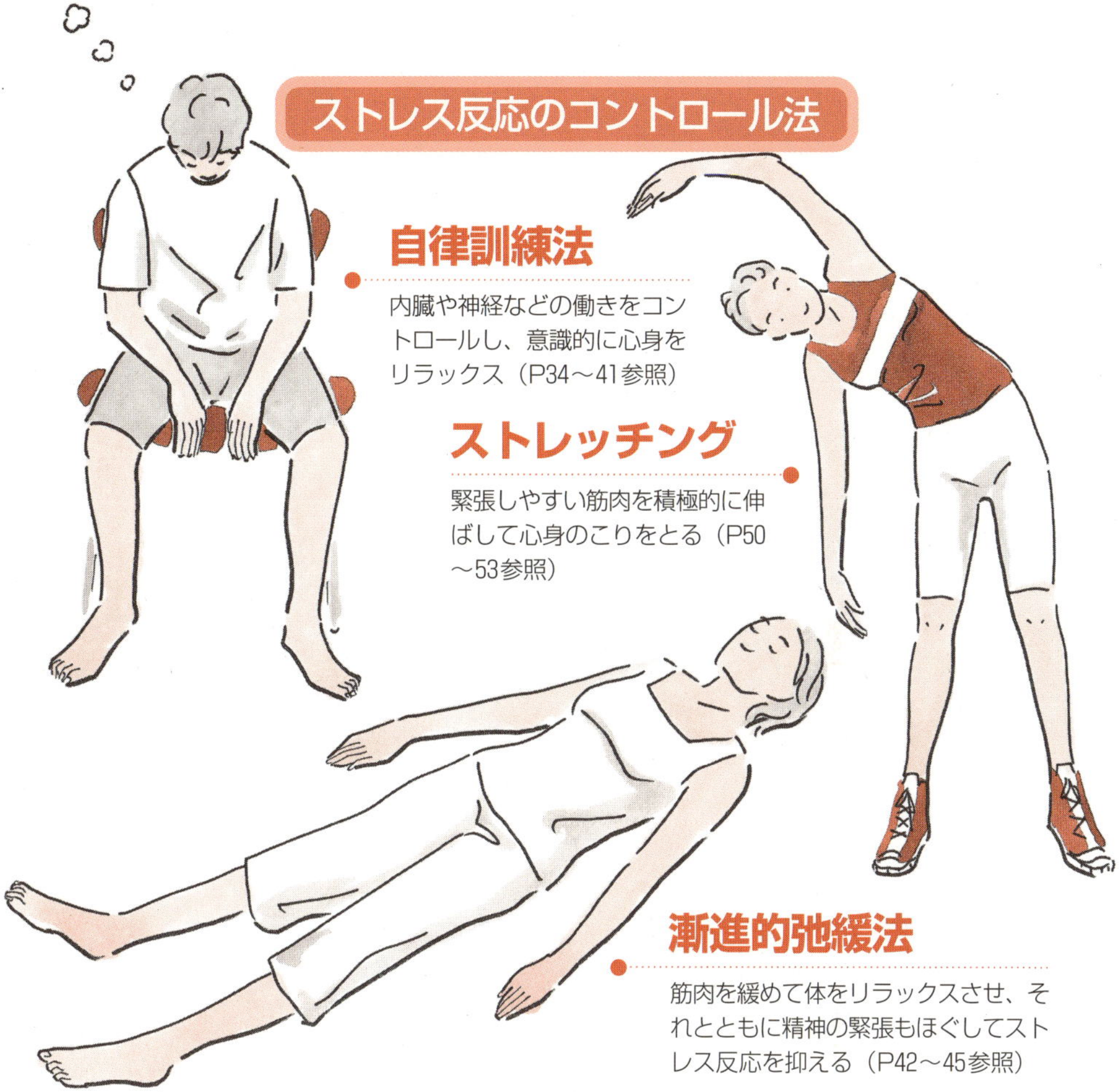

### 自律訓練法

内臓や神経などの働きをコントロールし、意識的に心身をリラックス（P34〜41参照）

### ストレッチング

緊張しやすい筋肉を積極的に伸ばして心身のこりをとる（P50〜53参照）

### 漸進的弛緩法

筋肉を緩めて体をリラックスさせ、それとともに精神の緊張もほぐしてストレス反応を抑える（P42〜45参照）

い反応が起き、感受性が低ければ反応も弱くなります。

### 訓練でストレス反応をかえる

問題があるのは、ストレスに敏感に反応してしまう人。つまり、わずかなストレスを感じただけで、心身に過剰な反応が現れてしまう人です。

これには生まれつきの性格や体質の影響が大きいのですが、あきらめることはありません。ある種の訓練を行うことによって、過剰なストレス反応を起こさないように、自分の心と体をコントロールできるようになります。

ストレス反応をコントロールできるようになれば、ある程度のストレスなら、平然とやり過ごせるようになります。

Chapter 4. 7

# 悩みは身近な人に相談すると軽くなる

Stress Control

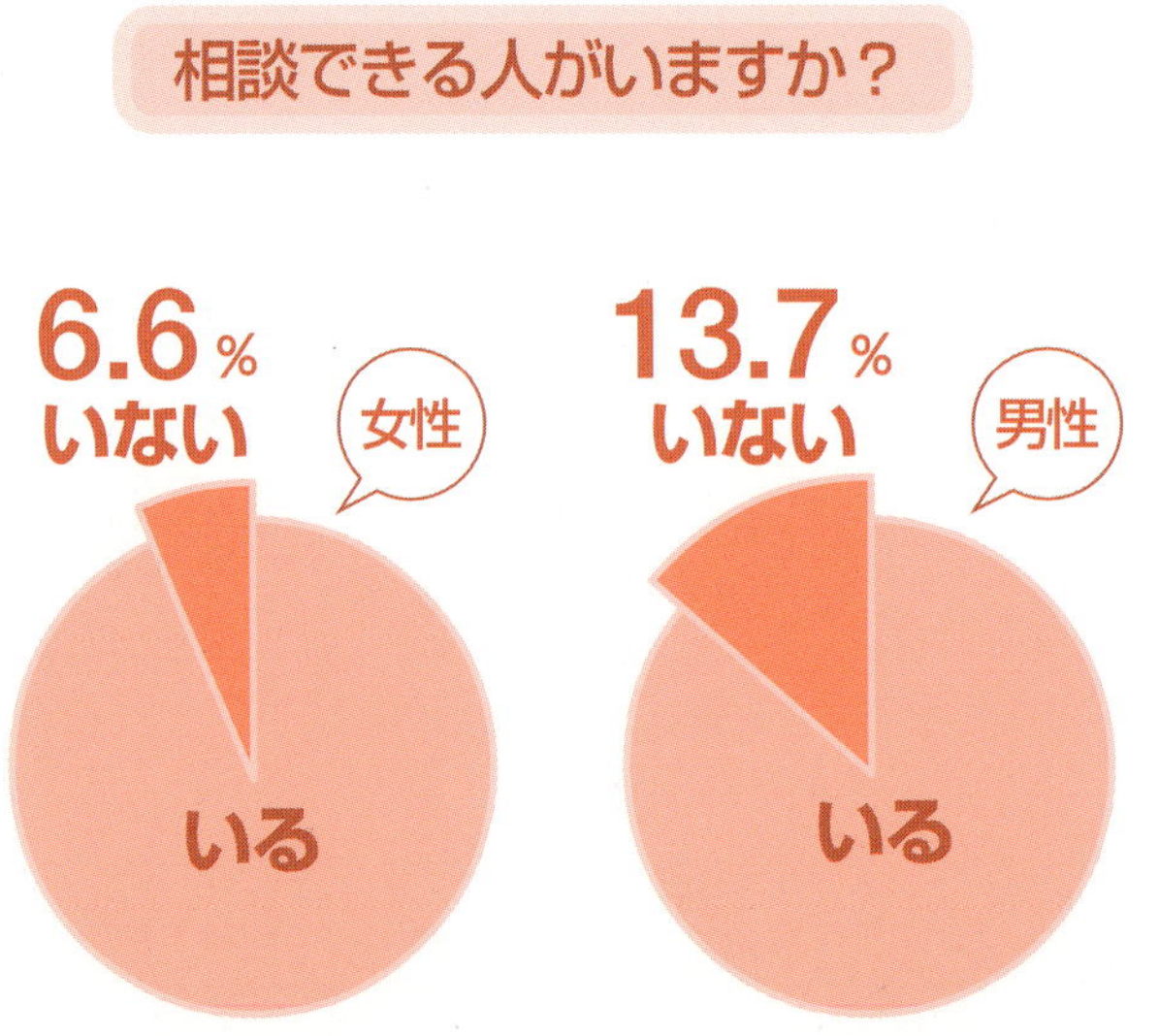


資料　厚生労働省
「平成14年労働者健康状況調査の概況」

こうみると、男性には相談相手のいない孤独な人が少なくないね。特に中高年になると、相談する相手のいない人の割合が増える傾向にあるんだ

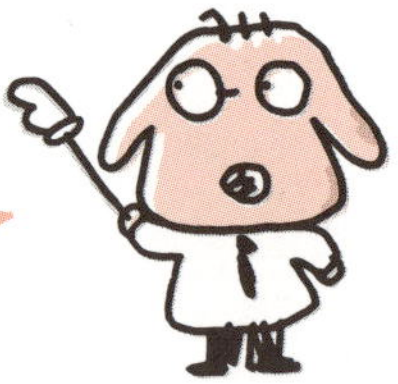

ストレスを感じたとき、１人で思い悩んでいると、ますます辛くなってしまいます。そんなときは、気のおけない友人や家族、職場の同僚などを相手に、ストレスの原因になっていることについて話をすることをおすすめします。

## 愚痴を言える相手を大切に

ストレスマネジメントでは、「社会的支持基盤の確立」が重要です。これは、ストレス状態のときに、自分を理解し、精神的に支えてくれる人たちをもっておくことです。

## 相談する相手は？
（複数回答）

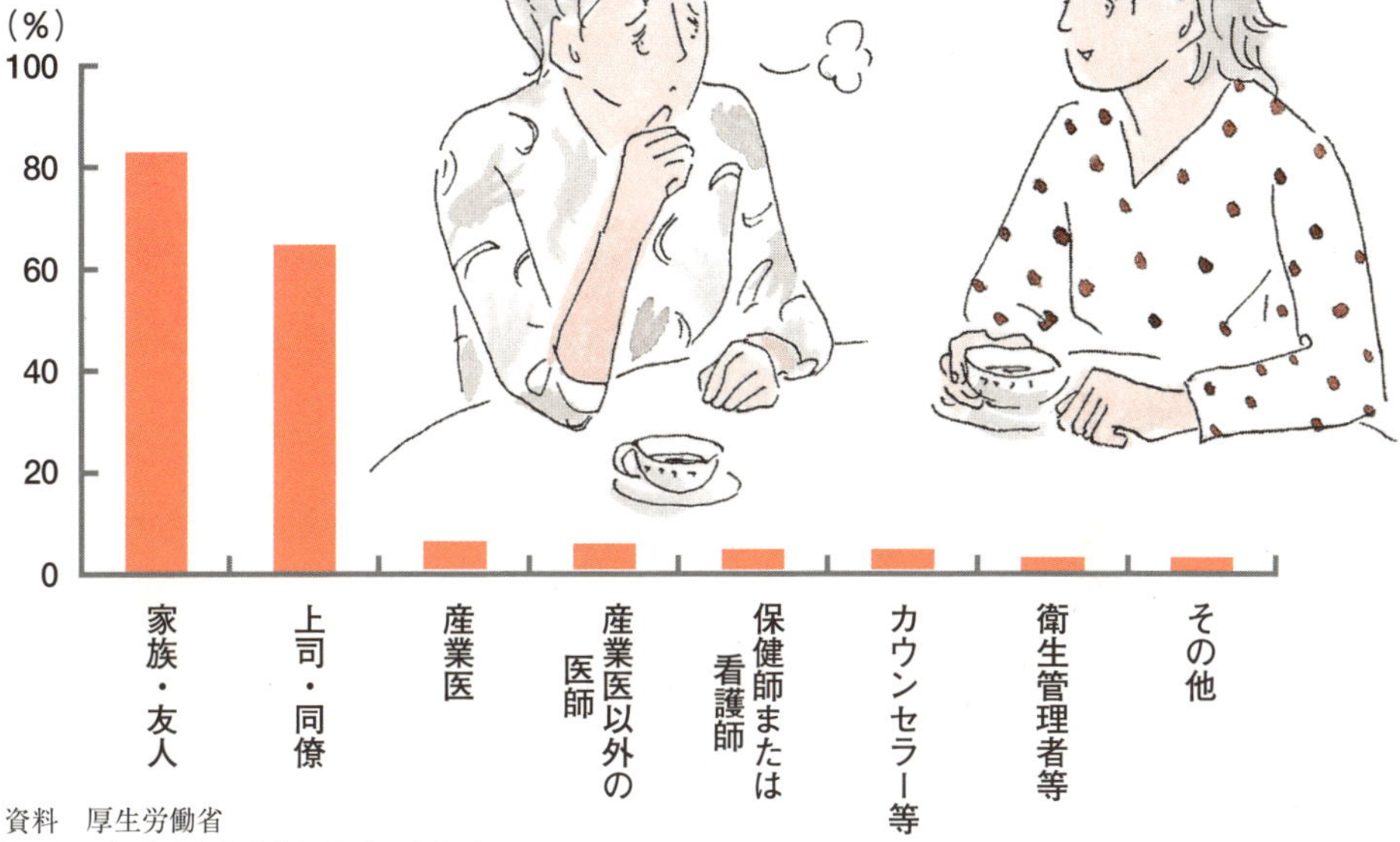

（%）
100
80
60
40
20
0
家族・友人
上司・同僚
産業医
産業医以外の医師
保健師または看護師
カウンセラー等
衛生管理者等
その他


資料　厚生労働省
「平成14年労働者健康状況調査の概況」

ほとんどの人が、家族、友人、上司、同僚に相談している。ストレスを抱えたとき、支えになってくれるのは、身近にいる人たちであることが多い

話して問題が解決するわけではありませんが、そういった人間関係の豊富な人のほうが、ストレス耐性が高くなるのです。

また、相手の意見を聞くことで、自分の考え方のゆがみに気づくこともあり、話し相手はストレスマネジメントに欠かせません。

column

### 聞いてもらうだけでほっとする

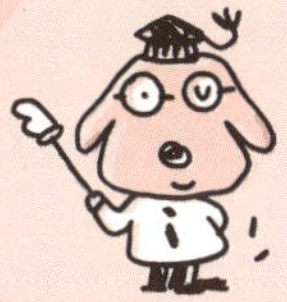

深刻な相談や難しい相談をされると、なんて答えたらいいかわからないことってない？ そんなときは否定も肯定もせず、話を聞くだけでいいんだよ。

相談するほうは答えがほしくて話しているわけではないことも多いんだ。話を聞いてくれる人、自分を見守ってくれる人がいると感じられれば、それだけで不安も軽くなるんだ。

Chapter 4.

# 8 ストレスをためない行動パターンを体得する

Stress Control

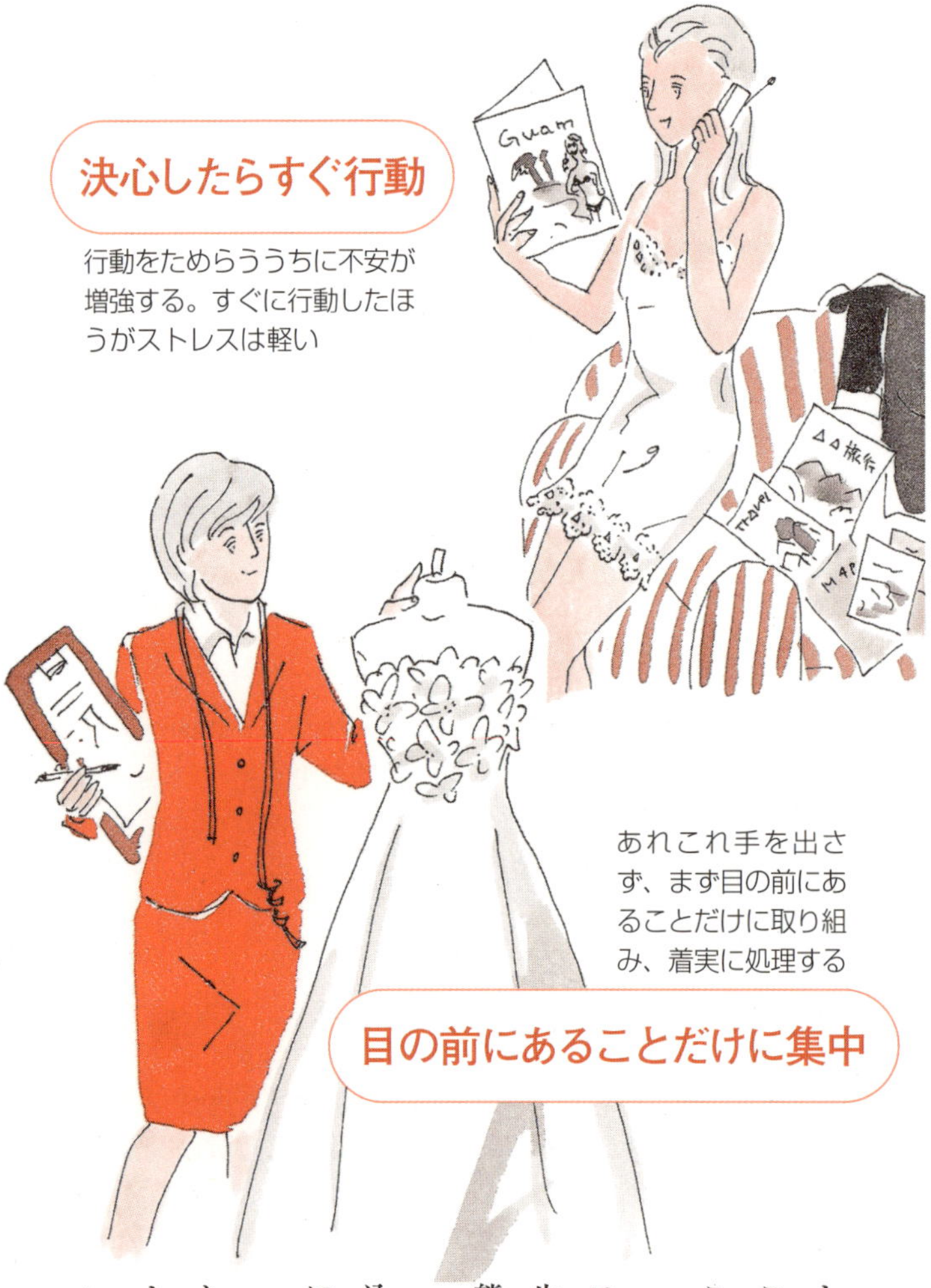

**決心したらすぐ行動**

行動をためらううちに不安が増強する。すぐに行動したほうがストレスは軽い

あれこれ手を出さず、まず目の前にあることだけに取り組み、着実に処理する

**目の前にあることだけに集中**

社会生活を送っている以上、ストレスが生じるのはしかたのないことでしょう。それを避けて通ることはできません。

しかし、できることなら無駄なストレスは生み出したくないし、生じてしまったストレスは軽い状態で受け流したいものです。

そのためには、ストレスをため込まないための行動パターンを身につけておくようにしましょう。

ストレスをため込んでしまう人たちは、自らストレスを増幅するような行動をとっていることが多いものです。

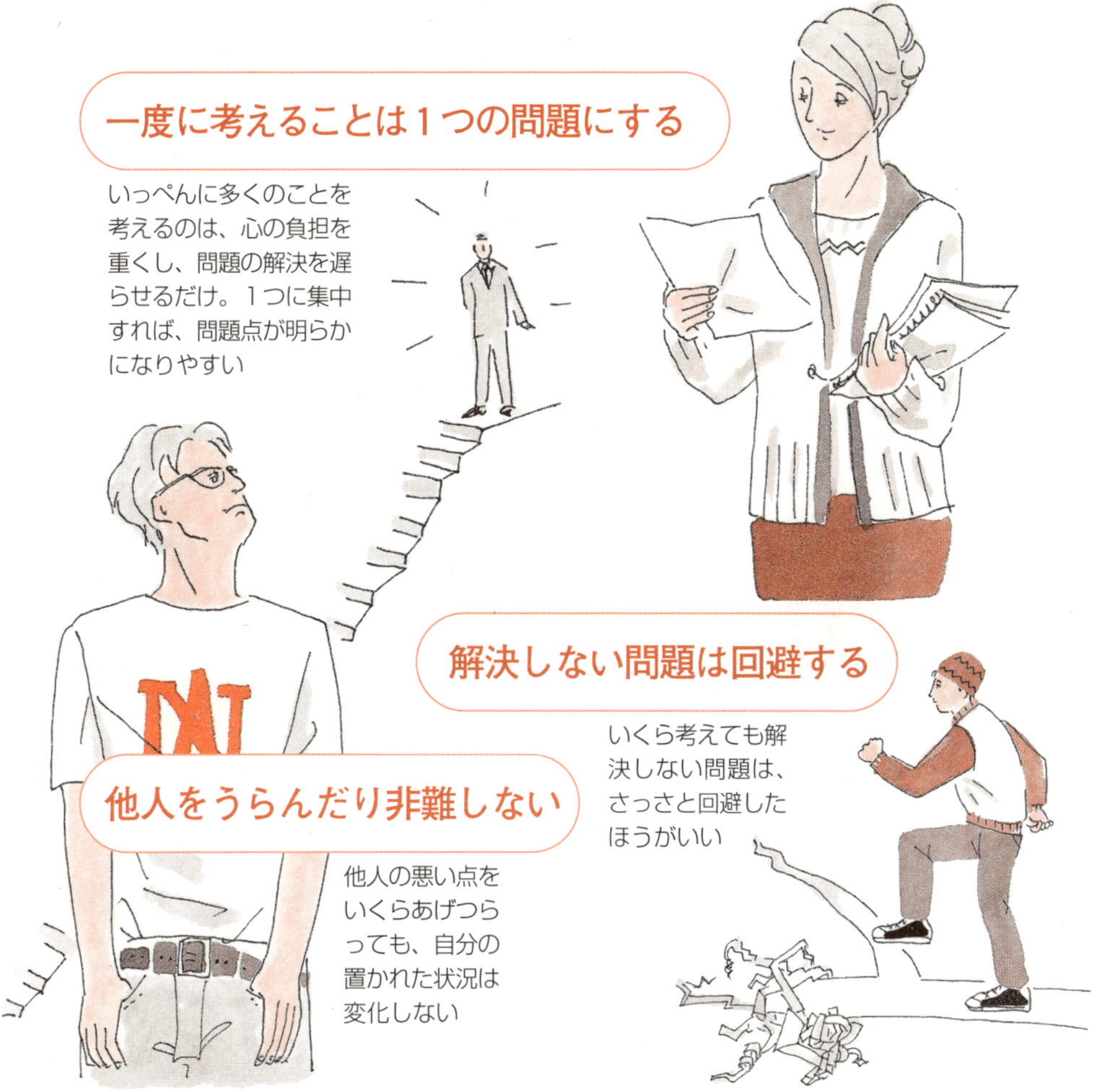

## 一度に考えることは1つの問題にする

いっぺんに多くのことを考えるのは、心の負担を重くし、問題の解決を遅らせるだけ。1つに集中すれば、問題点が明らかになりやすい

## 解決しない問題は回避する

いくら考えても解決しない問題は、さっさと回避したほうがいい

## 他人をうらんだり非難しない

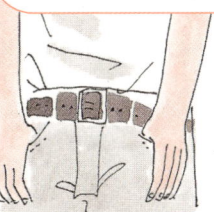

他人の悪い点をいくらあげつらっても、自分の置かれた状況は変化しない

### 1つのことに集中しよう

たとえば、すぐにやればいいことを、なかなかやろうとしない人。特に失敗するかもしれないという不安があって1日伸ばしにしていると、状況が改善しないまま不安だけが増大していきます。

あれもやらなければ、これもやらなければと、気持ちばかりあせって、なにも手につかなくなってしまう人もいます。これもストレスを増大させるだけ。あれこれ迷ってなにもしないでいるより、とにかく1つのことを推し進めることが、ストレス軽減に役立ちます。

日々の生活における行動パターンを改善することで、新たなストレスの芽を摘み取っていくことができます。

Chapter 4.

# 9 ちょっとした暮らしの工夫がストレスを軽くする

Stress Control

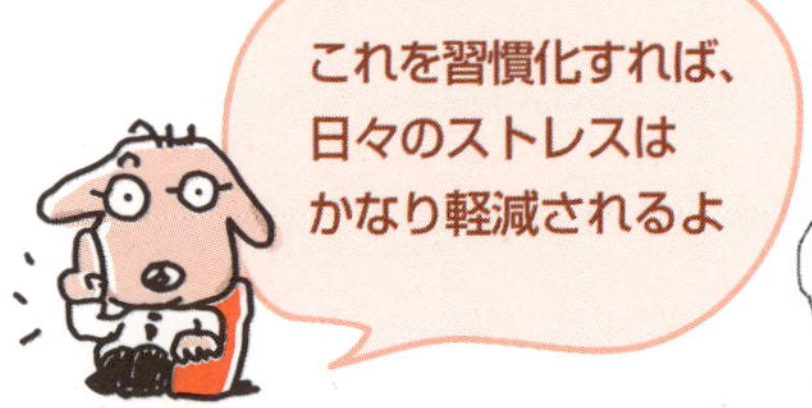
これを習慣化すれば、日々のストレスはかなり軽減されるよ

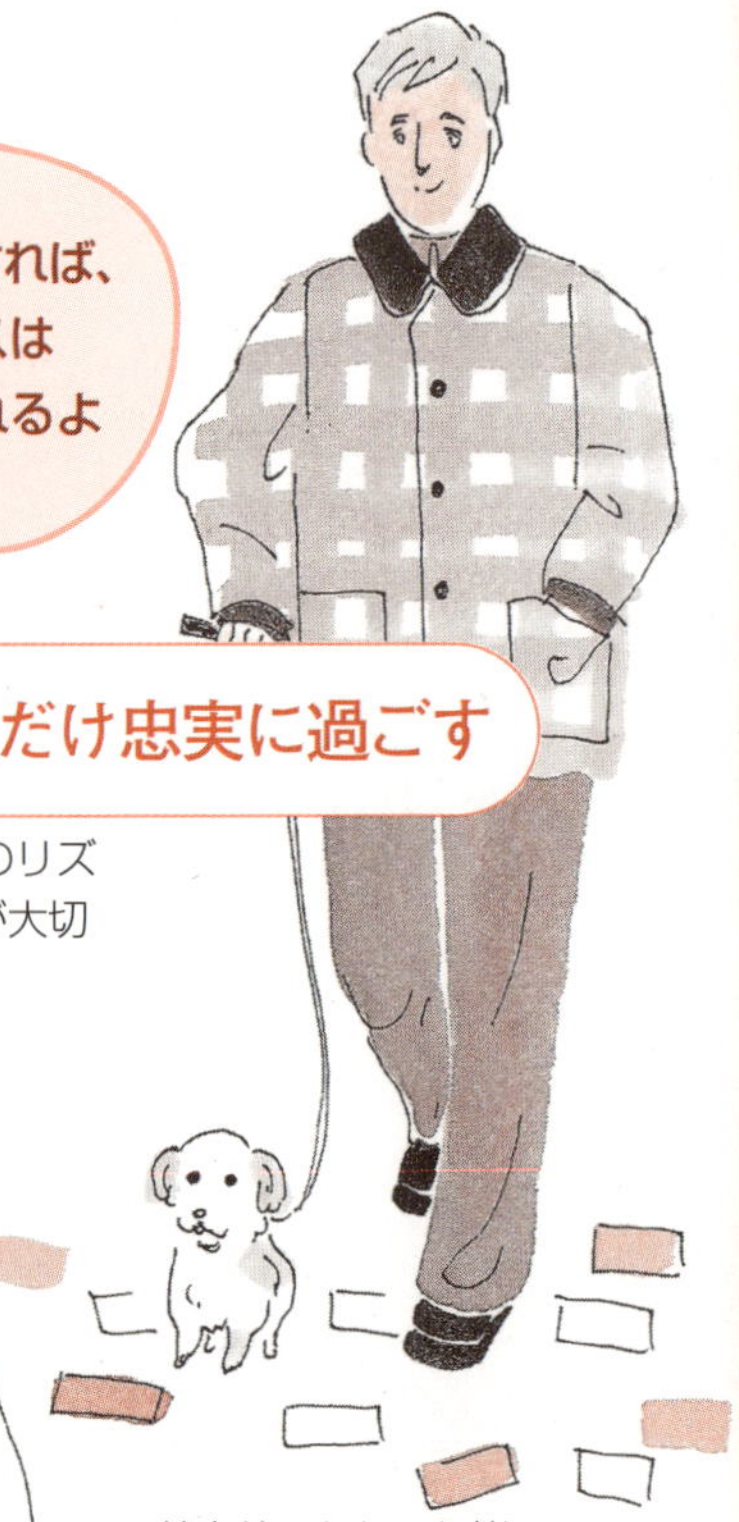

## 毎日の日課にできるだけ忠実に過ごす

どんな状況でも、毎日の生活のリズムを崩さないようにすることが大切

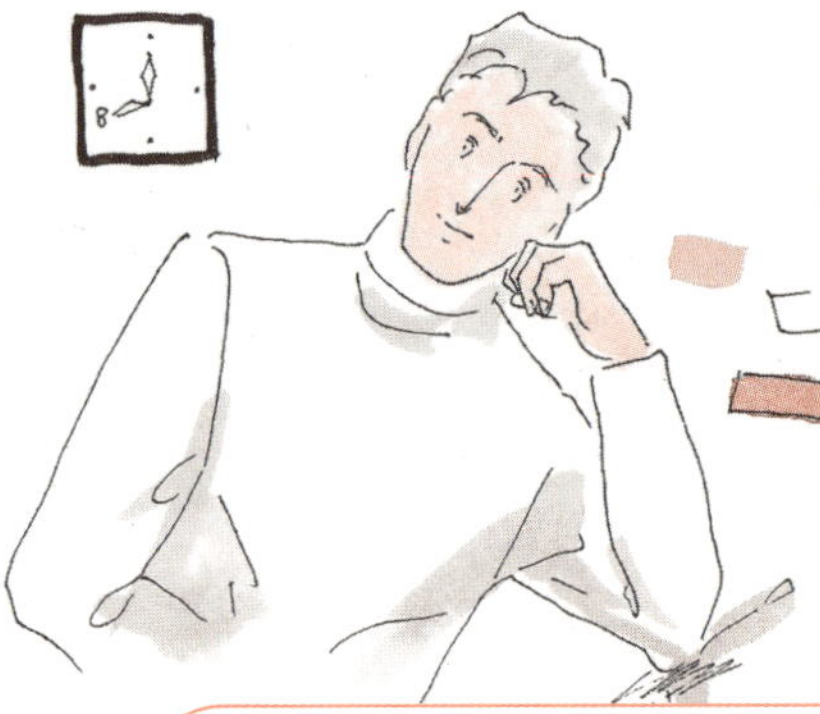

就寝前にあれこれ悩んでいると不眠などを起こしやすい

## 夜8時以降は悩みごとについて考えない

ストレスは誰にでもありますが、ストレスとのつきあい方が上手か下手かによって、心身に及ぼす影響は大きく異なってきます。

たとえば、いやなことがあった日に、そのことがずっと気になって、後悔してみたり、人をうらんでみたり、答えの出ない自問を繰り返したりする人がいます。

このような人は、あれこれ考えることで、ストレスを強くしてしまいます。心身に及ぼす影響も大きく、さまざまなストレス反応も現れます。イライラする、眠れなくなる、食欲がない、といった症

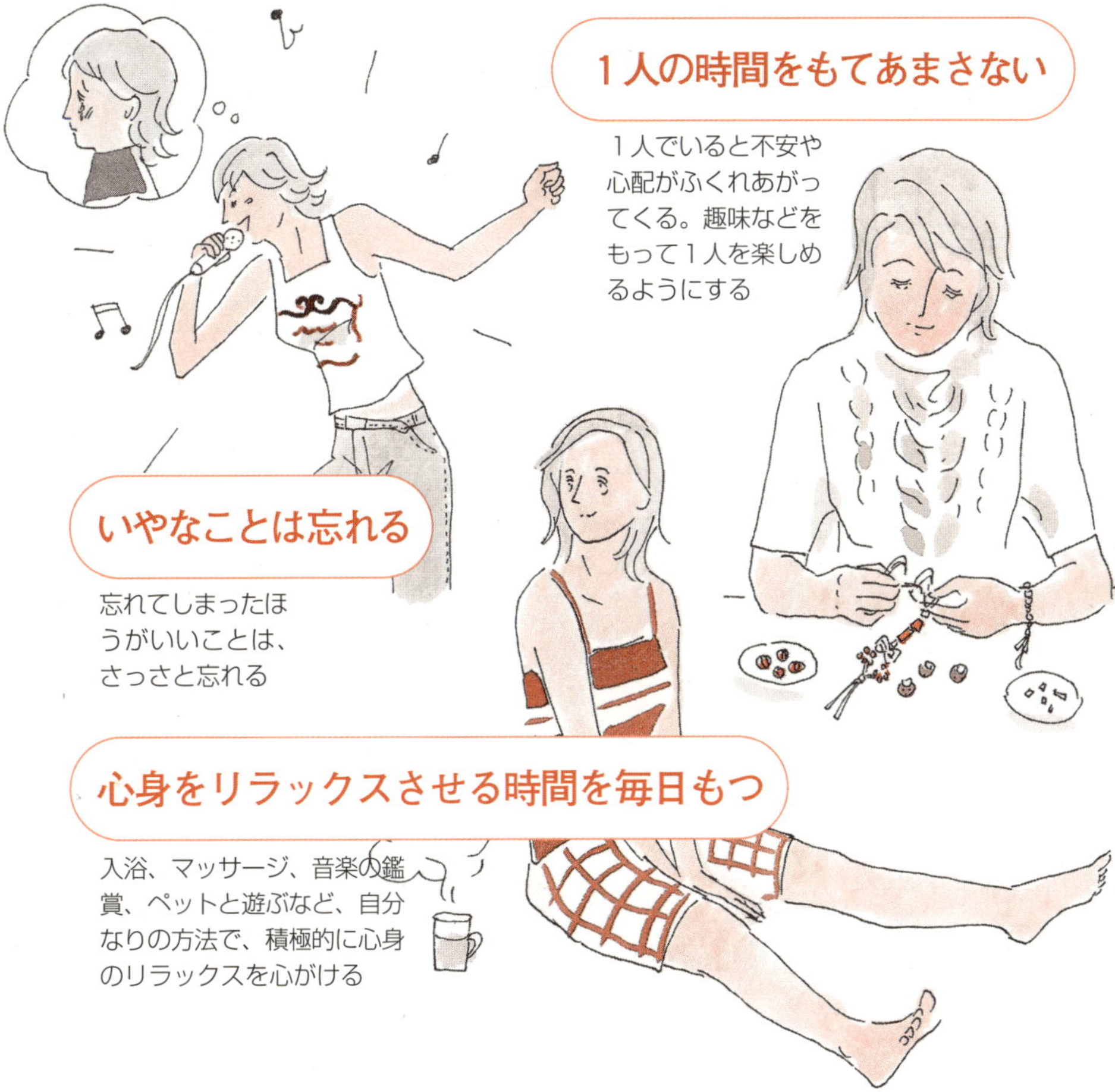

## 1人の時間をもてあまさない

1人でいると不安や心配がふくれあがってくる。趣味などをもって1人を楽しめるようにする

## いやなことは忘れる

忘れてしまったほうがいいことは、さっさと忘れる

## 心身をリラックスさせる時間を毎日もつ

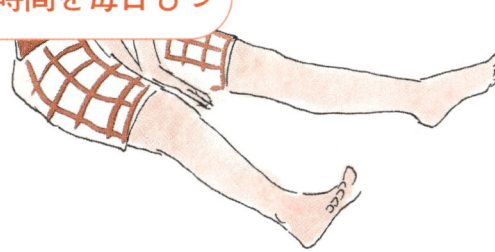

入浴、マッサージ、音楽の鑑賞、ペットと遊ぶなど、自分なりの方法で、積極的に心身のリラックスを心がける

状が現れてくるのです。

### ストレスの芽は早めに摘む

こうなると、ストレスの影響はますます大きくなります。たいしたストレスでなかったのに、対処方法が悪く、大きなストレスにしてしまう人がいるのです。

大切なのは、ストレスの連鎖を断ち切ること。毎日の生活の中で、ストレスの芽を小さなうちに摘み取ってしまうことが大切です。さっさと忘れる、考えすぎない、早めに人に相談するなどが、ストレスを増大させないコツです。

過去にとらわれず、将来のことを思いわずらわず、現在に生きる。このことに徹していれば、ストレスの影響を最小限に抑えながら、生活していくことができます。

# 10 規則正しい食事がストレス耐性を高める

Stress Control

**たんぱく質**

細胞の重要な構成成分であり、ホルモンや酵素の原料となる。ストレスが強いときには十分にとろう

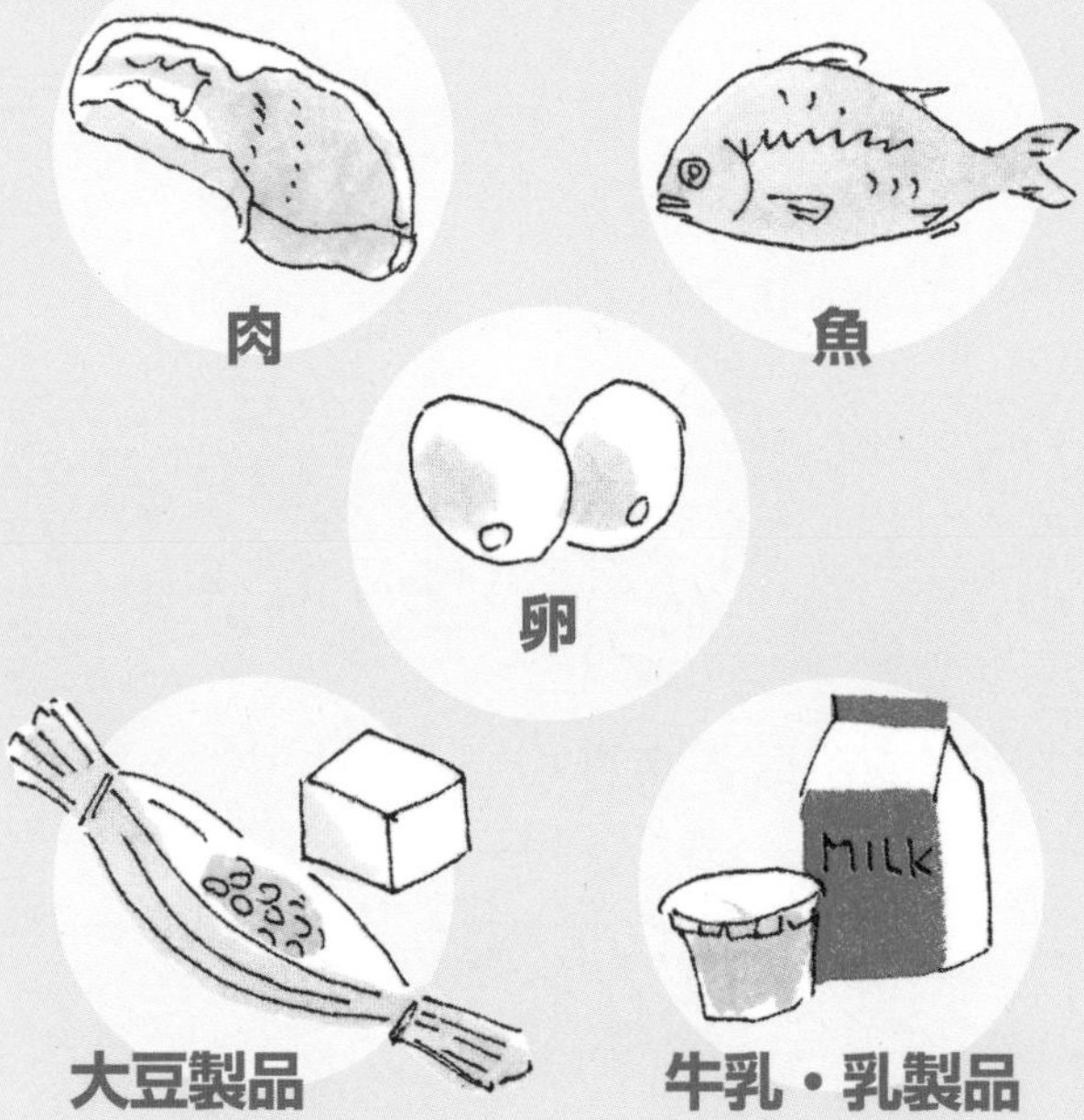
肉
魚
卵
大豆製品
MILK
牛乳・乳製品

栄養のバランスがいい食事をとっている人は、そうでない人に比べてストレス耐性が高いことがわかっています。

　ストレスがあると、ホルモンの分泌が盛んになり、エネルギー代謝が活発になって、たくさんの栄養が消費されます。日ごろから栄養バランスのいい食事をとっていないと、栄養の不足状態が生じてしまいます。

　ストレスに負けないためには、食事を1日3回、規則正しくとることも大切。やけ食いなどをしないことも心がけましょう。

## ビタミンC

副腎皮質ホルモンなどの合成に必要で、ストレスが強いときほど必要。ストレスによる免疫力低下を防ぐため、不足しないようにする

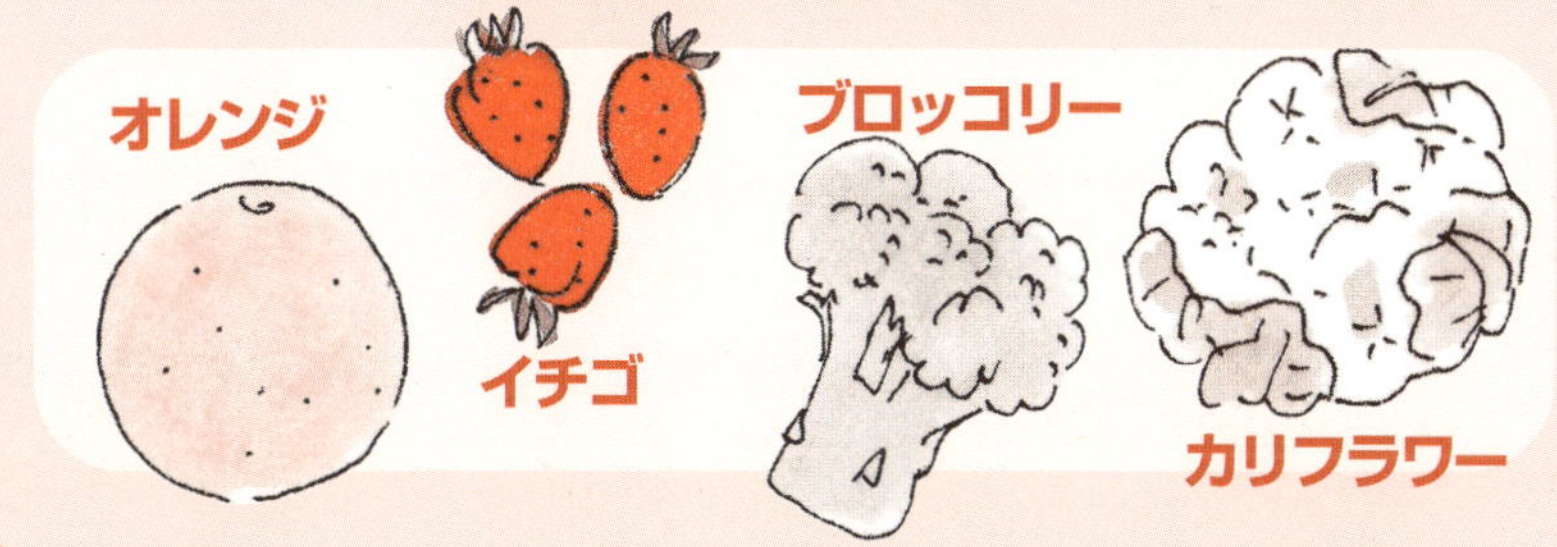
オレンジ
イチゴ
ブロッコリー
カリフラワー

## ビタミンB群

ストレスでビタミン$B_1$とビタミン$B_2$の消費が高まる。特にビタミン$B_1$は、神経を使う仕事をしたときには多めに必要

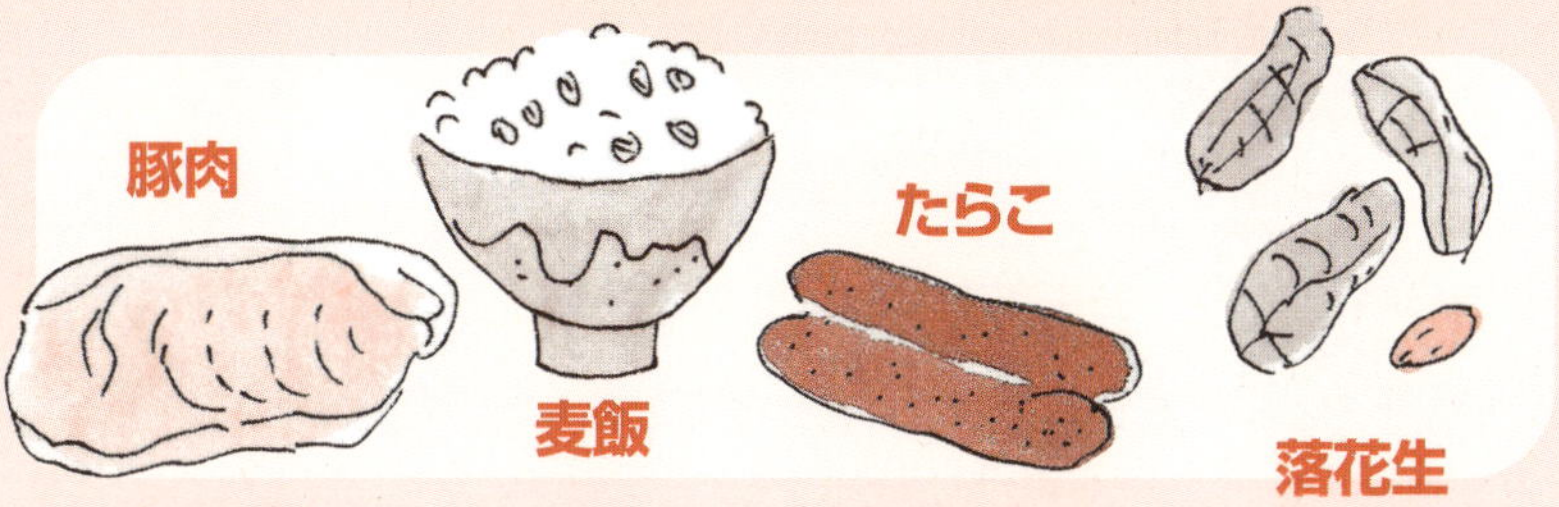
豚肉
麦飯
たらこ
落花生

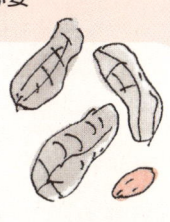

## カルシウム

日本人にとって最も不足しやすい栄養素。不足すると、骨のカルシウムを溶かして使うため、骨が弱くなる。きちんととろう

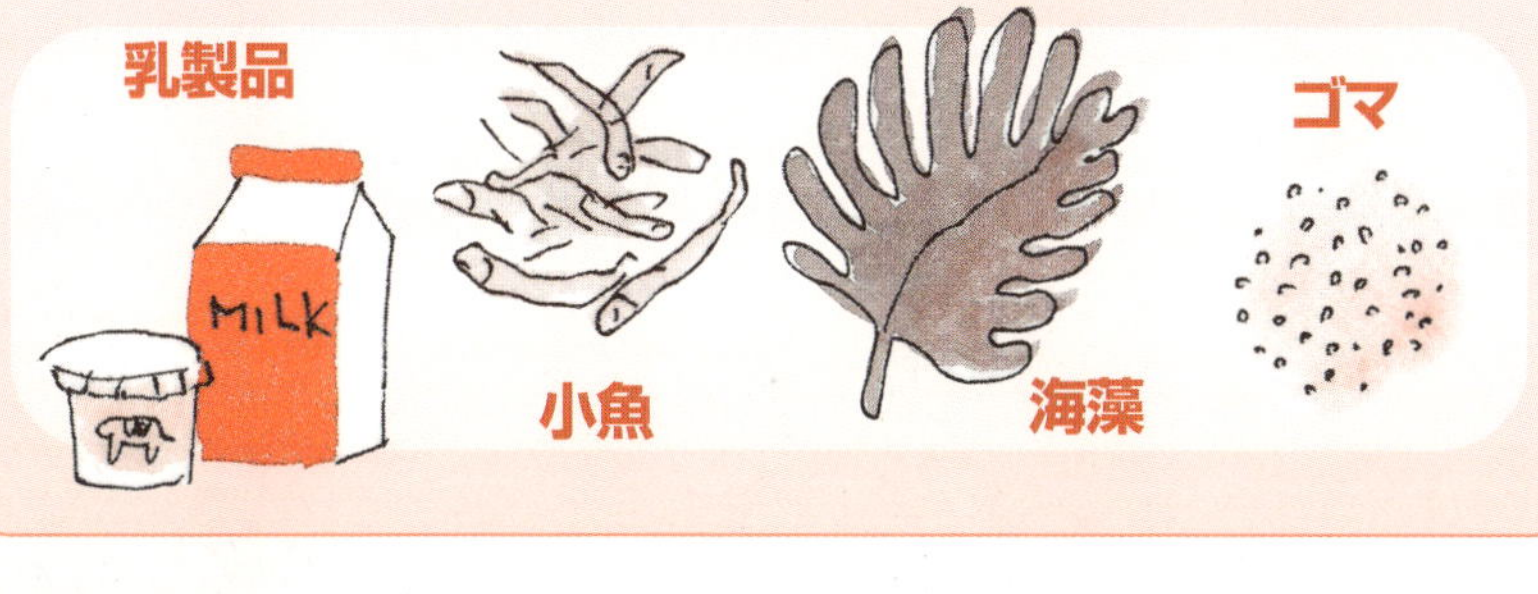
乳製品
MILK
小魚
海藻
ゴマ

Chapter 4.

11

# コミュニケーション能力を高めてストレスを減らす

Stress Control

コミュニケーション下手はストレスに
コミュニケーション能力の不足
社会的支持基盤の低下
人間関係のトラブル
ストレス耐性の低下
ストレスを生じる
ストレスが増幅する

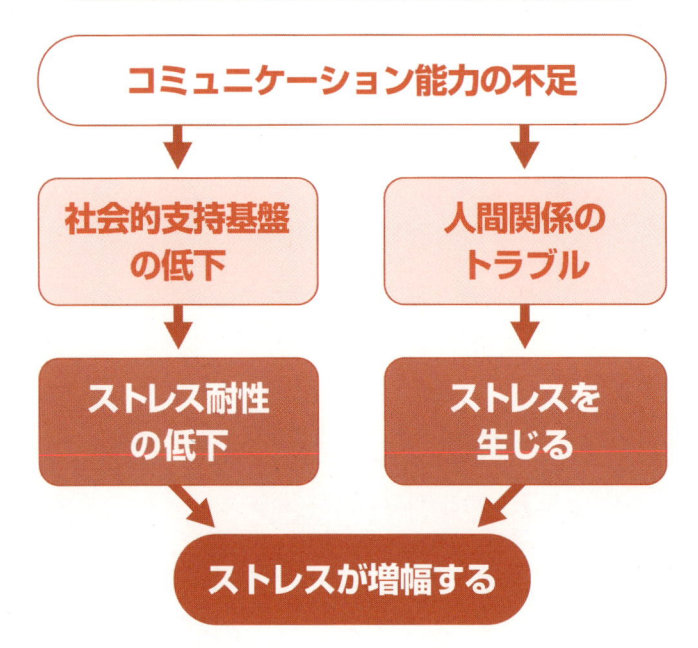

コミュニケーション下手だと、人間関係のトラブルでストレスを抱えることに。さらに、人づきあいが苦手なため、相談相手も少なく、ストレス耐性が低い。この両側面からストレスが増幅する

職場のストレスを調べた結果でも、人間関係によるストレスは常に上位にランクされています。

その原因の1つとして、コミュニケーション能力の低下があります。

周囲の人たちとうまくコミュニケーションがとれないために、トラブルが生じ、結果としてストレスが生み出されるというパターンです。

特に若い年代の人たちに、こうした傾向が目立つようです。

コミュニケーション能力が低いのは、子どものころからゲーム漬

## コミュニケーション能力を回復させるために

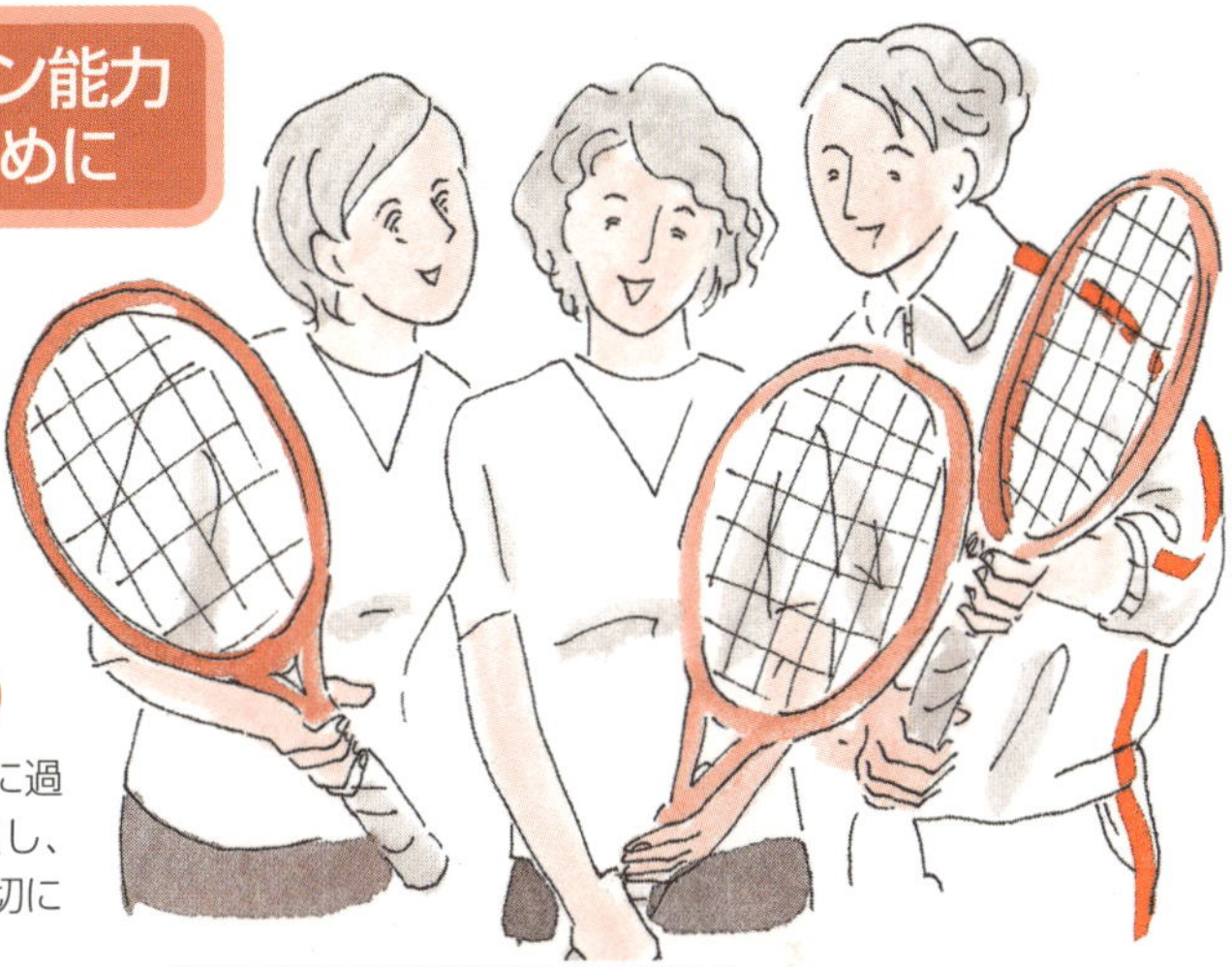

### 会話の機会を増やす

趣味の仲間などをつくり、会話の機会を増やす

### テクノ依存症の解消

パソコンを相手に過ごす時間を制限し、人との関係を大切に

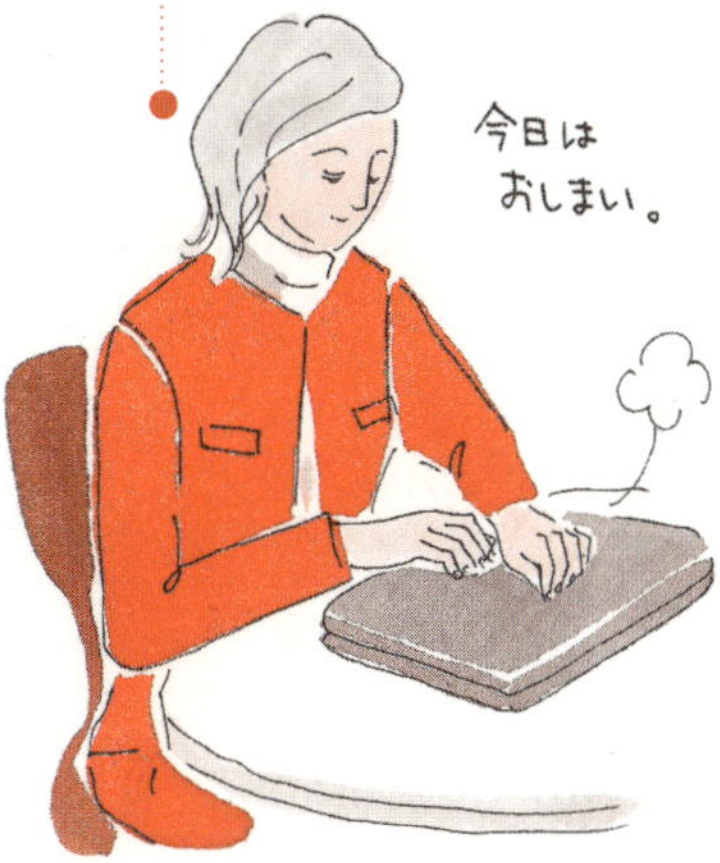


### あいさつをする

笑顔であいさつを交わすだけで、人間関係は改善する

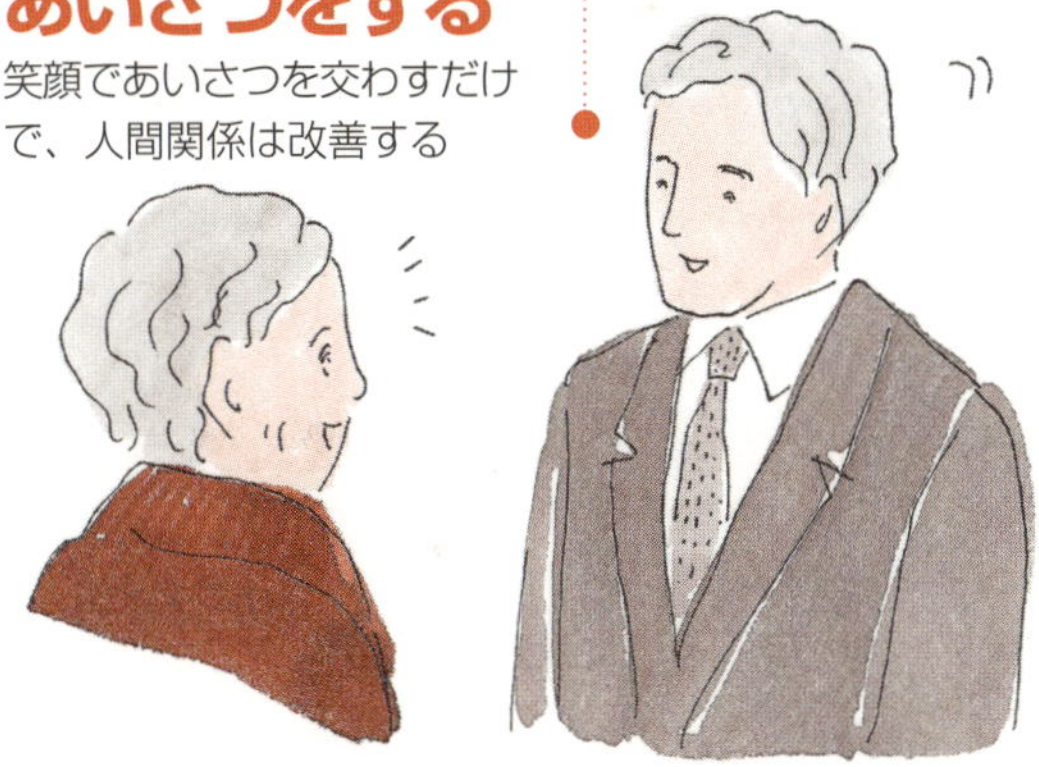

けで、部屋にこもってバーチャルな世界で遊んでいたことも、関係しているかもしれません。

### あいまいさを受け入れよう

パソコンなしの生活に不安を覚えるテクノ依存症の患者さんは、人づきあいを嫌うようになることが知られています。

　常に明快な答えを出してくれるコンピュータに比べると、人間は実にあいまいな存在です。その人間とうまくコミュニケーションをとれないと、人間関係によるストレスが次々と生まれてしまいます。

　人づきあいが苦手な人は、趣味などを通じて、人と会話を楽しむ機会を増やしていくといいでしょう。それがコミュニケーション能力を高めることにつながります。

Chapter 4.
12

# ストレス社会を生き抜くための10か条

Stress Control

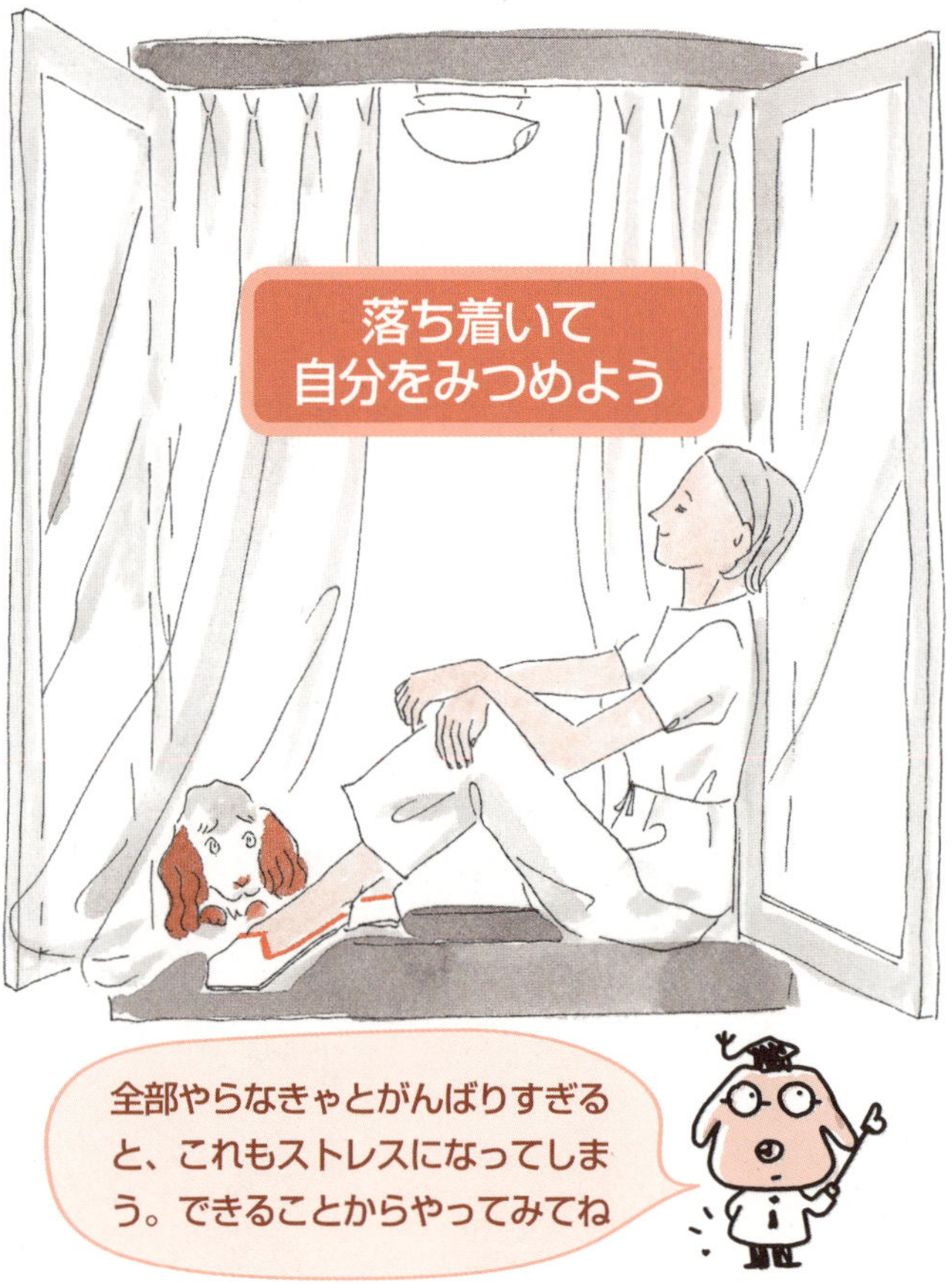
落ち着いて
自分をみつめよう
全部やらなきゃとがんばりすぎると、これもストレスになってしまう。できることからやってみてね

ストレス社会を生き抜いていくためには、ストレスをうまくコントロールする方法を身につけておく必要があります。

ストレスから逃げ回らず、ストレスに立ち向かわず、うまくつきあいながら、ストレスによって生じる影響をなるべく抑え込んでいくようにするのです。

左ページの10か条は、ストレスをうまくコントロールするためのコツをまとめたもの。

自分の生活に取り入れて、日々のストレスの軽減に役立ててください。

## ストレスコントロール法　10か条

| | |
|---|---|
| 第1条　完璧主義を捨てる | 人生には失敗がつきもの。「なるがままに」という心の余裕を |
| 第2条　現実を直視する | 自分を冷静に観察すれば、ありのままの自分を受け入れられる |
| 第3条　ストレス尺度をもつ | 「眠れない」「食欲がない」などの限界点をもち、早期発見する |
| 第4条　趣味をもつ | 心から打ち込め、気持ちが切りかえられる自分だけの時間をもつ |
| 第5条　辛いときは、悲鳴を | 自分で何事も処理しようとせずに疲れたら隣人に助けを求める |
| 第6条　悩みを話せる友をもつ | 心配ごとを話せる友人ほど、いざというとき頼りになることはない |
| 第7条　軽い運動でいい汗を | 体は心の入れもの。運動して鍛えれば、それだけで心も強くなる |
| 第8条　先入観をもたない | 短所は長所にもなりうるもの。長い目で人と接する |
| 第9条　解決を先に延ばさない | できることは早めに片づける。難しいことは放っておくのも一法 |
| 第10条　「ノー」という勇気を | すべてに同調しては心のバランスが崩れる。ノーという勇気をもつ |

# Q 休みになると、寝るだけで1日が終わってしまいます。体に悪くありませんか？

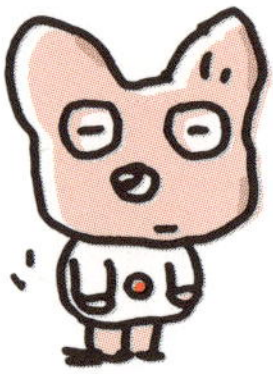

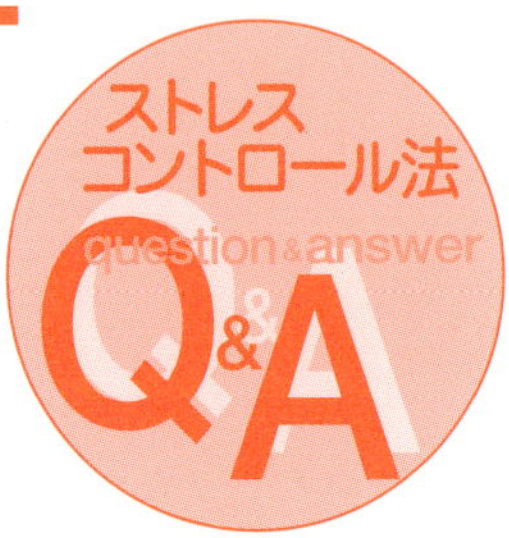


# A 生活のリズムは崩さないほうがいい

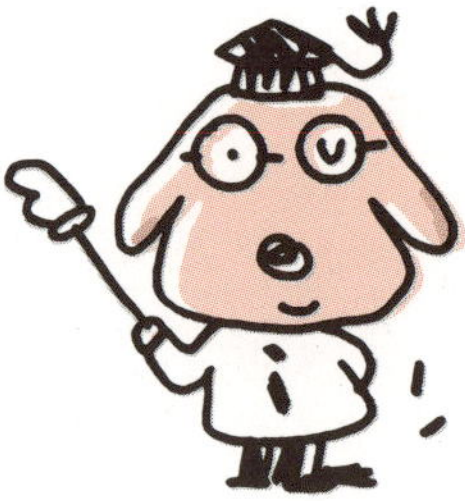

**生徒**　毎日、仕事に追われているせいか、休みの日になると、寝ているだけで1日が終わってしまいます。心身が疲労しているのだから、十分に睡眠をとるべきだとは思うんですが、1日を無駄にしたような気もするんですよ。

**先生**　十分な睡眠をとることは、ストレスを解消するのにとても効果的。でも、まとめてたくさん寝たからといって、1週間のストレスをまとめて解消できるわけではないんだ。平日の睡眠時間が十分にとれないのであれば、その限られた時間の中で深い眠りが得られるように工夫すべきだね。

**生徒**　たとえば、どんな？

**先生**　昼間は活動的に仕事をし、夜は眠るという生活のリズムを崩さないようにすることが必要だね。それから、仕事を終えて帰宅したら、入浴などでリラクセーションをはかり、眠りに入る準備を整える。寝具や寝室など、眠る環境を整えることも大切だね。

**生徒**　毎日の睡眠を充実させれば、休日になったからといって、1日中寝て過ごさなくてもすむわけですね。

**先生**　生活のリズムを崩さないためにも、昼間は活動的に過ごしたほうがいいだろうな。できれば外出して、日常と離れた環境に身を置くほうが、日ごろのストレスを忘れることができるよ。

Chapter 5.

# 第5章 ストレスが襲いかかるのはこんなとき

毎日の生活には、ストレスの原因となることがいっぱい。仕事や複雑な人間関係はもちろん、進学、就職、結婚など、新たな生活のスタートもストレスを生み出します。上手なストレスコントロールには、いつが危険なのかを知っておくことも大切です。

Chapter5.
1
# 3つの要因が仕事のストレス度を決定する

Stress Control

## 1つでも改善すれば快適な職場環境になる

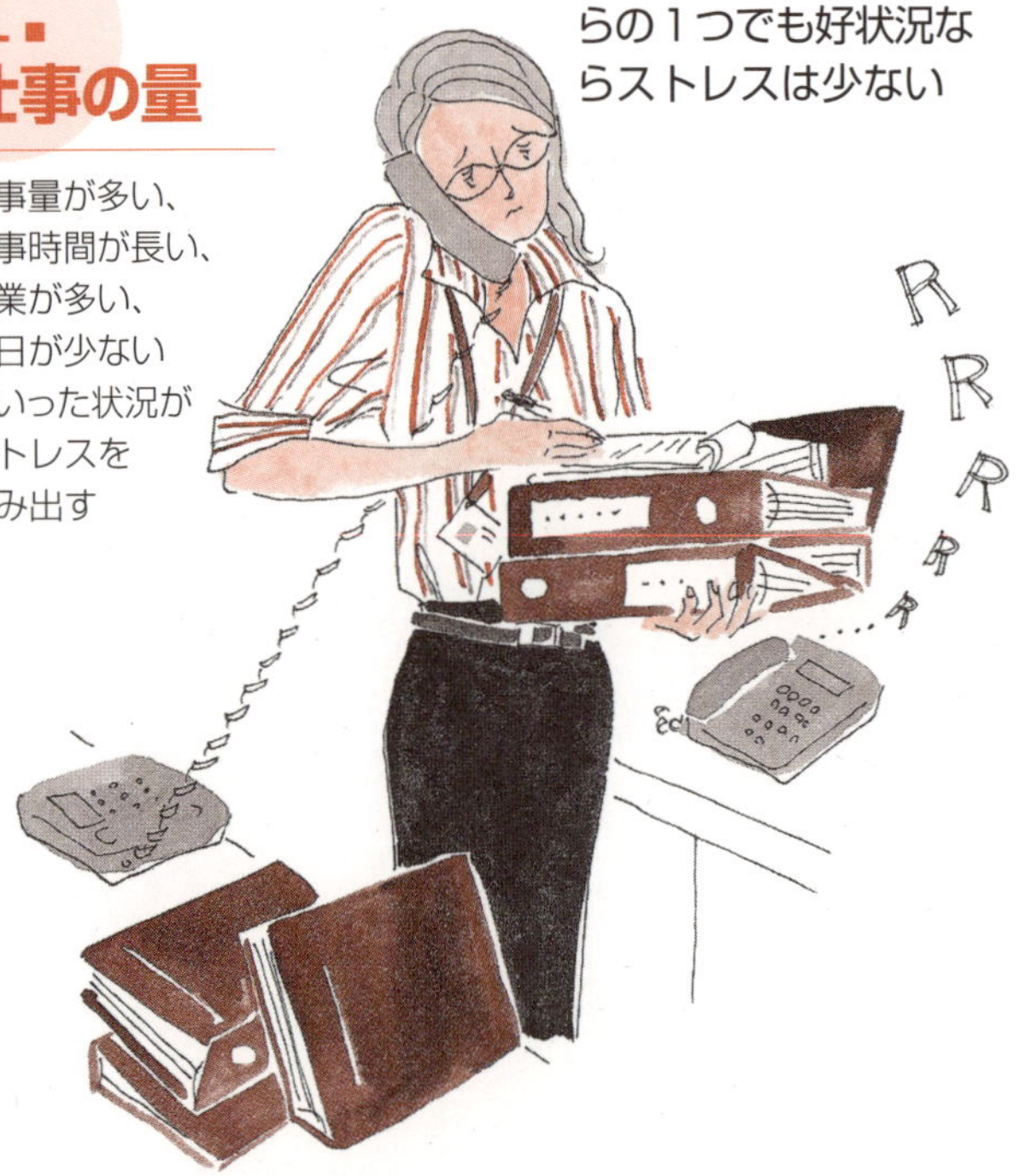

職場のストレスを左右する3つの要因。これらの1つでも好状況ならストレスは少ない
1. 仕事の量
仕事量が多い、仕事時間が長い、残業が多い、休日が少ないといった状況がストレスを生み出す
RRRRRR


仕事のストレスを生み出す要因には、①仕事の量、②仕事の質、③職場の人間関係、という3つがあります。最悪なのは、3つともよくない場合。たとえば、残業続きで、仕事にはやりがいが感じられず、職場の人間関係にトラブルを抱えていたりすると、ストレスは大きくなります。

### 少しでも改善を心がける

ところが、やりがいのある仕事であれば、残業続きで体が多少きつくても、精神的な負担感はあまりありません。また、興味をもて

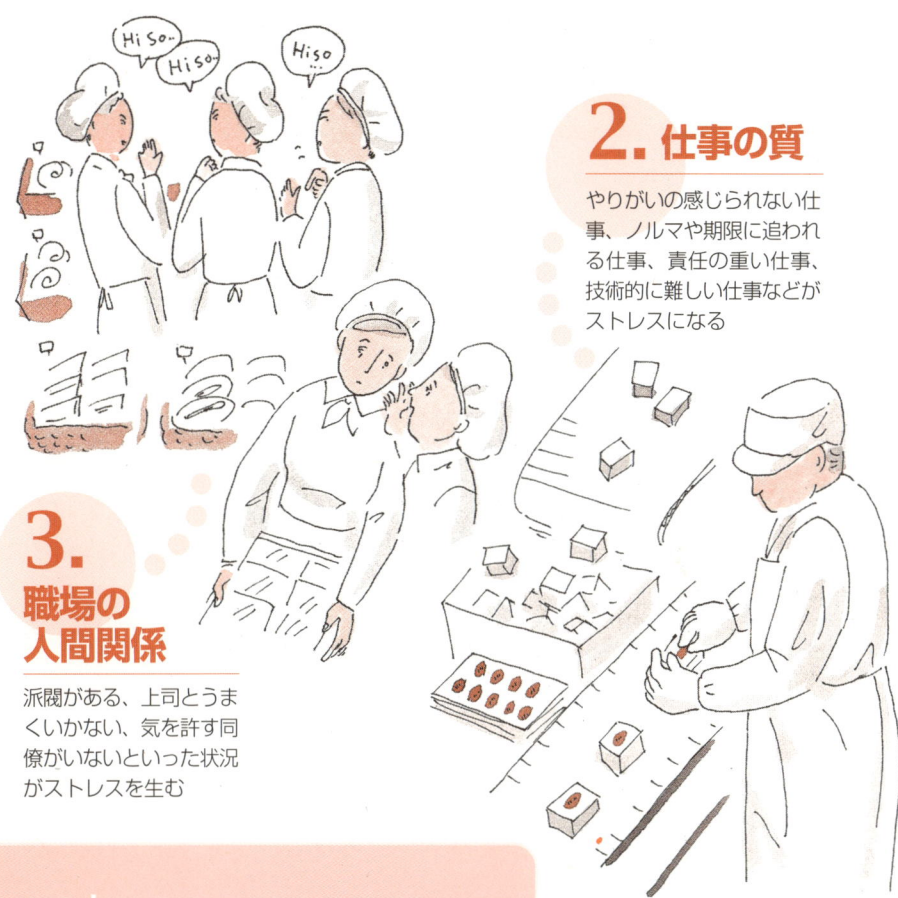

## 2. 仕事の質

やりがいの感じられない仕事、ノルマや期限に追われる仕事、責任の重い仕事、技術的に難しい仕事などがストレスになる

## 3. 職場の人間関係

派閥がある、上司とうまくいかない、気を許す同僚がいないといった状況がストレスを生む

ない仕事でも、職場に理解し合える同僚がいて、愚痴をこぼしたり、励まし合ったりできれば、ストレスは軽減されます。

3つの要素がすべて理想的な仕事など、なかなかありません。1つでも改善することが大切です。

column

### 職場不適応とは

職場になじめないと、欠勤、遅刻、早退が増え、仕事の能率や勤務意欲が下がってしまい、ミスが増えてしまうんだ。原因となる病気はないのに、倦怠感、発汗、不眠、食欲不振、頭痛、腹痛といった身体症状や、不安感、緊張感、無力感といった精神症状が現れる。

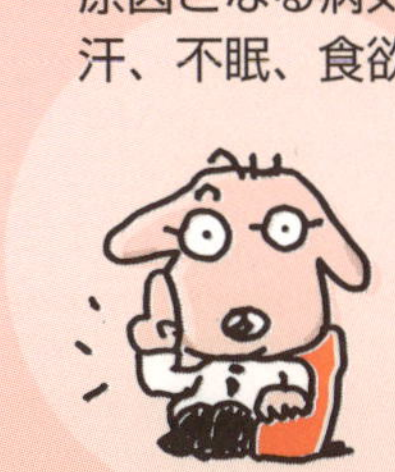

これらは、ストレスを取り除いてほしいという無意識のサインなんだよ。

Chapter5.

# 2 仕事時間とストレスの大きさは比例する

Stress Control

## 労働時間が長いほど疲れを感じる

| 実労働時間（単位：時間） | 疲れる | 疲れない | どちらともいえない |
|---|---|---|---|
| 6未満 | 61.6％ | 33.0％ | 5.4％ |
| 6～7 | 70.4％ | 25.7％ | 3.9％ |
| 7～8 | 65.8％ | 29.2％ | 5.1％ |
| 8～9 | 69.0％ | 26.2％ | 4.7％ |
| 9～10 | 77.3％ | 20.9％ | 1.7％ |
| 10以上 | 86.2％ | 11.6％ | 2.2％ |

資料　厚生労働省「平成14年労働者健康状況調査の概況」
（構成比は四捨五入しているため、計が100にならない場合がある）

仕事量は、ストレスを生み出す要因の1つですが、特に仕事時間の長さが、ストレスに影響するといわれています。

週60時間以上の仕事をしている場合や、残業が月に50時間を超えているような場合には、高血圧の発症や、悪化の可能性がある、という研究報告があるほどです。

また、労働時間や残業時間が長いほど、心臓病の発生率が高くなり、突然死の原因となることも明らかになっています。長時間労働のストレスが、体に影響を及ぼしてしまうのです。

## 休むことで能率を上げる

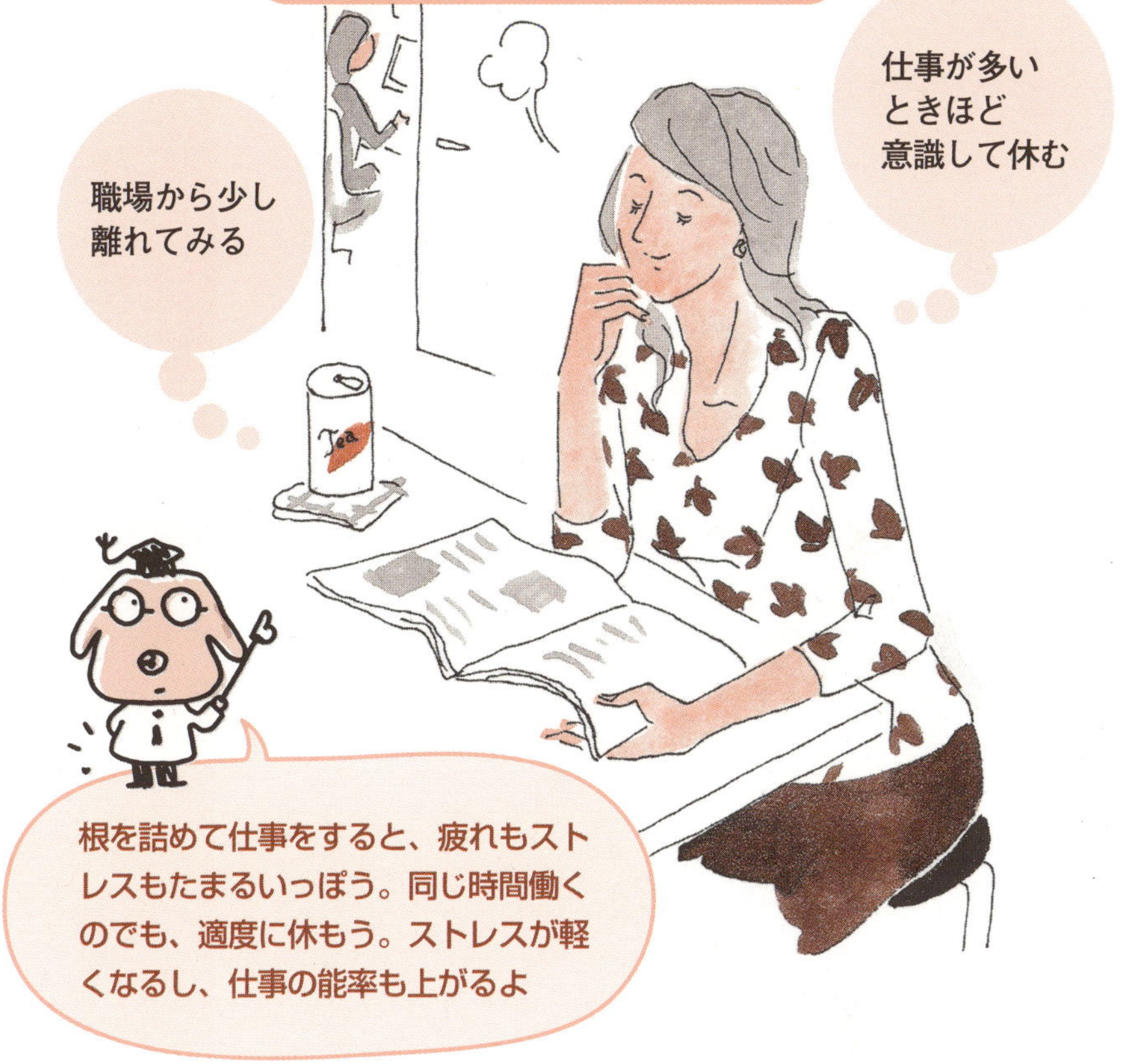
職場から少し
離れてみる
仕事が多い
ときほど
意識して休む
Tea
根を詰めて仕事をすると、疲れもストレスもたまるいっぽう。同じ時間働くのでも、適度に休もう。ストレスが軽くなるし、仕事の能率も上がるよ

### 休みをとりながら仕事をする

仕事をもつ人の約半数は、週に50〜60時間以上の労働を行っているというデータがあります。休みたいと思っても、現実にはなかなか休みをとれないという人が少なくないのです。

このような長時間労働を続けていると、約3割の人が疲労を訴えるようになり、約2割の人が睡眠の異常を訴えるようになります。

そして、仕事の時間が長くなれば長くなるほど、疲労や睡眠の異常を訴える人の割合が大きくなることがわかっています。

また、休みをとらずに連続して長時間の仕事をした人は、休みをとりながら仕事をした人に比べ、大きなストレスを受けます。

Chapter5.

3

# 仕事の質がどんなものでもストレスを感じる

Stress Control

## 仕事の質を決める2つの要因

### 1. 仕事の要求度

要求レベルが高いほど、ストレスは大きい。わずかなミスが人の生命に関わる医療従事者やドライバーなどはストレスが大きい

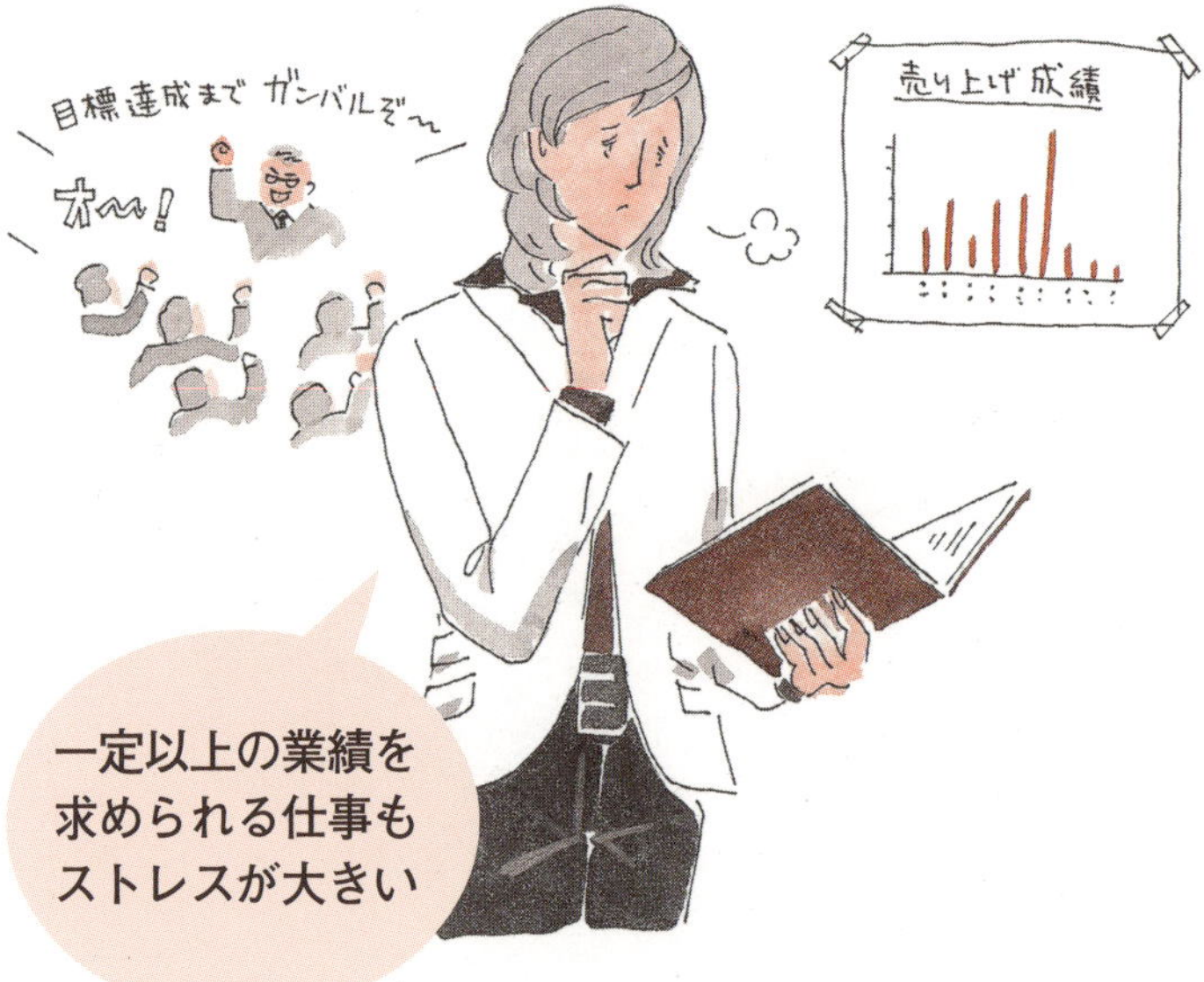
目標達成まで ガンバルぞ〜
オ〜!
売り上げ成績
一定以上の業績を求められる仕事もストレスが大きい

仕事のストレスは、仕事の質によって大きく違ってきます。仕事の質は、「仕事の要求度」と「裁量の自由度」に左右されます。

要求度の高い仕事とは、厳しいノルマがある、期日に追われる、ミスが許されないといったものです。要求度が高ければ高いほど、ストレスは大きくなります。

**あってもなくてもストレスに**

裁量の自由度とは、その仕事に対する決定権がどれだけあるかをさします。決定権がなく、命令にしたがってやらされるだけだと、

## 2. 裁量の自由度

決定権がなく、命じられたままに働かなければならないのはストレスの原因になる。しかし能力以上の決定権はそれに伴う責任を負うことでストレスを招くことがある

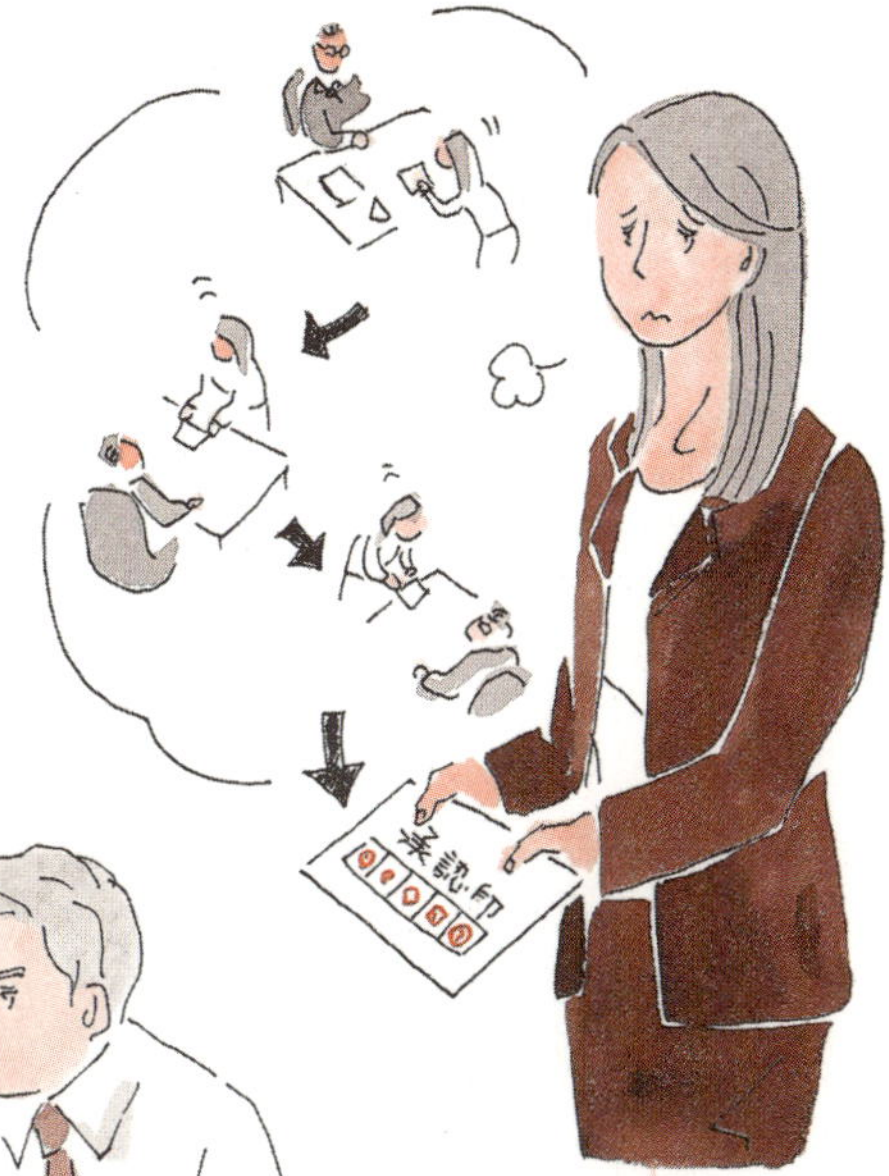


自分ではなにも決められない

自由に決められる反面、責任が重い

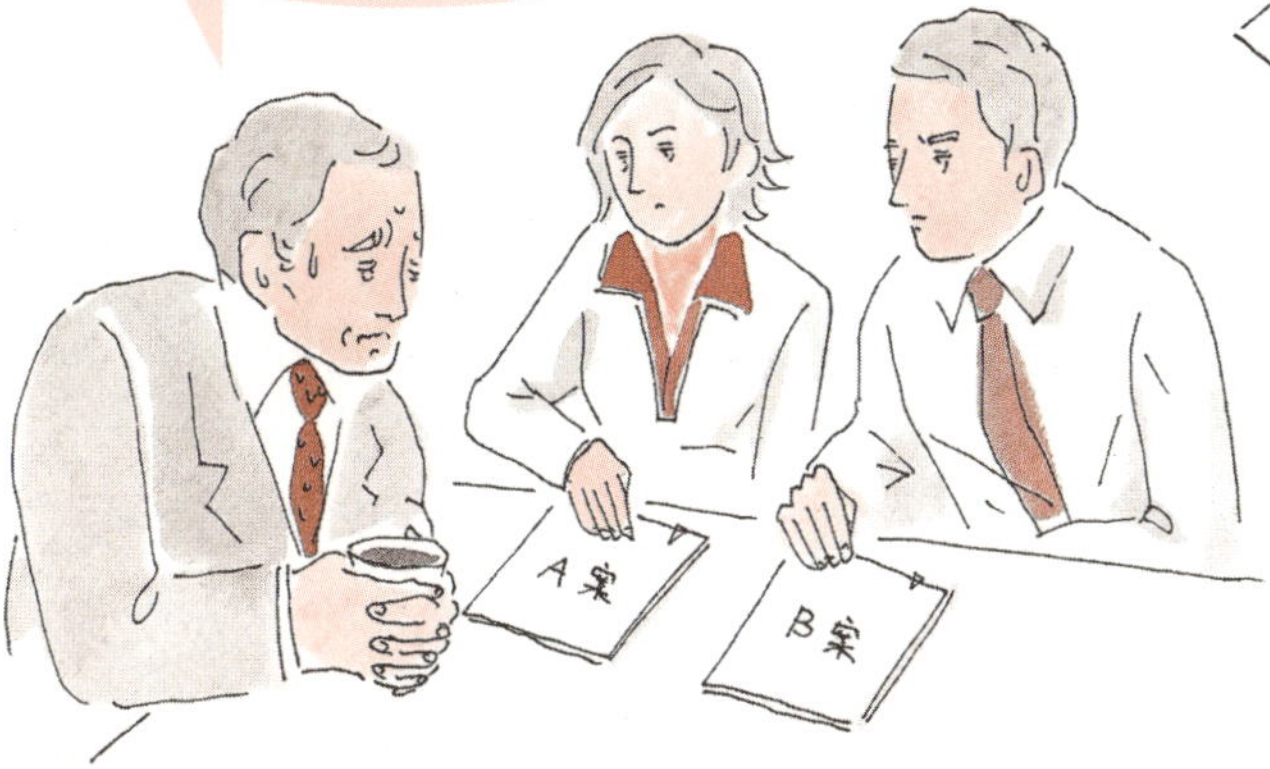


ストレスは大きくなります。

反対に決定権があっても、それに伴って重い責任を負わされる場合には、やはりストレスが大きくなります。裁量の自由度に関しては、あるのもないのも、ストレスの原因になってしまうのです。

column

### 現代の職場ストレス

現代の職場には新たに生み出されたストレスがいっぱいだよ。

コンピュータの使用で起こるテクノストレス、職場への過剰適応による過労ストレス、職場の国際化に合わせて生まれた異文化適応ストレス、構造不況の影響で生まれたリストラストレス（P135参照）は、まさに現代的なストレスといえるね。

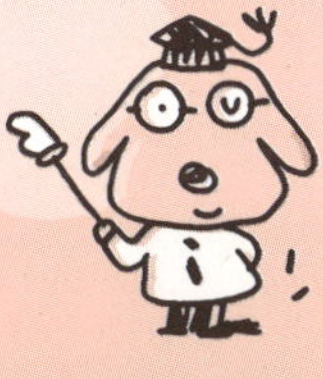

Chapter5.

# 4 忙しくても暇でもストレスを感じる

Stress Control

## 多忙が生み出すストレス

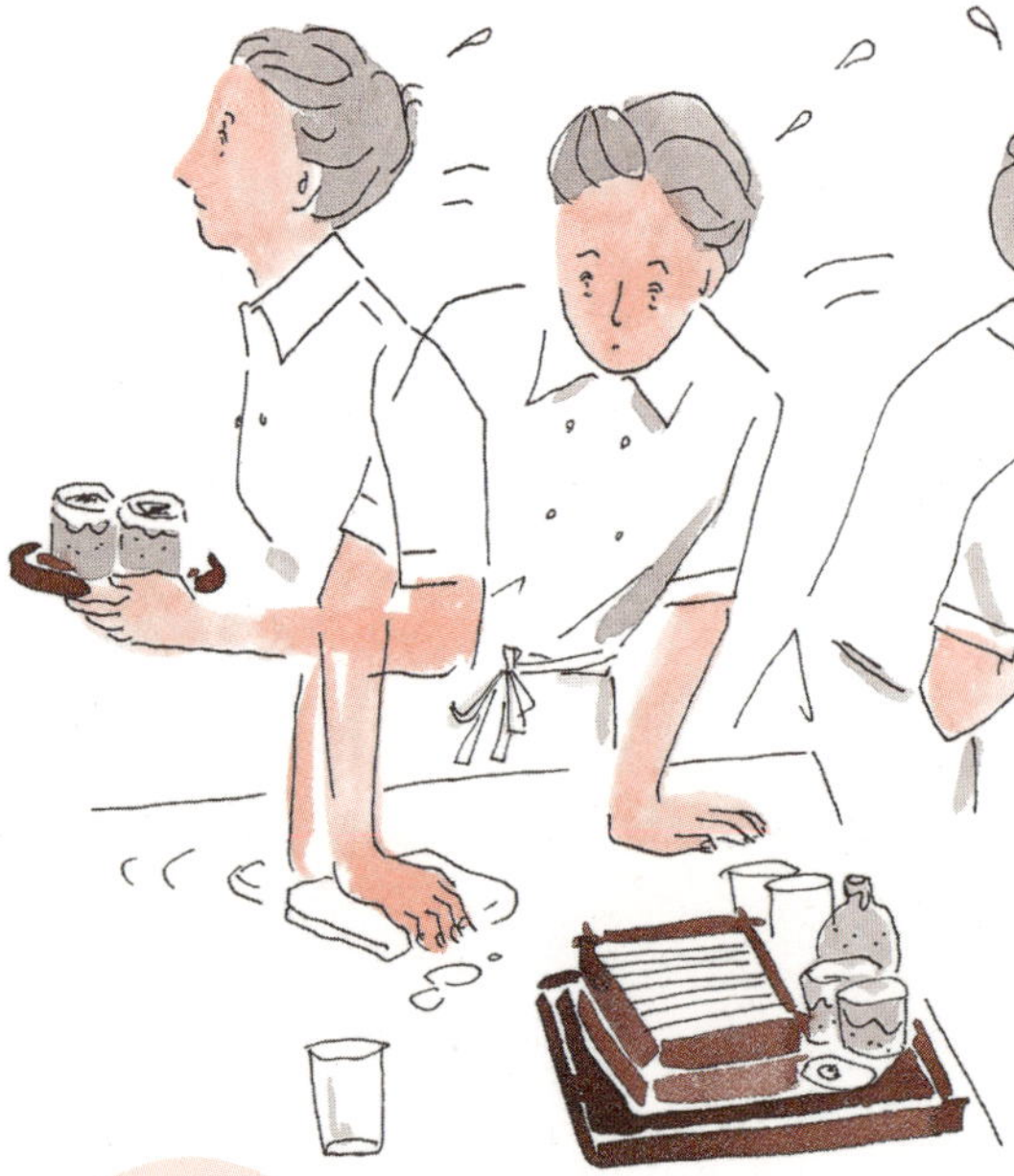

### 忙しすぎてつらい

仕事量が多く、十分な休養をとれないと、ストレスが大きくなる。好況時には仕事の増加で、不況時には職場の人員削減で、このような状況が生じやすい

仕事によるストレスというと、一般的なのは忙しさによって生じるストレスです。ノルマに追われる、時間に追われるという状況が、ストレスを生み出してしまいます。

### 暇でも安心できない

では、暇ならストレスがないかというと、そんなことはありません。

たとえば、会社で自分だけ暇だったら、自分が評価されていないので、仕事を与えられないのではないか、リストラされるのではな

## 暇が生み出すストレス

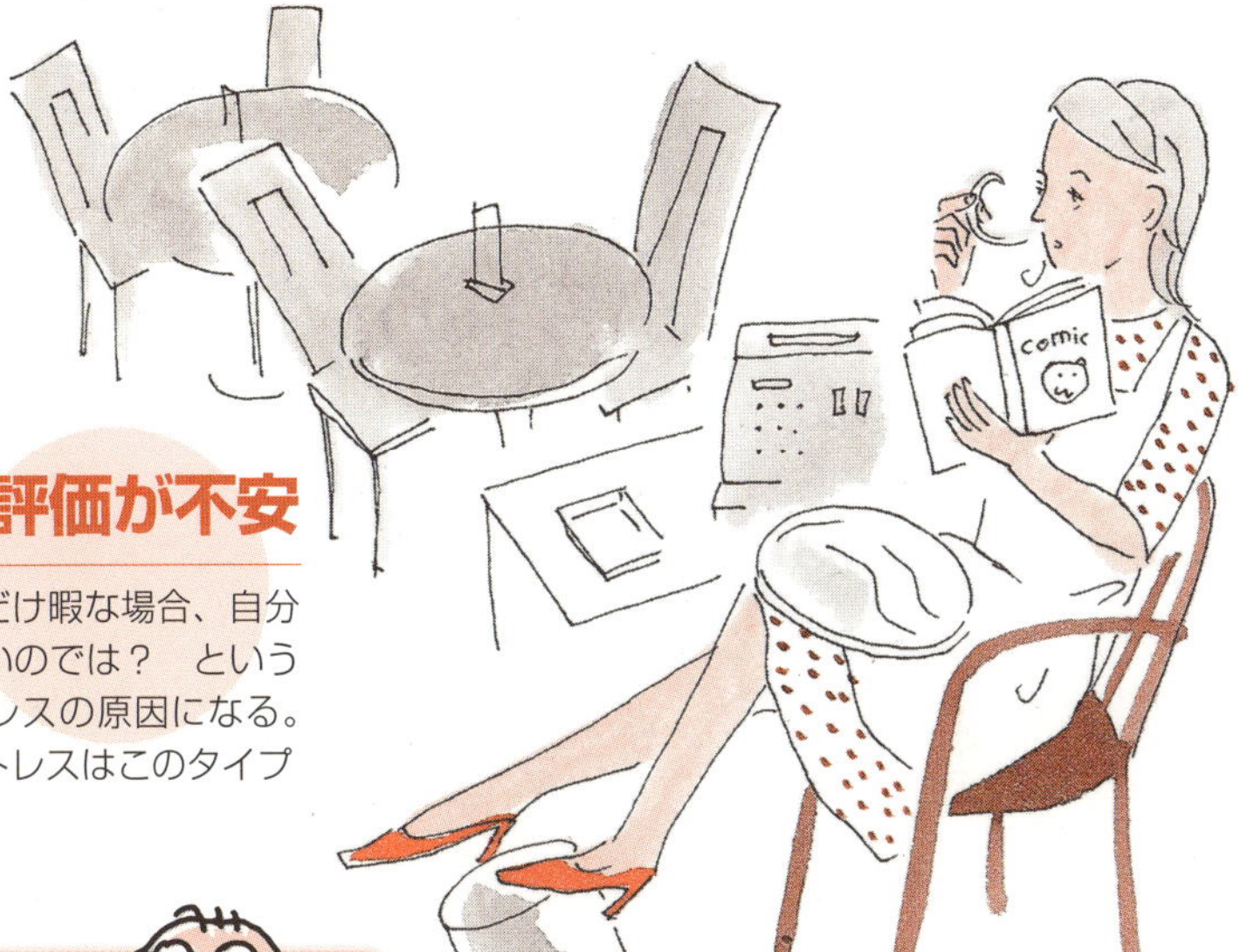


### 自分の評価が不安

職場で１人だけ暇な場合、自分の評価が低いのでは？　という不安がストレスの原因になる。窓際族のストレスはこのタイプ

### 会社の経営が心配

職場のみんなが暇な場合、経営が危ういのでは？　という不安が生まれる。中小企業では、このストレスは特に大きい

いかと気になります。

かといって、会社のみんなが暇だったら、経営は大丈夫なのかと心配になるでしょう。

経済状況が停滞した時代には、暇によってストレスが生み出されることが少なくないのです。

こうした暇ゆえのストレスは、多忙のストレス以上に、心と体に及ぼす影響が大きいともいわれています。

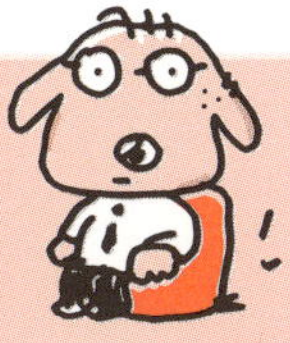

column

### リストラストレス

リストラされたことで生じるストレスや、リストラされる不安から起こるストレスのこと。

終身雇用制が崩壊して、リストラが頻繁に行われるようになった。だから、企業で働く多くの人が、この種のストレスを抱えている。特に、リストラの対象になりやすく、再就職が難しい中年以降の世代のビジネスマンが深刻なんだ。

Chapter5.

5

# 人間関係が職場のストレスのカギになる

Stress Control

良好な人間関係はストレスをやわらげる

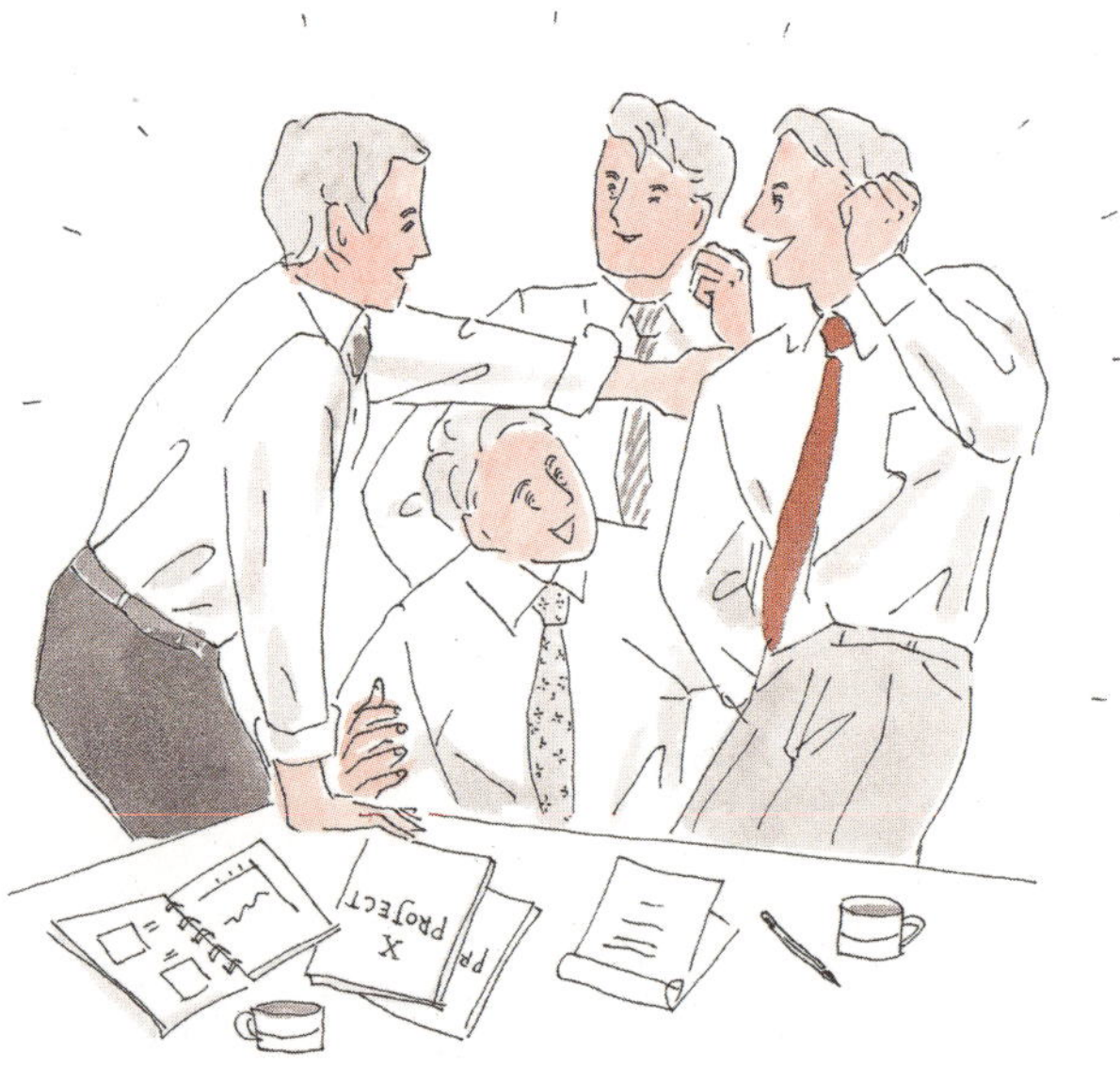


## たとえ大変な仕事でも、仲間とならがんばることができる

上司や同僚との人間関係が良好な人は、仕事がきつくても、励まし合ったり、愚痴を言い合ったりすることで、ストレスを緩和することができる。このような状況を「職場の支援度」が高いという

仕事のストレスは、量や質以外に、職場の環境も関係します。そして、職場環境の中で最も影響力が大きいのが、人間関係です。

「3人以上集まれば派閥ができる」といわれるように、複数の人間が集まる職場では、人間関係でトラブルがないということはまずあり得ません。人数の多い職場でも、少ない職場でも、それぞれに問題を抱えているもの。

この人間関係をどのようにさばいていくかで、仕事のストレスは大きくかわってくるのです。

ある調査では、職場の人間関係

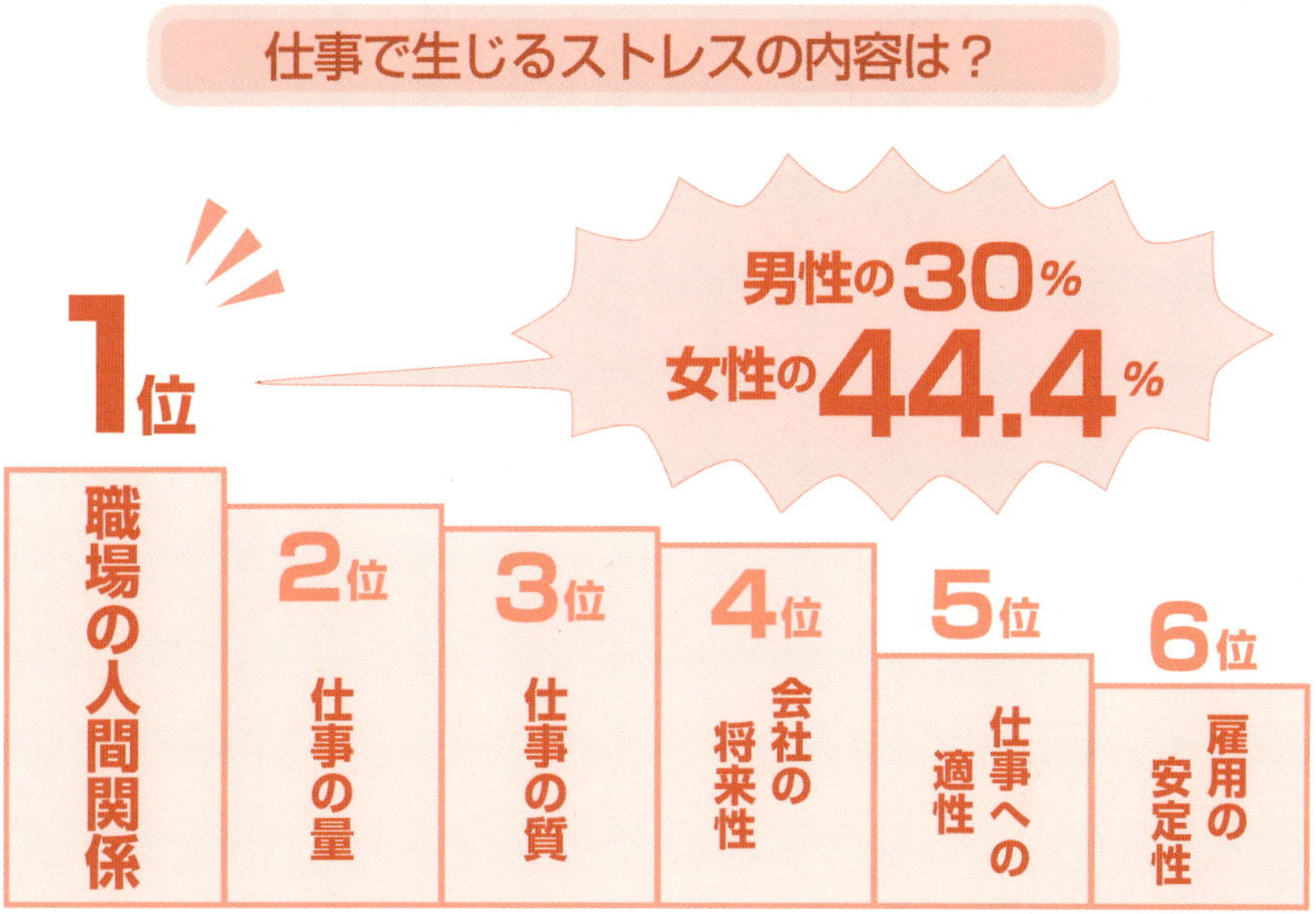
仕事で生じるストレスの内容は？
1位
男性の30%
女性の44.4%
職場の人間関係
2位
仕事の量
3位
仕事の質
4位
会社の将来性
5位
仕事への適性
6位
雇用の安定性

資料　厚生労働省
「平成14年労働者健康状況調査の概況」

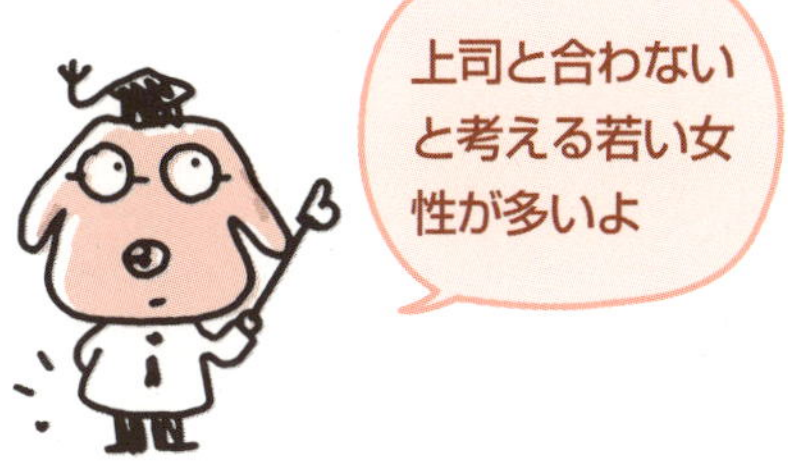
上司と合わないと考える若い女性が多いよ

## 老いも若きも男も女も人間関係が一番の悩み

職場にはさまざまな年代、立場の人が集まるため、価値観や世代間のギャップが生まれやすい。それが対人ストレスの原因になる

は、仕事の量や質よりも、ストレスに及ぼす影響が大きいことが明らかになっています。

ストレスを軽減させるためには、職場の人間関係を良好な状態に保っておくことが特に大切なのです。

### 職場ストレスの最大要因に

上司や同僚との理解や信頼関係は、「職場の支援度」の高さにつながります。これは仕事のストレスを緩和するための重要な要素。職場の支援度が高ければ、仕事の量や質に問題があっても、なんとかもちこたえることができます。

逆に、職場の支援度が低い場合には、孤立感を深め、ストレスによる職場不適応に拍車がかかってしまうのです。

Chapter5.
6

# 管理職にも一般社員にもストレスはある

Stress Control

だれでも立場なりのストレスがある

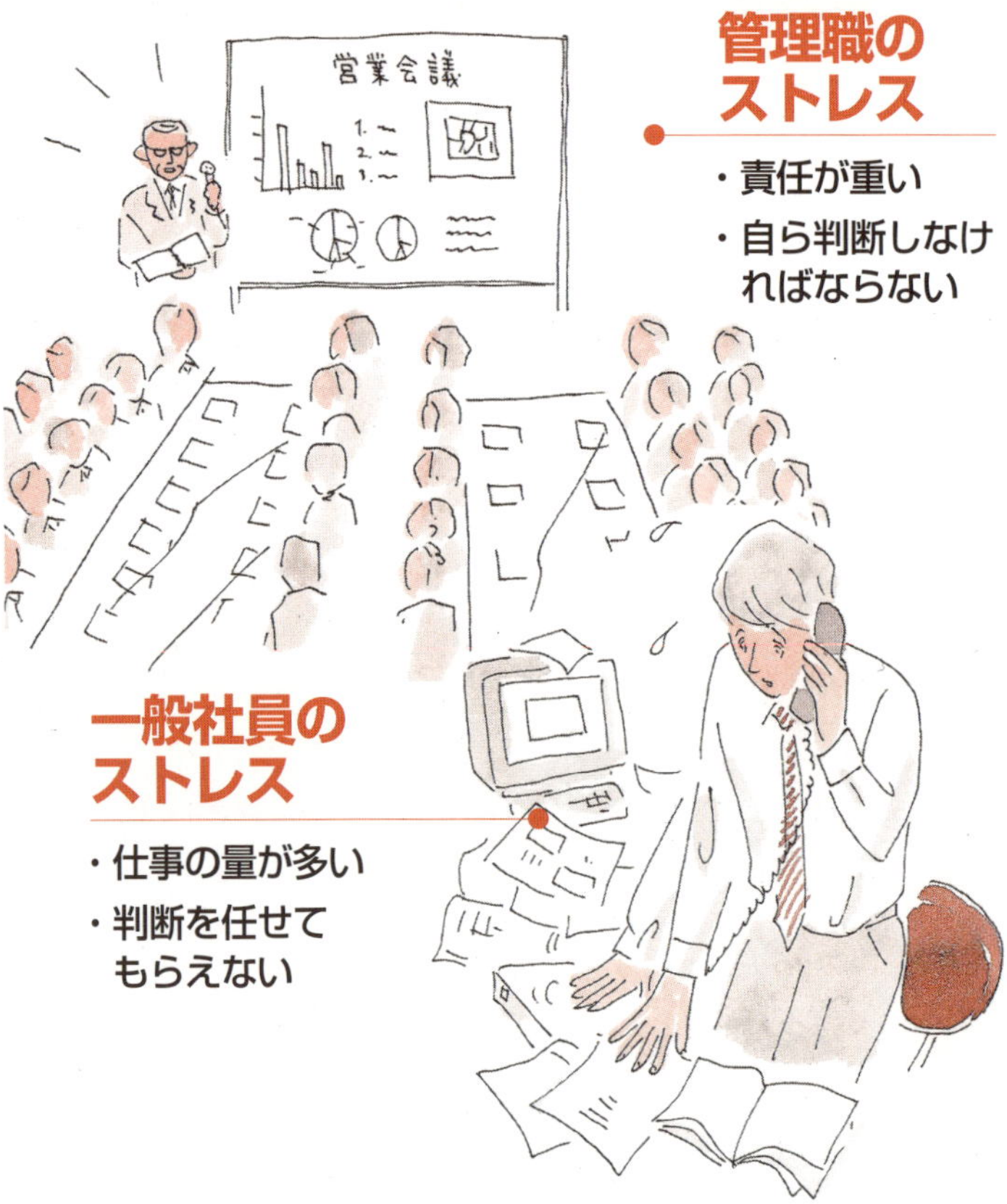
営業会議
管理職のストレス
・責任が重い
・自ら判断しなければならない
一般社員のストレス
・仕事の量が多い
・判断を任せてもらえない

管理職と非管理職を比較すると、ストレスを生み出す要因が多少違っています。

非管理職の場合、最も大きなストレスの要因は仕事の量です。やってもやっても仕事が終わらず、なんとか終わらせるために残業をする、といった状況に追い込まれたとき、非管理職は大きなストレスを受けることになります。

それに対し、管理職は、仕事の質がストレスの原因になることが多いのです。能力を越えた困難な仕事を任されたり、仕事の結果に責任をもたされたりすることが、

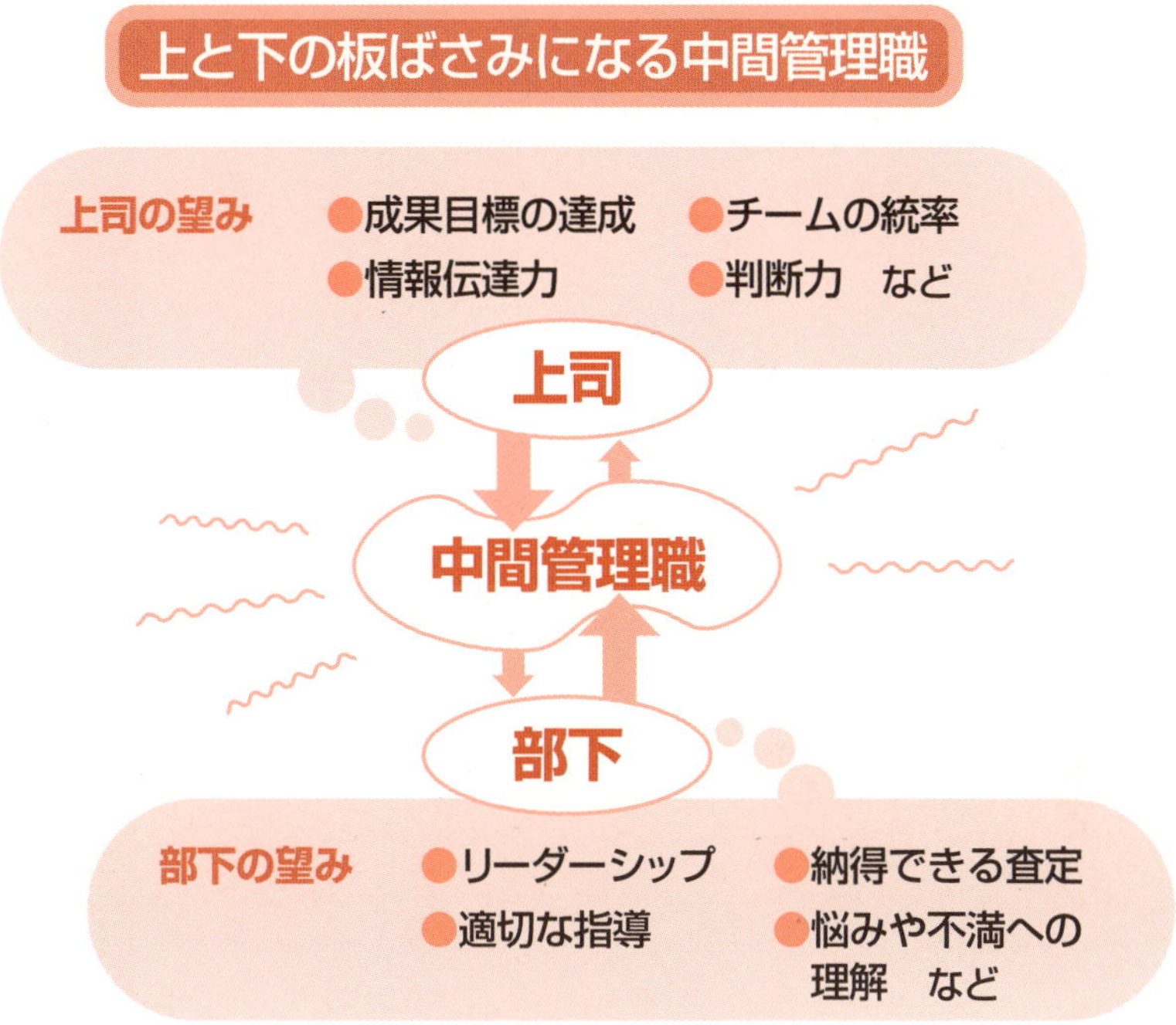
上と下の板ばさみになる中間管理職
上司の望み
●成果目標の達成
●チームの統率
●情報伝達力
●判断力　など
上司
中間管理職
部下
部下の望み
●リーダーシップ
●納得できる査定
●適切な指導
●悩みや不満への理解　など

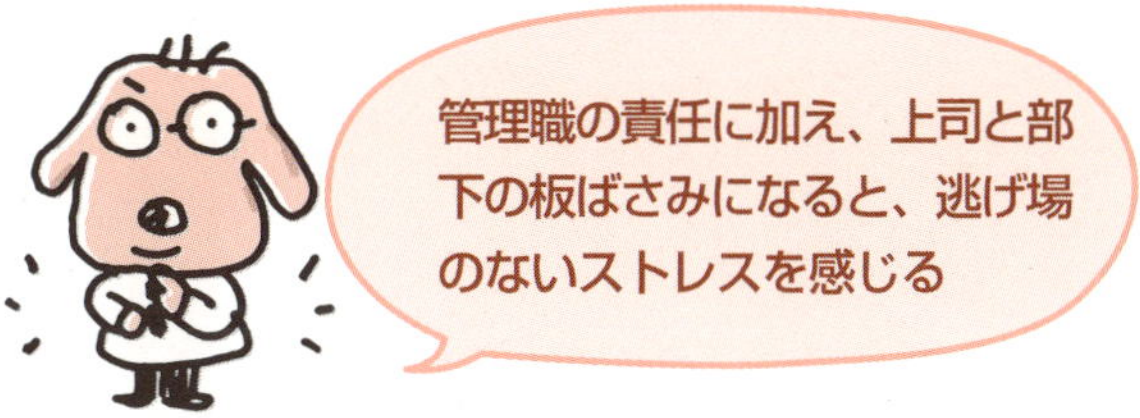
管理職の責任に加え、上司と部下の板ばさみになると、逃げ場のないストレスを感じる

管理職にとってはストレスの原因になります。

## 好況でもストレスに

かつて、オイルショックによる不況に襲われた時期、管理職には心筋梗塞《しんきんこうそく》で倒れる人が急増したといわれています。また、バブル期に過労死した人の中にも、管理職が多数含まれていました。

これらの時期は、不況と好況の違いはありますが、かつてない経済状況の変動期という点では一致しています。

状況が急変するとき、管理職は的確な状況判断と、新たな状況に対応するための創意工夫を求められます。これらの要求の高さがストレスを生み出し、過労死などを引き起こしたと考えられます。

Chapter5.
7
# テクノストレスはパソコンの苦手な人も得意な人も襲う

Stress Control

## パソコンは苦手！テクノ不安症

パソコンなどを使う現代の生活に適応しきれずに、いろいろな症状が出る

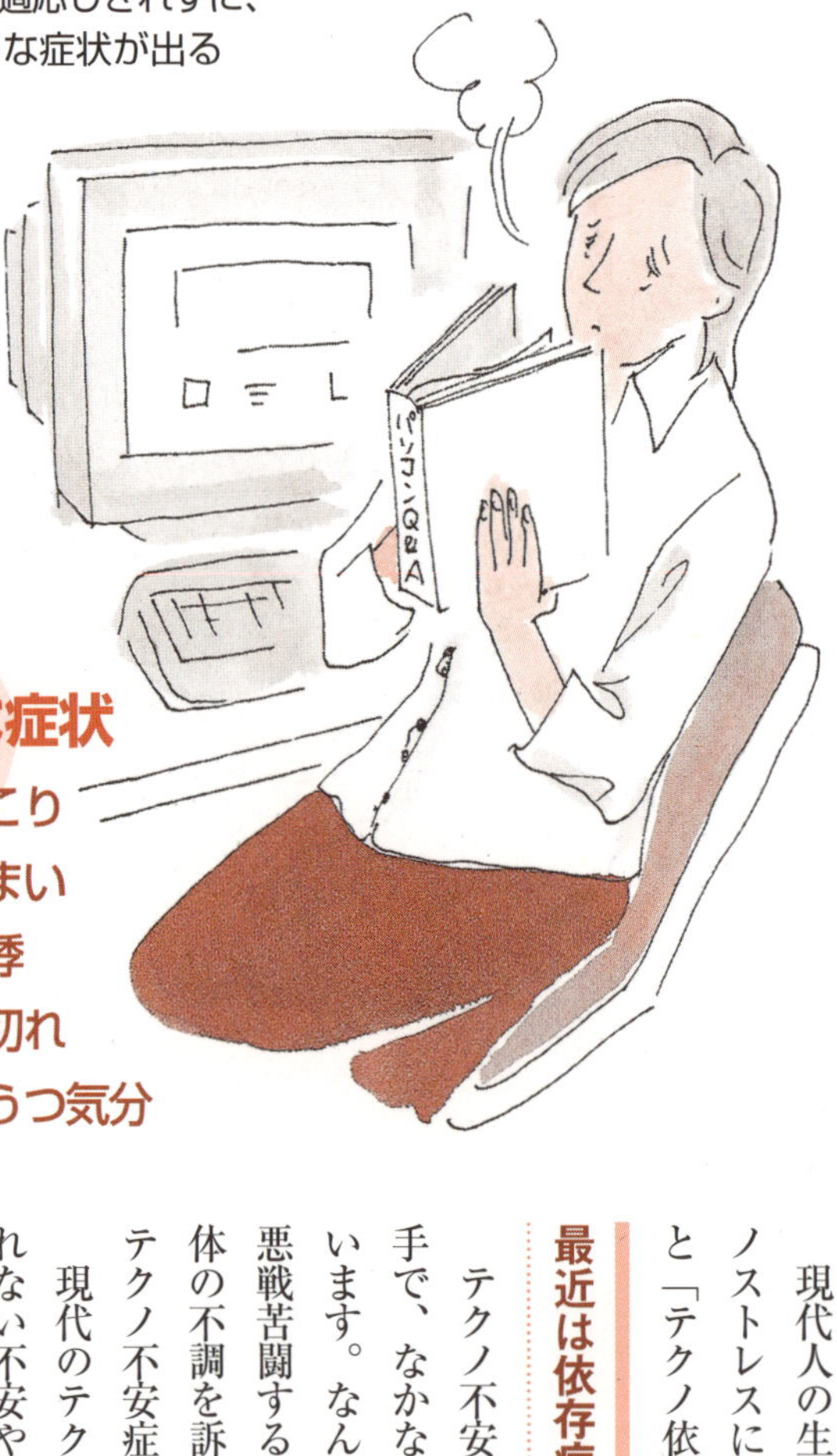


**主な症状**

- 肩こり
- めまい
- 動悸
- 息切れ
- 抑うつ気分

現代人の生活が生み出したテクノストレスには、「テクノ不安症」と「テクノ依存症」があります。

### 最近は依存症が心配

テクノ不安症は、パソコンが苦手で、なかなかなじめない人を襲います。なんとか使いこなそうと悪戦苦闘することによって、心や体の不調を訴えるようになるのがテクノ不安症の典型例。

現代のテクノロジーに適応しきれない不安やあせり、あるいはモニター画面を凝視することなどが、ストレスを生むのです。

## パソコン大好き！テクノ依存症

長期のパソコン作業が原因で、パソコンなしでは過ごせなくなる。はっきり答えの出るコンピュータに慣れ、人間のあいまいさが我慢できない

### 主な症状

- 自分の限界がわからない
- 時間の感覚がない
- じゃまされるのが我慢できない
- あいまいさを受け入れられない
- Yes、No式の対話しかできない
- 人と接することを嫌う
- 人を見下す

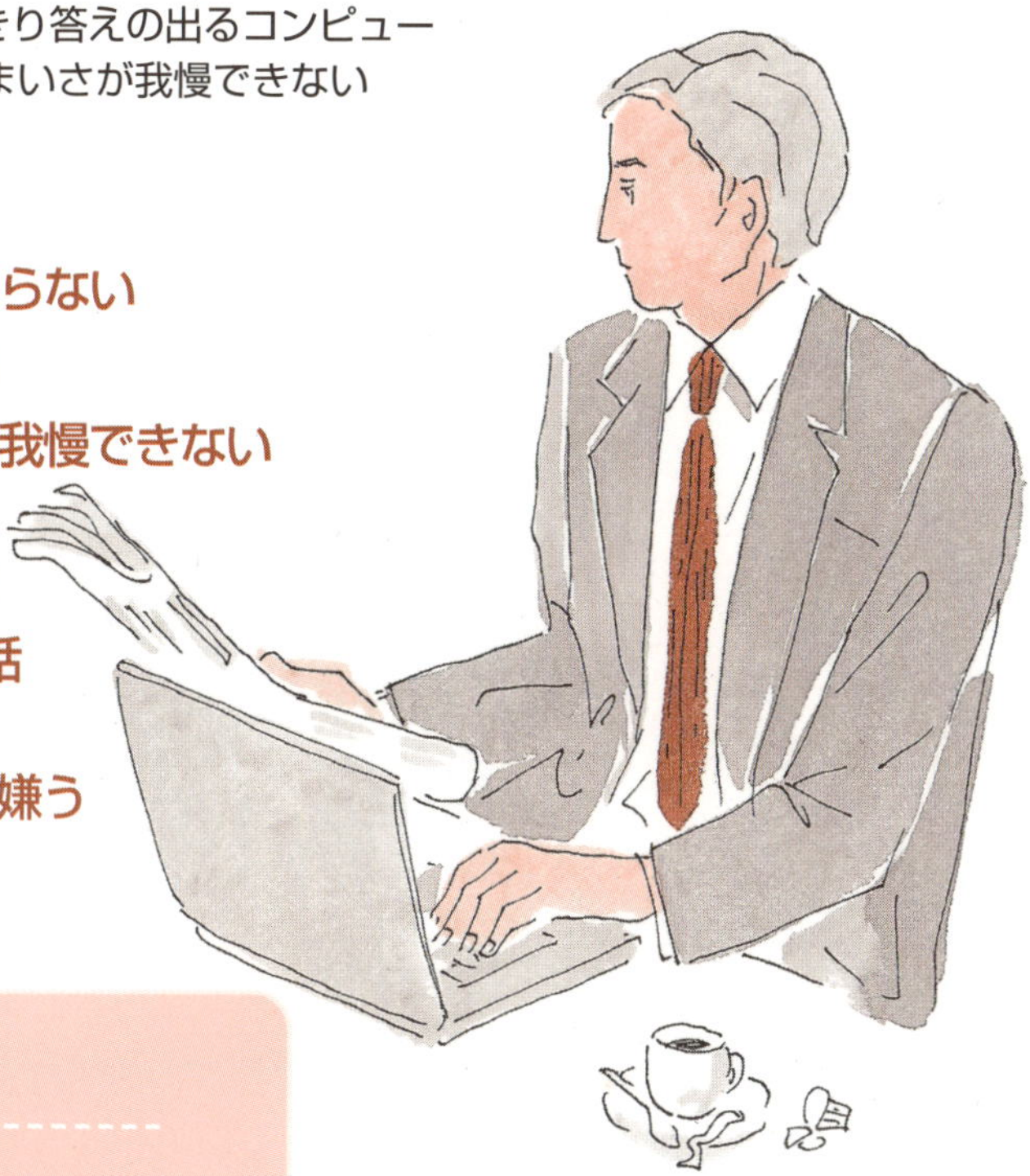

テクノ依存症は、パソコンに没頭するあまり、パソコンのない生活に不安を感じたり、人とのつきあいに支障をきたしたりする、といった症状が現れます。

パソコンが普及し始めた時期には、テクノ不安症の人が多かったのですが、最近はテクノ依存症が大きな問題になっています。

column

### テクノストレス

テクノストレスという言葉は、1984年にアメリカのクレイグ・ブロードという学者が提唱した。

当時、半導体メーカーが集中するシリコンバレーで働く人たちの間に、早産、月経異常、アルコール依存症、薬物依存症、うつ病、自律神経失調症などが多発したんだ。

パソコンなど最新テクノロジーが原因だと考えたんだね。

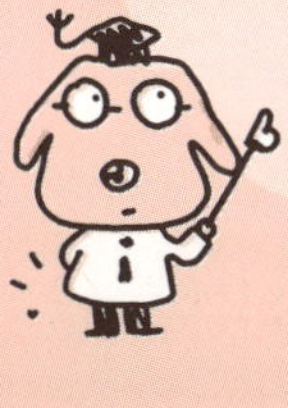

Chapter5.
8

# 「タイプA性格」の人は自らストレスを生み出す

Stress Control

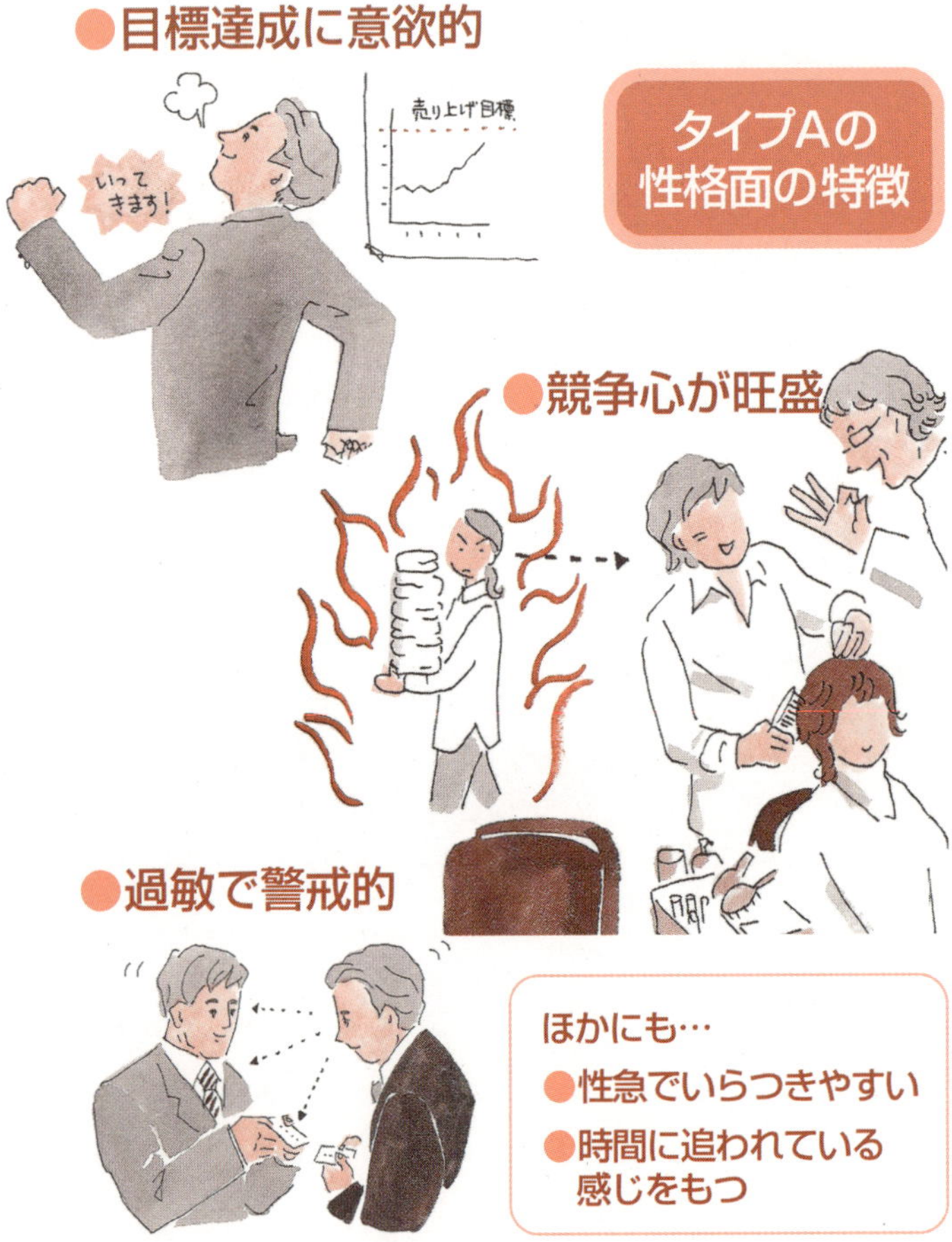

タイプAの性格面の特徴
●目標達成に意欲的
いってきます!
売り上げ目標
●競争心が旺盛
●過敏で警戒的
ほかにも…
●性急でいらつきやすい
●時間に追われている感じをもつ


「タイプA性格」といわれる人は、競争心が強く、攻撃的で、せっかちであることを特徴とします。

そのため、体は慢性的に闘争的な状態に置かれ、強いストレス反応を引き起こします。その結果、血管や心臓の病気を発病しやすくなることが、アメリカの研究では明らかになっています。

## ストレスを受けやすい性格

「タイプA性格」の人は、高い向上心をもっている、職場に適応しやすい、といったメリットもあります。しかし、自らの性格によ

column

## 待合室の椅子で判明

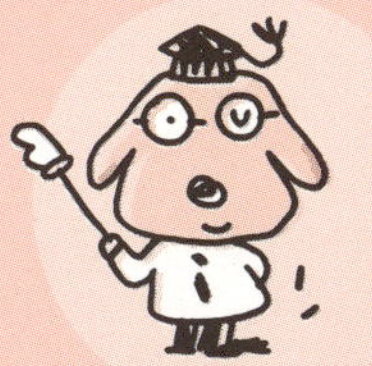

1950年代後半、アメリカの医師フリードマンらは、心臓病外来の待合室の椅子は、前の部分が早く擦り切れることに気づいた。これは、心臓病患者はせっかちで、すぐに立てるように浅く腰かけていることが原因だった。

この事実から、心臓病患者には、ある特徴的な性格の人が多いことが明らかになった。これをタイプA性格と命名したんだ。

## タイプAの行動面の特徴

●いらだちを態度に表す

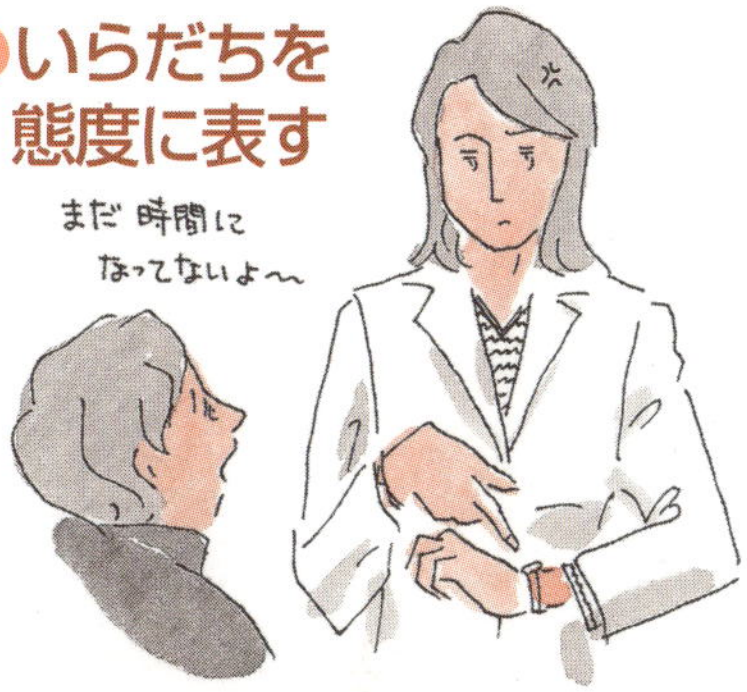
まだ 時間に
なってないよ〜

●食べるのが早い

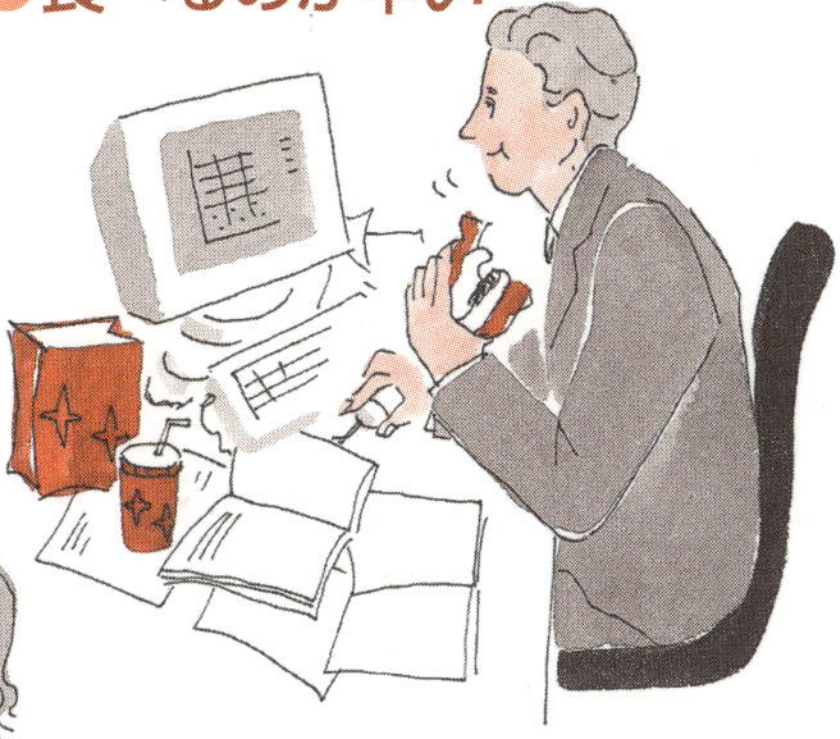

●早口でしゃべる

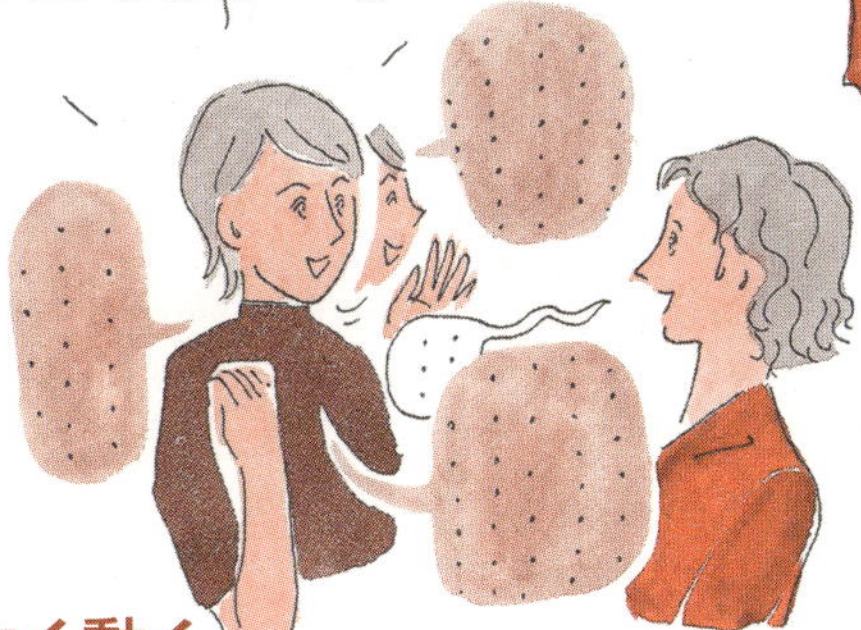

●よく動く

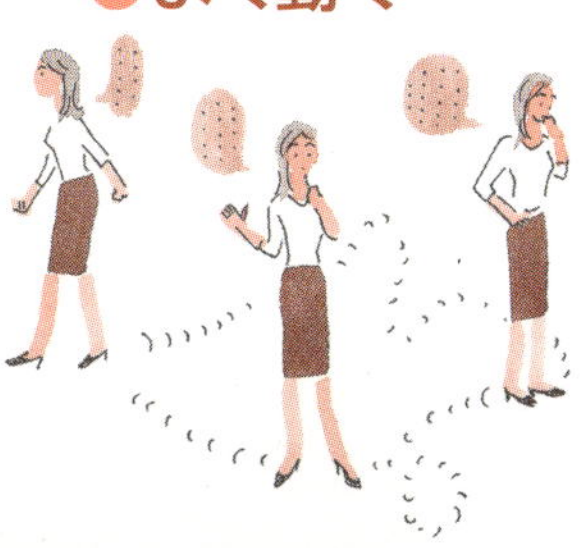

ほかにも…

●一度に多くのことを行う

●挑戦的な言動

ってストレスを生み出してしまうため、同じような職場環境にいても、ほかの人に比べて強いストレスを受けてしまいます。

ちなみに「タイプA性格」と正反対の性格は「タイプB性格」といいます。

Chapter5.

9

# 「タイプC性格」の人はストレスをため込んでしまう

Stress Control

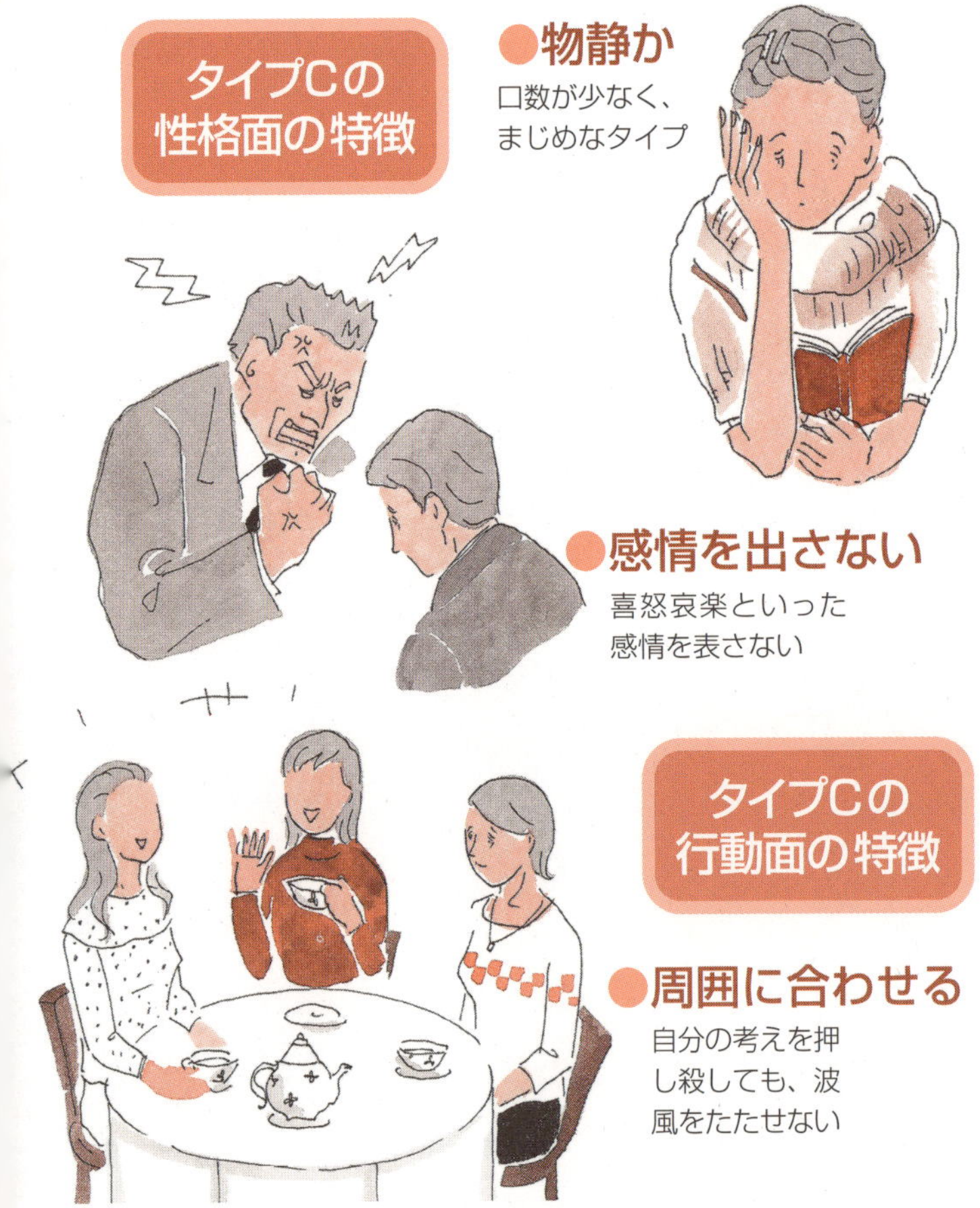
タイプCの性格面の特徴
●物静か
口数が少なく、まじめなタイプ
●感情を出さない
喜怒哀楽といった感情を表さない
タイプCの行動面の特徴
●周囲に合わせる
自分の考えを押し殺しても、波風をたたせない

日本の社会では、口数が少なく、感情を表面に表さないことが、美徳と考えられることが多くあります。このような人は「タイプC性格」といわれます。

## ストレスががんにも影響する

「タイプC性格」の人は、緊張、不安、不快感などの感情をストレートに表現できません。さらに、そうした自分の感情を抑えたまま、人とのつきあいや、仕事などに、過剰に適応しようとします。

そのため、大きなストレスをため込んでしまうことが多いのです。

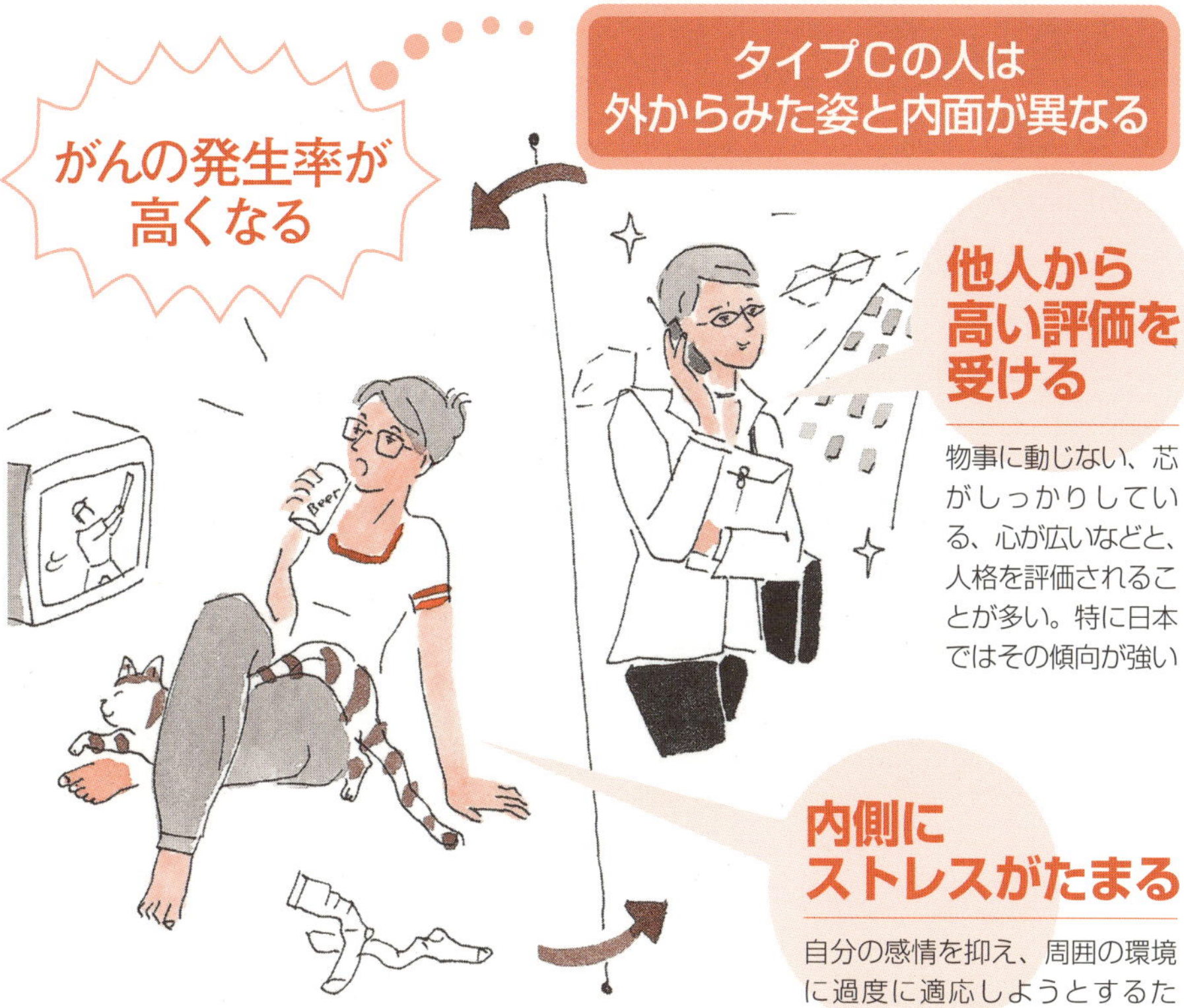
タイプCの人は
外からみた姿と内面が異なる
がんの発生率が
高くなる
他人から
高い評価を
受ける
物事に動じない、芯がしっかりしている、心が広いなどと、人格を評価されることが多い。特に日本ではその傾向が強い
内側に
ストレスがたまる
自分の感情を抑え、周囲の環境に過度に適応しようとするため、ストレスがたまる。そのストレスが免疫系に作用し、がん細胞に対する免疫力が低下する
Beer

このような人にがんが発生しやすく、発症後の経過がよくないことが明らかになり、「タイプC性格」が注目されるようになりました。

がんとの関係は、ストレスが免疫力を低下させるためではないかと考えられています。

column

### がんと免疫力とストレス

がん細胞は突然変異によって生まれるんだ。体の中では日々がん細胞が生まれるけれど、免疫システムが正常に機能すれば、がん細胞は体にとっての異物として攻撃されて、死滅してしまう。

でも免疫力が低下していると、がん細胞は増殖して、ついに発病することになる。がんには免疫力が、免疫力にはストレスが関係しているんだ。

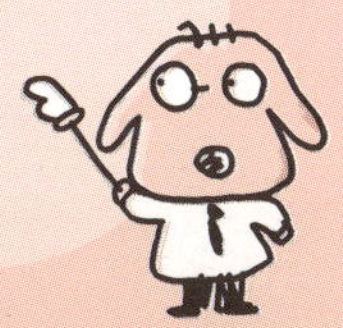

（詳細はP156〜157参照）

Chapter5.
10

# うれしい出来事でもストレスが生まれる

Stress Control

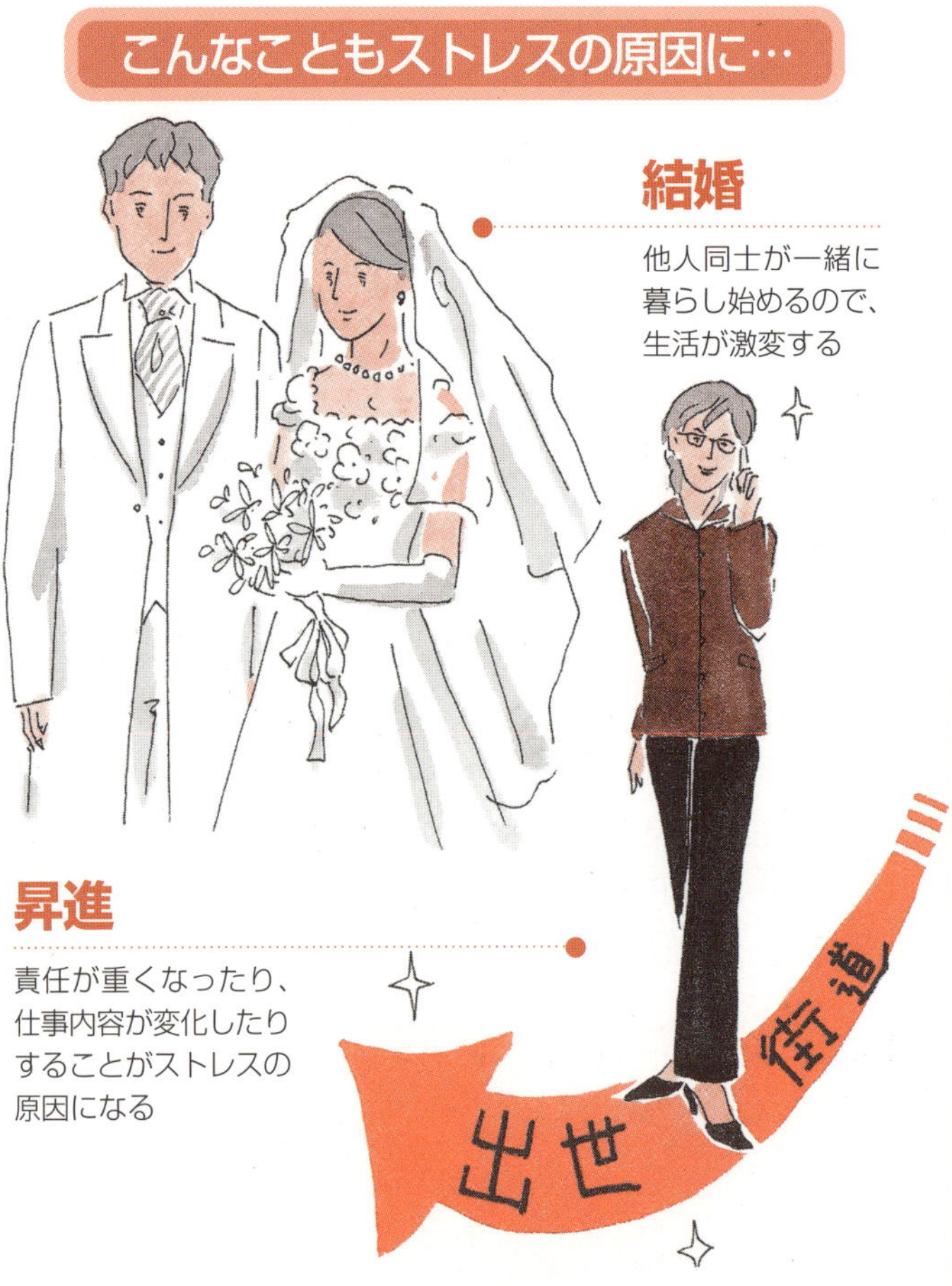
こんなこともストレスの原因に…
結婚
他人同士が一緒に暮らし始めるので、生活が激変する
昇進
責任が重くなったり、仕事内容が変化したりすることがストレスの原因になる
出世街道

不満や怒りを感じないからストレスはない、という人がいます。しかし、ストレスはいやな出来事によって起こるものだという先入観があると、本人が自覚していないだけで、うれしい出来事により生じる自分のストレスに気づくのが遅れてしまうことがあります。

## 環境の変化がストレスに

たとえば、結婚、昇進などの出来事も、環境の変化という点では、ストレスになる要因です。新しい環境に適応できず、ストレスを抱

column

## スキーマとは？

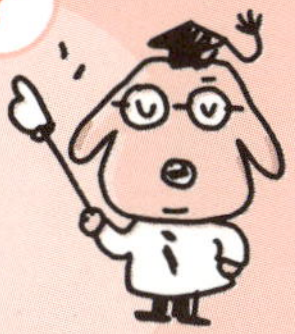

　環境が変化すると「今はこういう状況のはずだ」という意識が生まれ、自分の行動や認識をそれに合わせることがある（例・結婚したら幸せなはず、など）。この認識のパターンをスキーマという。

　スキーマを使うと新しい環境に対するシミュレーションができて、一時的には環境に楽に適応できる。でも、自分の本当の心との間に矛盾が生じて、ストレスになるんだ。

## 子どもの誕生

家族構成が変化し、責任が重くなるのに加え、育児ストレスも生まれる

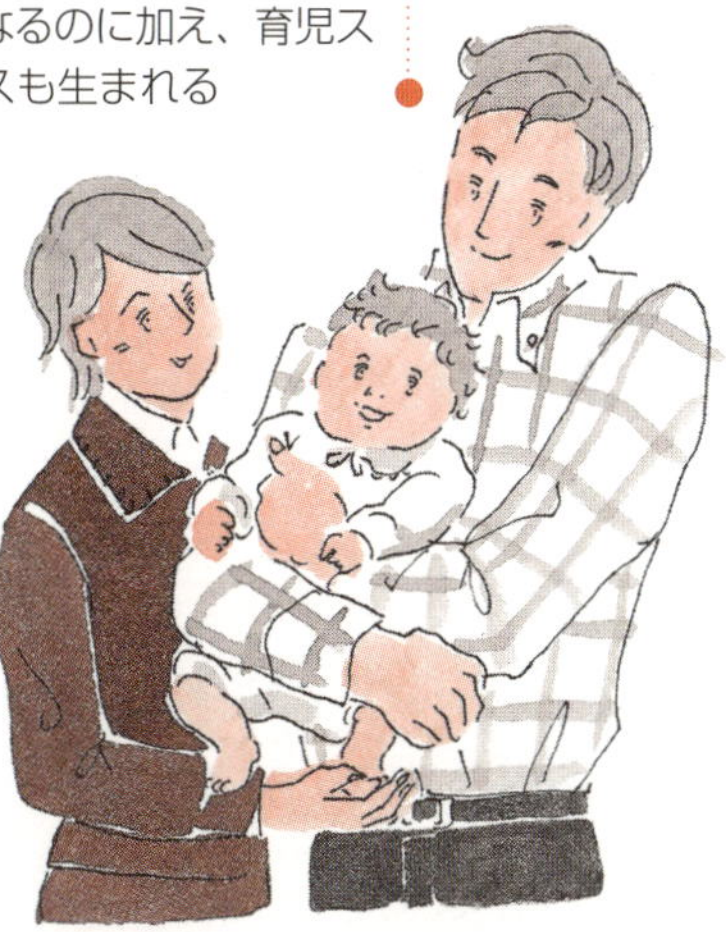

## 就職

学生時代とは、生活スタイルも環境も大きく変化するため、それがストレスになる

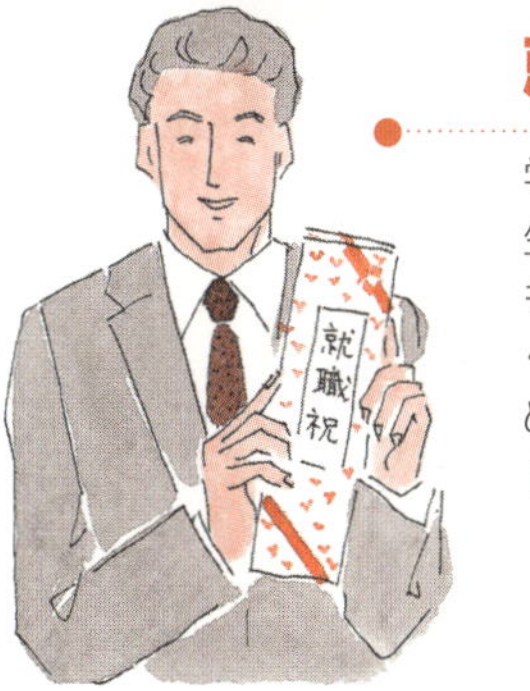


## 進学

志望校に合格しても、環境の変化がおとずれ、ストレスを感じるようになる

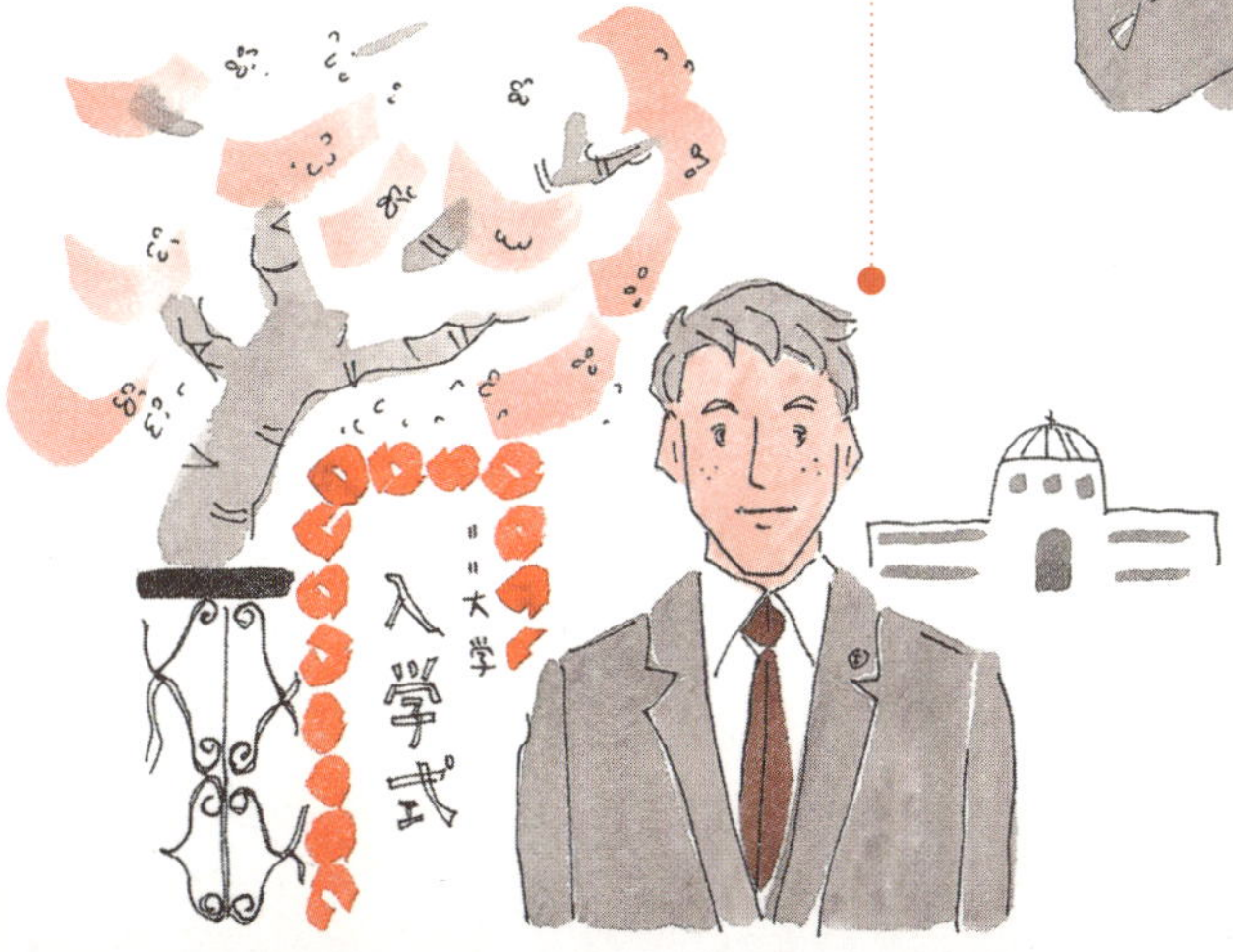


える可能性があるのです。

　失恋、リストラ、受験の失敗などによるストレスは、はっきり自覚できるストレスです。

　それに対し、結婚、昇進などによるストレスは、自覚しにくいストレスなのです。

Chapter5.
11

# 睡眠不足が加わるとストレスの影響が大きくなる

Stress Control

## ストレスで睡眠のリズムが乱れるメカニズム

睡眠と覚醒のリズムをつかさどっている視交叉上核は、脳の視床下部にある。視床下部は、大脳皮質が感じ取ったストレスに応じて、さまざまなストレス反応を起こすための指令基地の役割を果たしている。そのため、大きなストレスを受ける状況にあると、視交叉上核まで影響を受けてしまい、睡眠と覚醒のリズムが乱れることになる

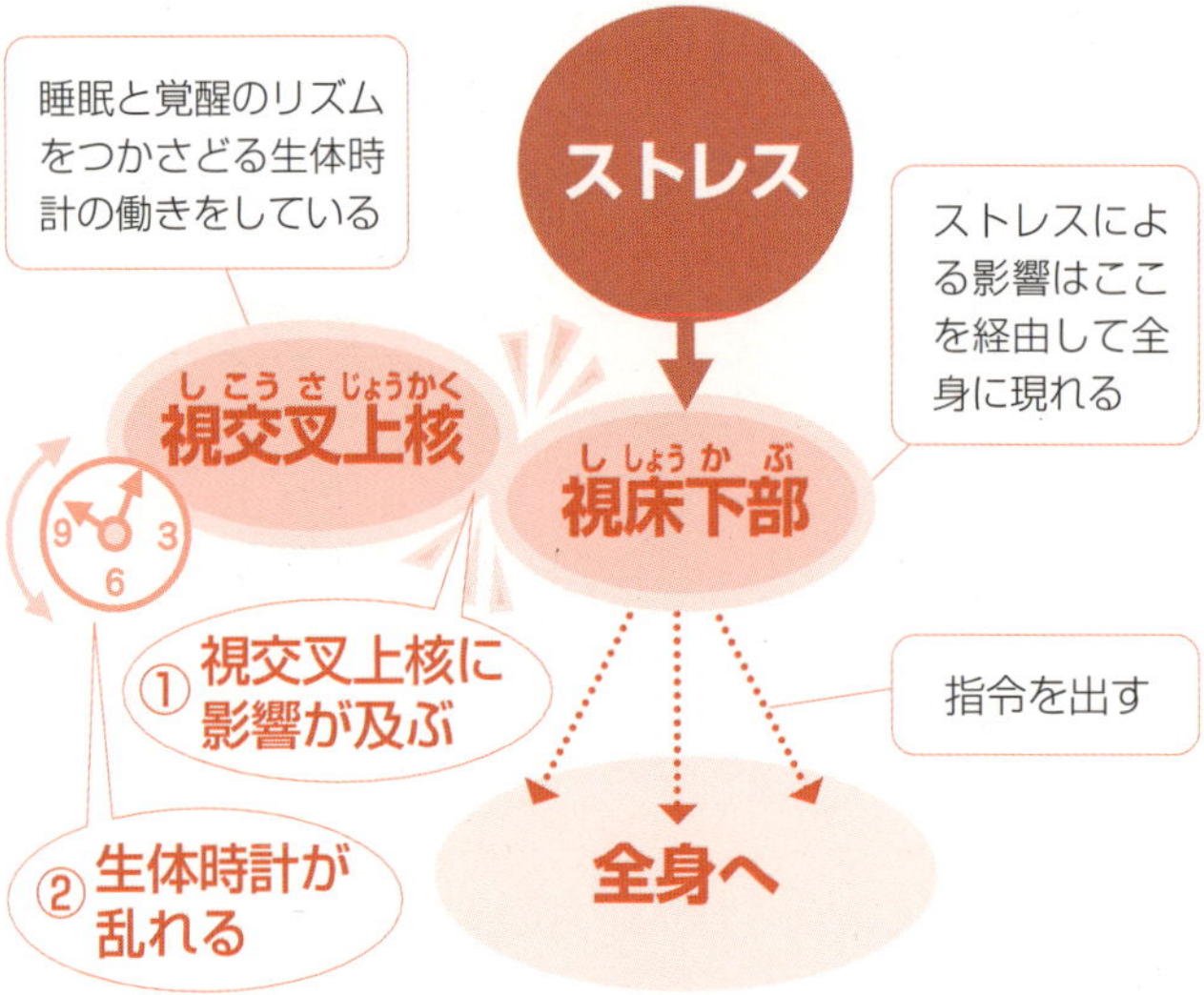

ストレス
睡眠と覚醒のリズムをつかさどる生体時計の働きをしている
ストレスによる影響はここを経由して全身に現れる
視交叉上核《しこうさじょうかく》
視床下部《ししょうかぶ》
9 3 6
① 視交叉上核に影響が及ぶ
指令を出す
全身へ
② 生体時計が乱れる


人間が眠るとき、脳でどのようなことが起きているのかは、まだ完全には解明されていません。

そのため、不眠の原因を特定するのは難しいのですが、現在では、睡眠と覚醒のリズムが規則正しい周期を失ってしまうことが、大きな原因になっていると考えられています。

ストレスがある状況に置かれると、睡眠と覚醒のリズムをつかさどる生体時計が影響を受け、不眠が起きやすくなります。実際、不眠はストレスがあるときに現れる代表的な症状の1つなのです。

## ストレスと不眠の悪循環

ストレスによってストレス反応が引き起こされる。そして、ストレスによって睡眠のリズムが乱れると、それが新たなストレスとなって、ストレス反応に拍車をかける

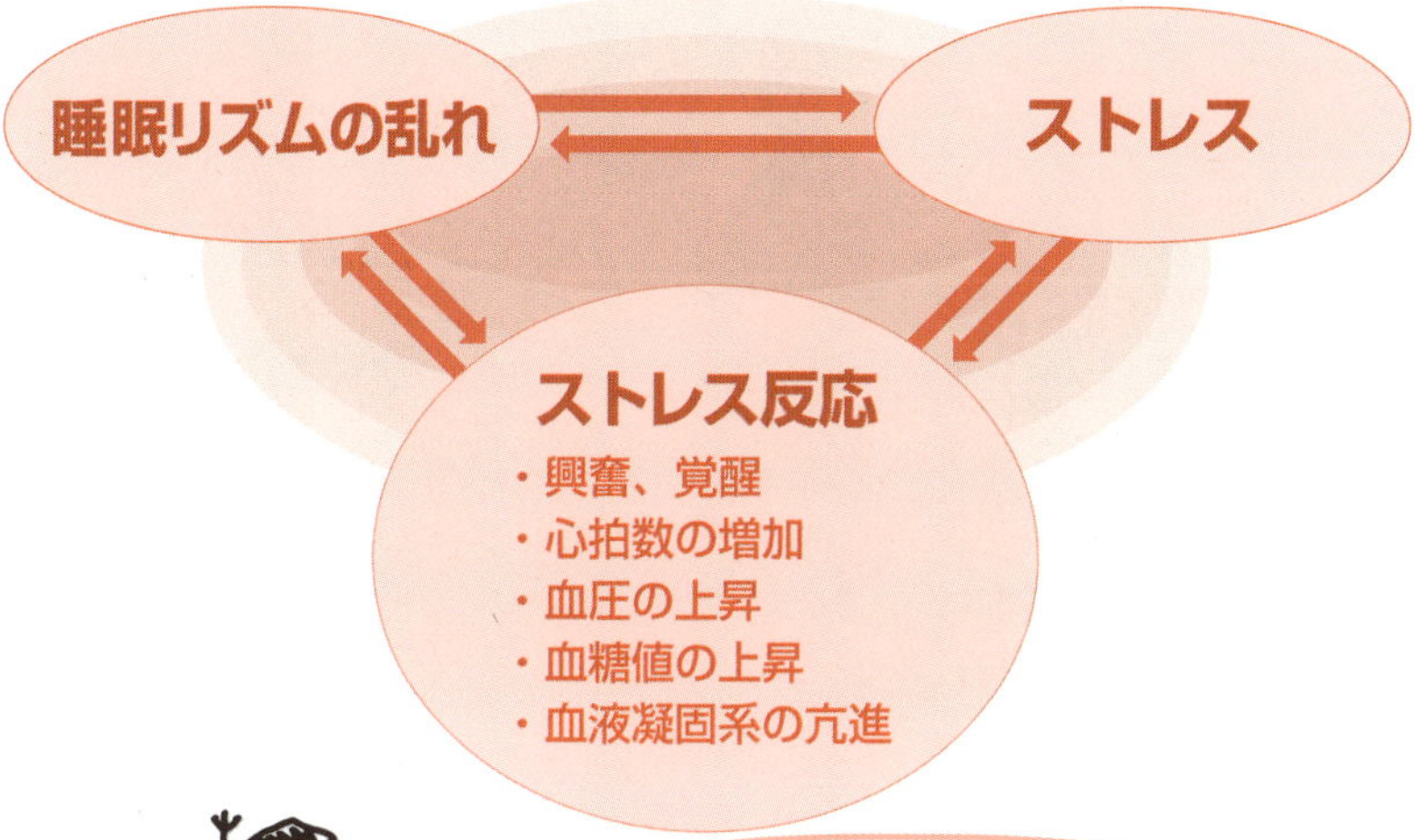
睡眠リズムの乱れ
ストレス
ストレス反応
・興奮、覚醒
・心拍数の増加
・血圧の上昇
・血糖値の上昇
・血液凝固系の亢進

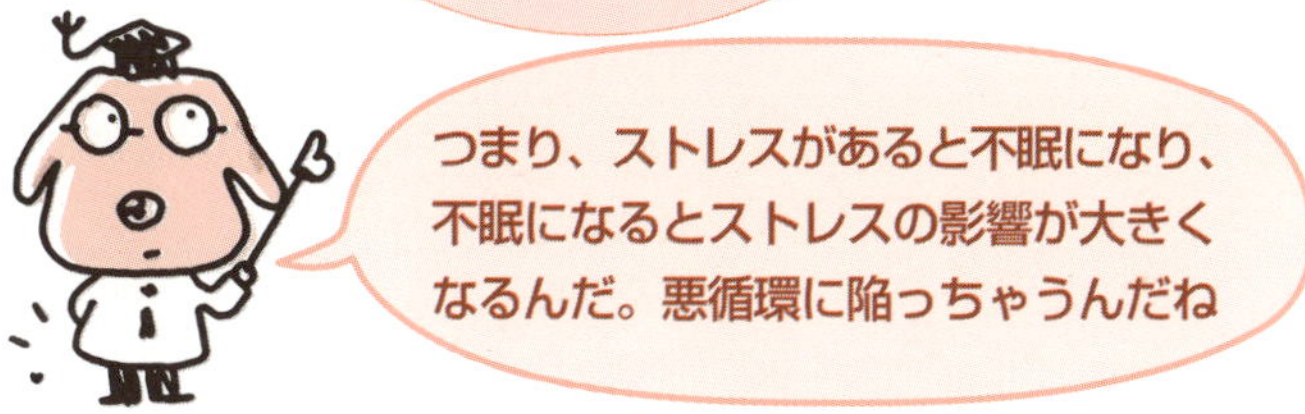
つまり、ストレスがあると不眠になり、不眠になるとストレスの影響が大きくなるんだ。悪循環に陥っちゃうんだね

### 不眠→ストレス→不眠に

不眠になると、「不眠ストレス」という言葉があるくらいで、それ自体が大きなストレスになります。

たとえば、長時間労働による疲労は週2日間の休養で回復しますが、長時間労働というストレスに不眠ストレスが加わると、週2日間程度の休養では回復しない、という調査結果もあるくらいです。

ストレスの程度が軽ければ、眠りに対する欲求が高まる傾向もあります。眠りが心の疲労をいやすことを体が知っていて、眠りをとらせようとするのでしょう。

こうしてストレスを解消できる段階はいいのですが、不眠が起きる段階まで進むと、ストレスの影響はますます大きくなります。

Chapter5.
12

# 自覚していないストレスでもサインは現れている

Stress Control

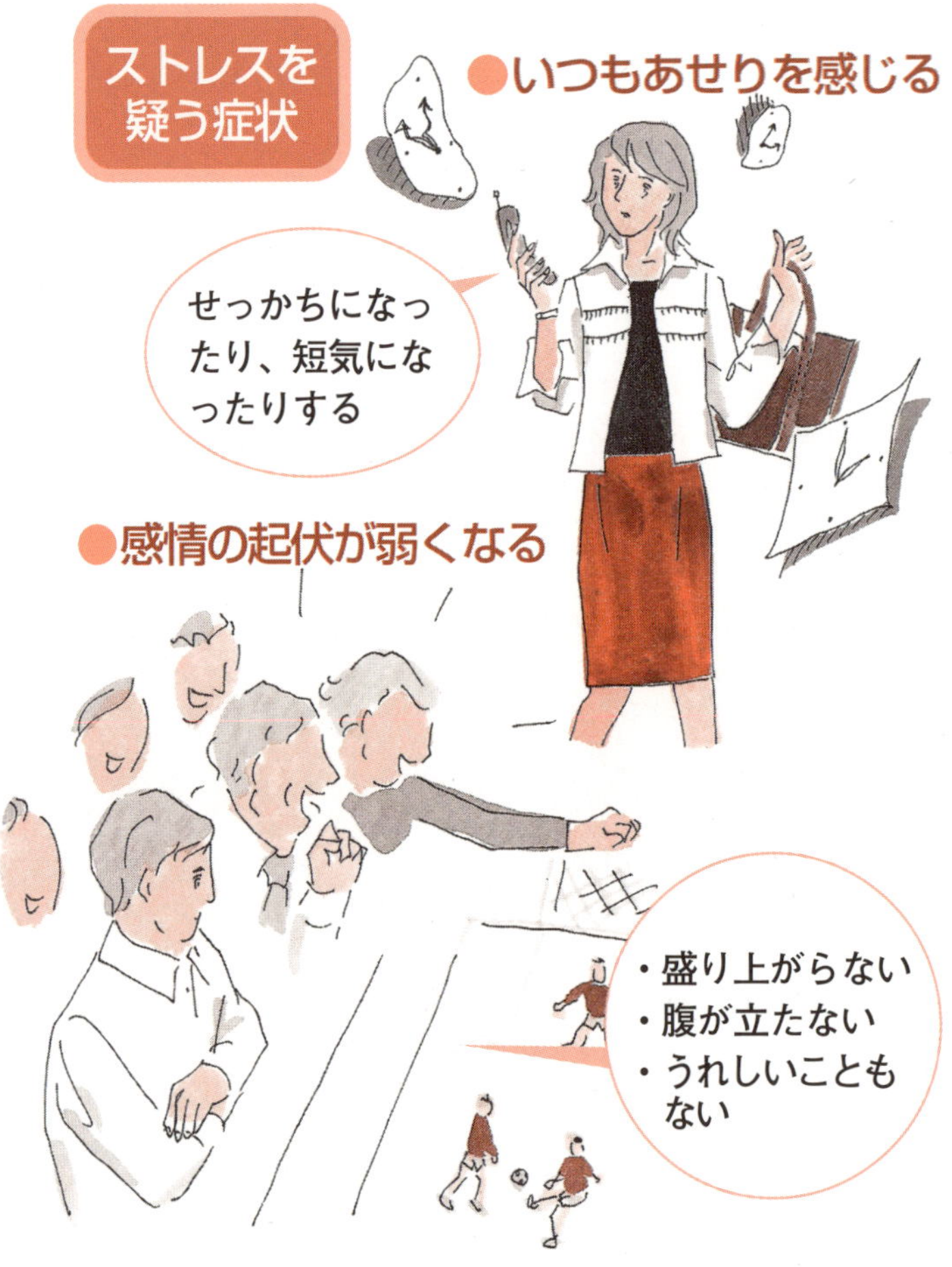
ストレスを疑う症状
●いつもあせりを感じる
せっかちになったり、短気になったりする
●感情の起伏が弱くなる
・盛り上がらない
・腹が立たない
・うれしいこともない

ストレスは必ずしも自覚できるとは限りません。特に慢性ストレスは、自覚しにくいのが特徴。

自分ではストレスなどないと感じている人の中にも、ストレスの影響を受けている人が少なくないのです。

しかし、そのような自覚しにくいストレスでも、日常生活を注意深く観察すると、そのサインはいろいろな形となって現れています。

思いあたるサインがある場合には、なにがストレスの原因になっているのかを突きとめておくべきでしょう。

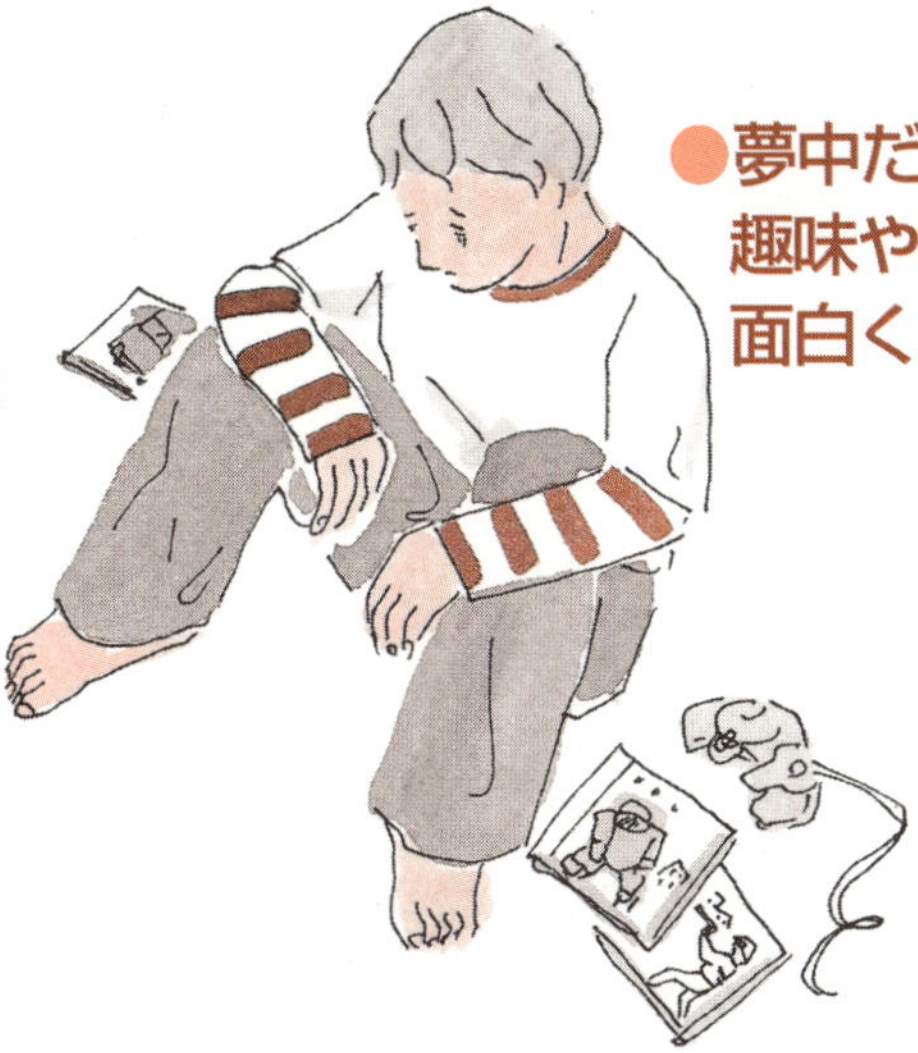

●夢中だった趣味や遊びが、面白くない

●喫煙本数が増える

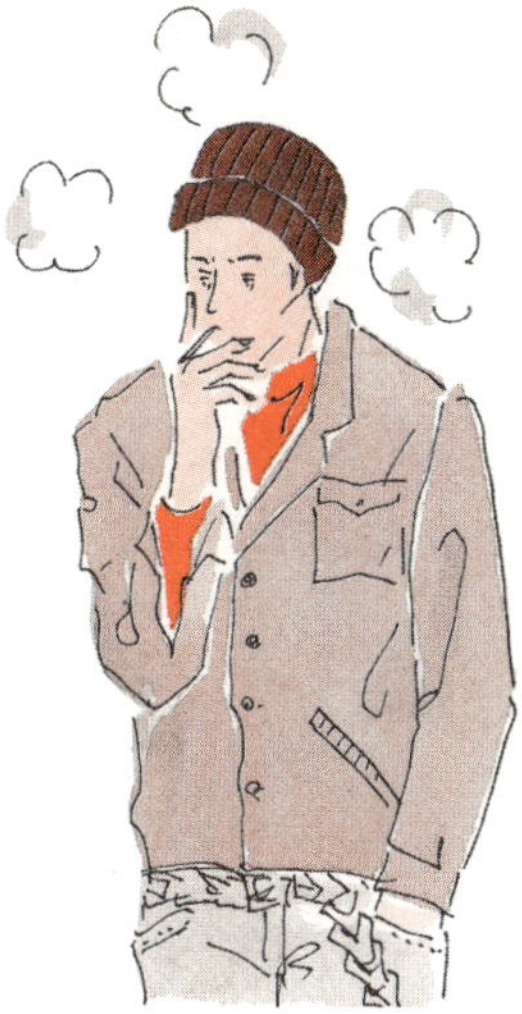

●食欲を抑えられず、過食になる

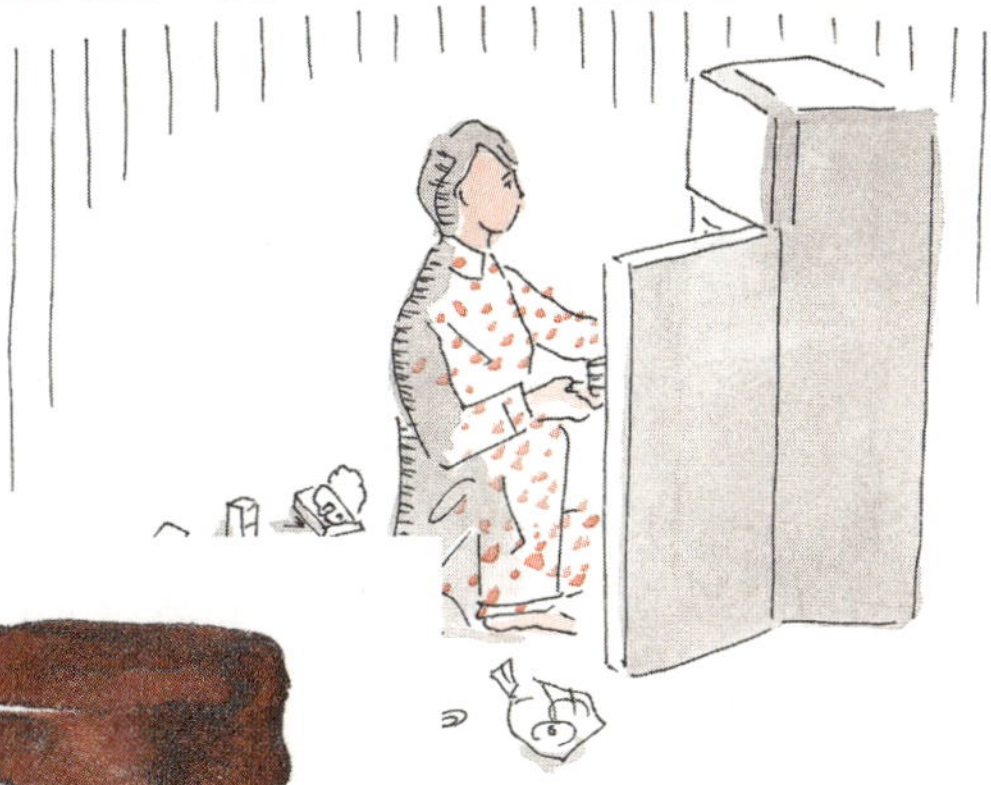

●不眠で悩む

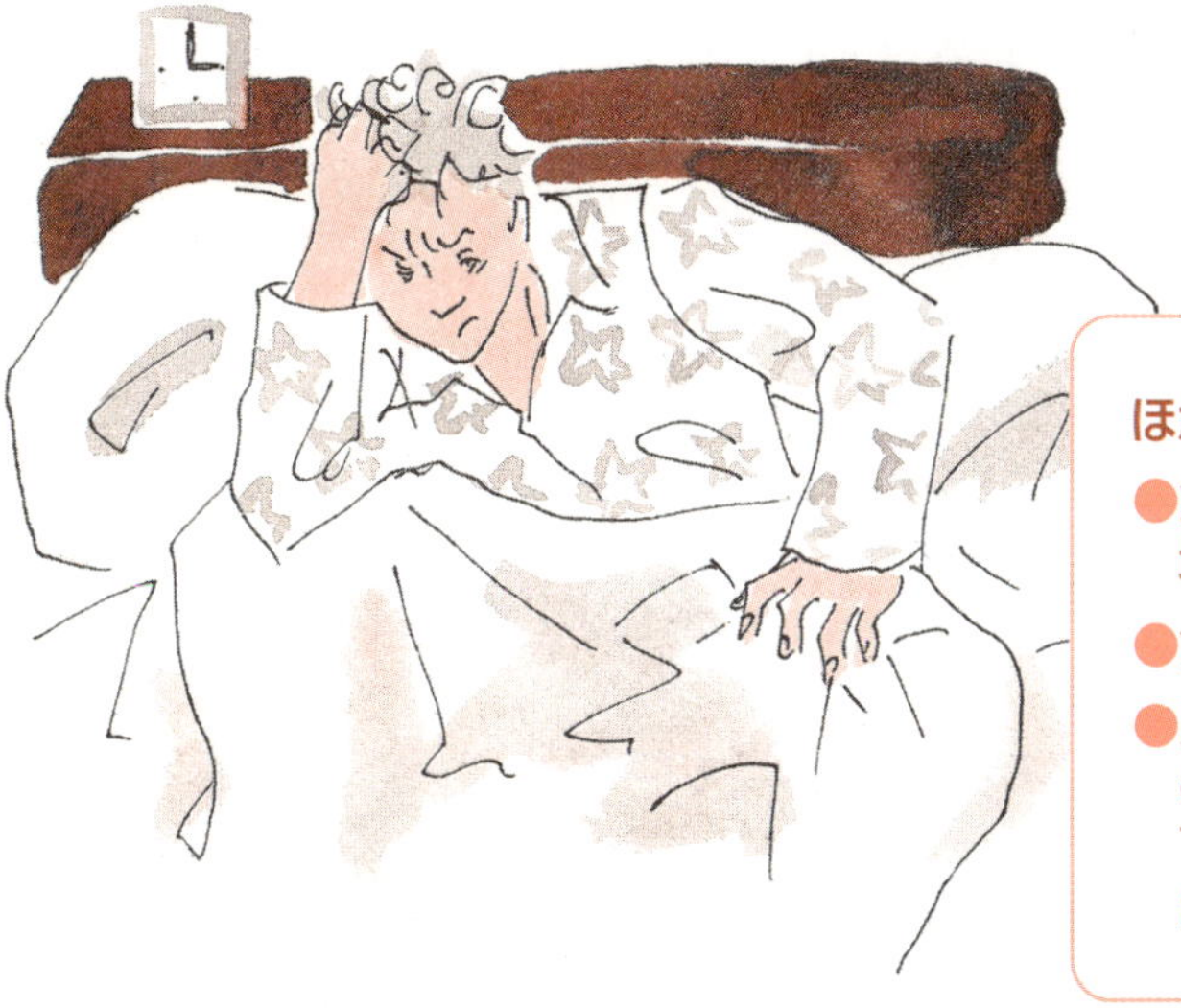

ほかにも…

- ●飲酒の回数、飲む量が増える
- ●食欲がなくなる
- ●原因となる病気はないのに、肩こり、頭痛、下痢、便秘などの症状が現れる

# Q　仕事が忙しくて仕事時間を減らせないときはどうしたらいいですか？

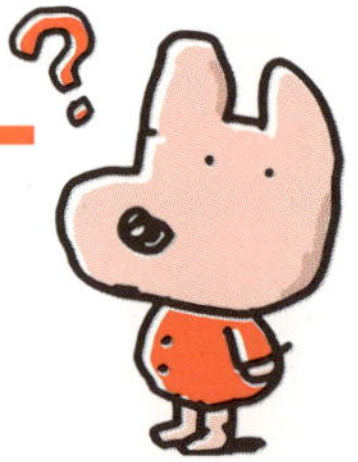

# A　仕事以外の時間を有意義に過ごそう

**生徒**　仕事がストレスになっているとわかっていても、仕事時間を減らせない人って多いと思うんですけど。

**先生**　誰もが簡単に仕事時間を減らせるなら、ストレスで苦しむ人はこんなにいないだろうね。ただ、ストレス対策の第一歩はストレスを回避すること。多すぎる仕事がストレスになっているのなら、なるべく減らすように努力してほしい。それでもどうしても減らせない場合には、仕事以外の時間で、うまくリラックスするように心がけるといいね。

**生徒**　家に帰ったらのんびり過ごすってことですか。

**先生**　それだけじゃなくて、積極的にリラクセーションに取り組むんだ。ゆったりとお風呂に入るのもいいし、香りで心身をリラックスさせるアロマテラピーもいいね。好きな音楽を聴く、スポーツをするというようなことも、大いにすすめられる。

**生徒**　そうか、ストレスを受けて緊張している心と体を、ゆったりとさせるんですね。

**先生**　食生活に気をつけ、ビタミンやミネラルをしっかりとることも、ストレスに負けないためには重要だ。

**生徒**　回避できそうもなかったら、ストレスに負けない態勢を整えておけばいいんですね。

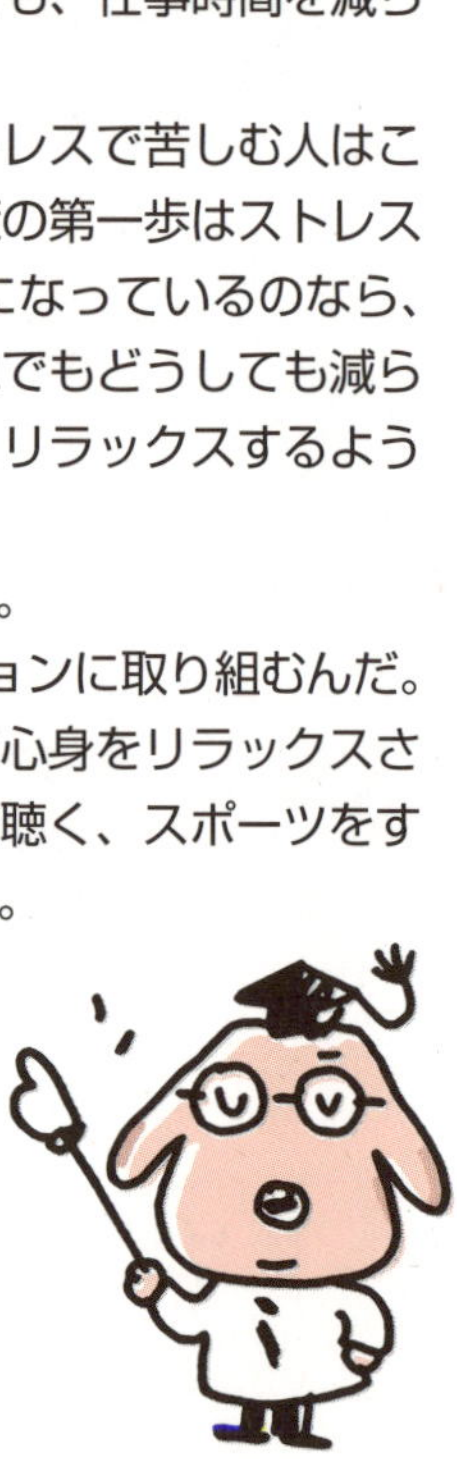

Chapter6.

# 第6章

# ストレスで起こる体の異常と心の異常

ストレスは、心を疲れさせるだけでなく、体にも大きなダメージをもたらします。頭痛、肩こり、便秘、腰痛、不眠などの日常的な症状から、高血圧、うつ病、胃潰瘍、がんなどの重大な病気まで、ストレスが関係して起こる病気はたくさんあります。

Chapter 6.
1

Stress Control

# ストレスへの過剰な反応が病気を引き起こす

## Q. なぜストレスだと病気になるの？

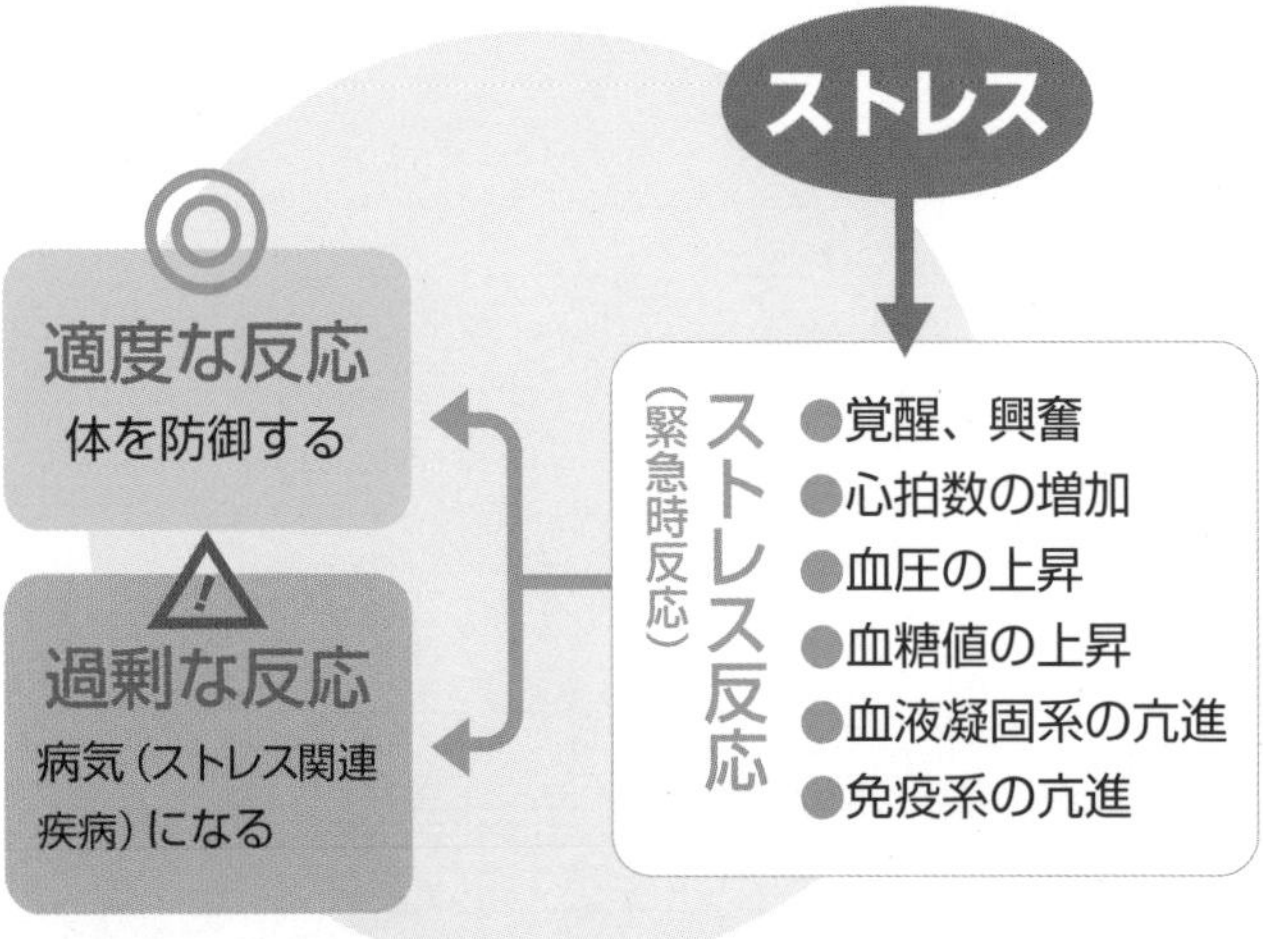

ストレス
ストレス反応
（緊急時反応）
●覚醒、興奮
●心拍数の増加
●血圧の上昇
●血糖値の上昇
●血液凝固系の亢進
●免疫系の亢進
◎
適度な反応
体を防御する
!
過剰な反応
病気（ストレス関連疾病）になる


**A.** ストレス反応は戦闘態勢のようなもの。体にも負担がかかるんだ。本来は防御反応だけど、過剰になると、過度な負担がかかり、病気を引き起こすことになるんだ

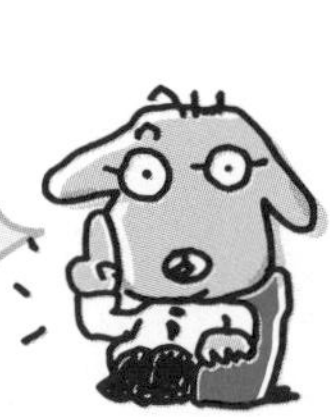

ストレス状態に置かれると、私たちの体の中では、カテコラミンとコルチゾールというホルモンが分泌されます。これがストレス反応と呼ばれる現象です。

本来は、体の機能を調節することで、ストレス状況を乗り切り、体を守る働きをしてくれます。

前にも例にあげましたが（20ページ参照）敵に遭遇した動物を考えてみるとわかりやすいでしょう。そのような状況のとき、戦うのに都合のいい体の状況や、逃げるのに都合のいい体の状況をつくるのが、これらのホルモンなのです。

## ストレス関連疾病

| | | | |
|---|---|---|---|
| 1 | 胃潰瘍 及び 十二指腸潰瘍 | 17 | 頸肩腕症候群 |
| 2 | 潰瘍性大腸炎 | 18 | 原発性緑内障 |
| 3 | 過敏性大腸 | 19 | メニエール症候群 |
| 4 | 神経性おう吐 | 20 | 円形脱毛症 |
| 5 | 本態性高血圧症 | 21 | インポテンツ |
| 6 | 神経性狭心症 | 22 | 更年期障害 |
| 7 | 過呼吸症候群 | 23 | 心臓神経症 |
| 8 | 気管支ぜんそく | 24 | 胃腸神経症 |
| 9 | 甲状せん機能亢進症 | 25 | ぼうこう神経症 |
| 10 | 神経性食欲不振症 | 26 | 神経症 |
| 11 | 偏頭痛 | 27 | 不眠症 |
| 12 | 筋緊張性頭痛 | 28 | 自律神経失調症 |
| 13 | 書痙（しょけい） | 29 | 神経症的抑うつ状態 |
| 14 | 痙性斜頸（けいせいしゃけい） | 30 | 反応性うつ病 |
| 15 | 関節リュウマチ | 31 | その他（神経性○○病と診断されたもの） |
| 16 | 腰痛症 | | |

資料　『企業におけるストレス対応　指針と解説』
中央労働災害防止協会

### さまざまな病気に影響する

　ところが、ストレスが強すぎたり、ストレス状況が長引いたりした場合には、ストレス反応が過剰な形で現れてきます。そして、過剰なストレス反応のために、さまざまな病気が起きてしまうのです。

　精神的ストレスが発病や病気の経過に大きく関与すると考えられる病気を「ストレス関連疾病」といい、上の表にまとめた31種類の病気があげられています。

　もちろん、ここにあげた病気が、すべてストレスだけによって起こるわけではありません。ストレスの影響が特に大きい病気と考えればいいでしょう。逆に、ここにあげた31種類以外にも、ストレスが影響する病気はたくさんあります。

Chapter 6.
2

# 強いストレスで免疫が変調をきたす

Stress Control

## 免疫機能が弱まると、こんな病気になる可能性が

### ぜんそく

ストレスの強いときには、ぜんそくの発作が起こりやすくなる。また、免疫が変調をきたすと過剰な免疫反応が起こり、アレルギーを引き起こす原因となる

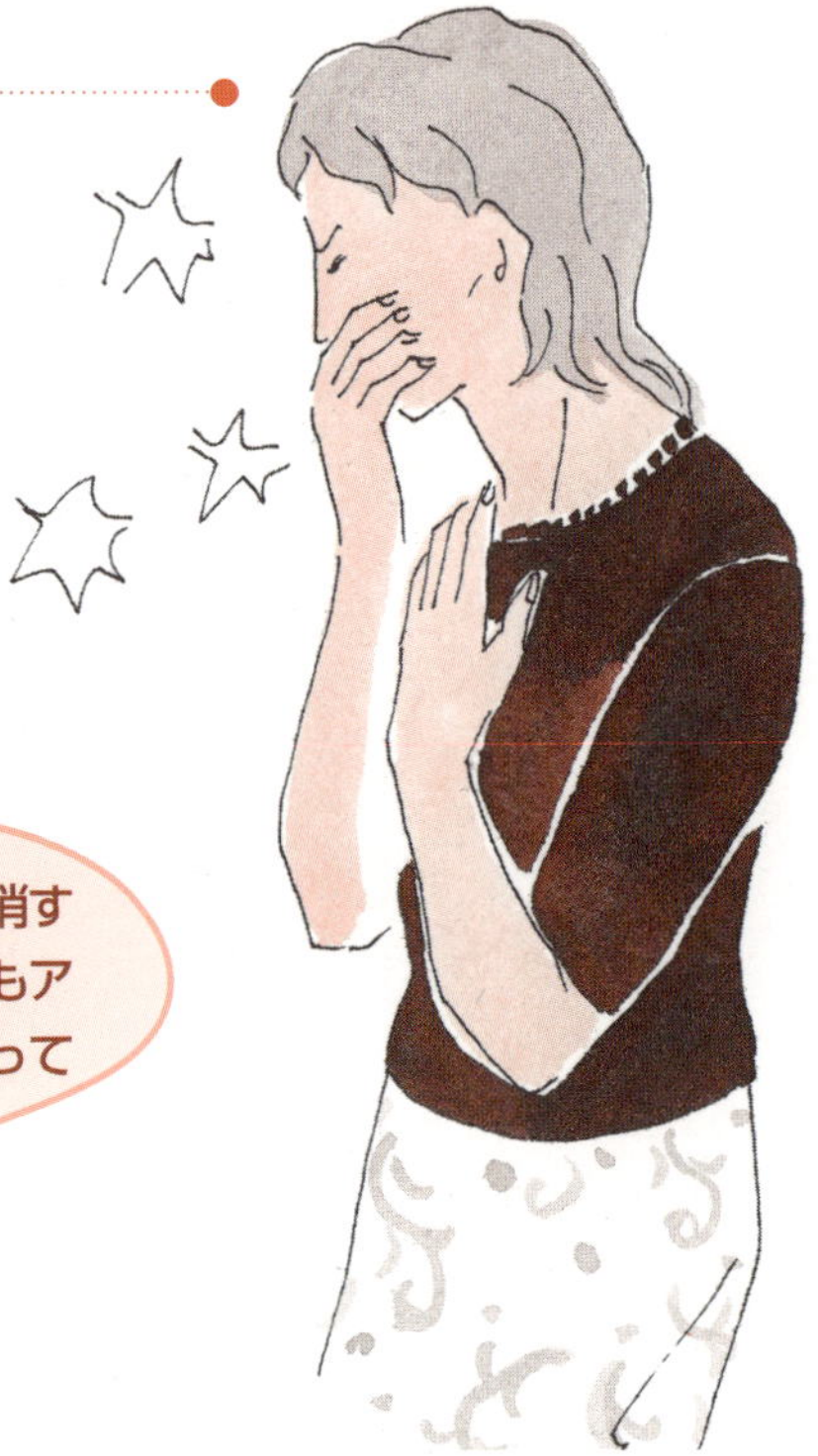

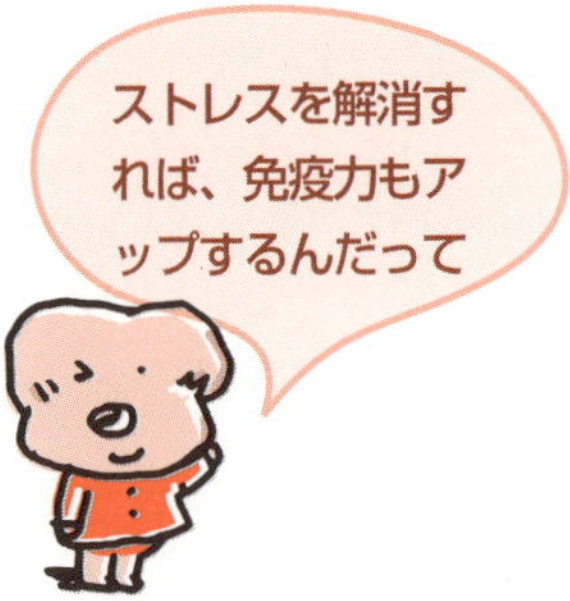
ストレスを解消すれば、免疫力もアップするんだって

免疫は体を守るための防御システムです。細菌やウイルスなどの病原体が体内に侵入してきた場合や、体内でがん細胞がつくられた場合には、免疫が機能し、攻撃役の白血球細胞が、病原体やがん細胞などを攻撃してくれます。

つまり、免疫が正常に機能していれば、人間は病気にかかりにくいのです。免疫によって守られているといってもいいでしょう。

### 長引くストレスも問題

ところが、強いストレスや長引くストレスがあると、免疫が正常

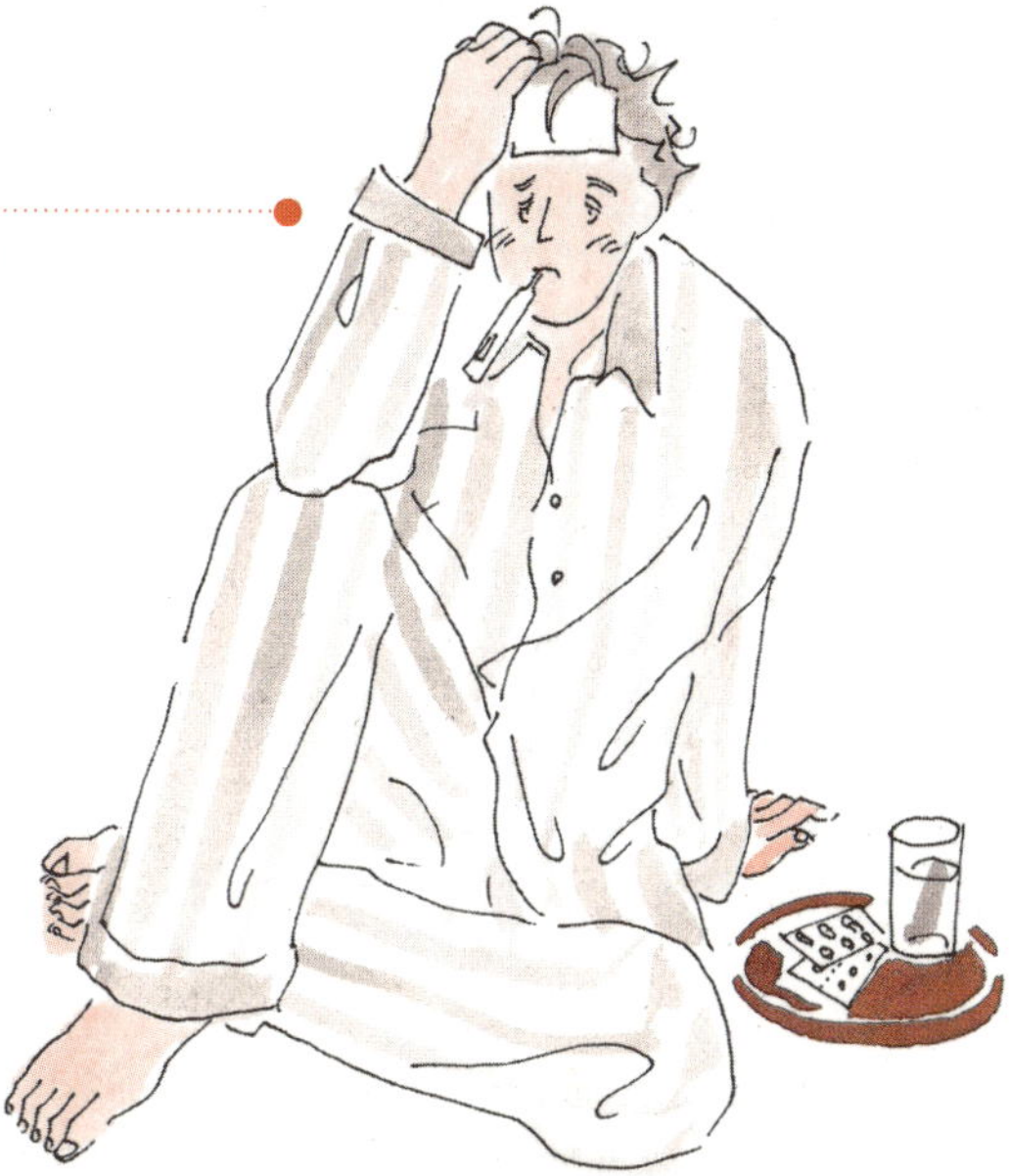

## かぜ、インフルエンザ

ウイルスや細菌による病気は、免疫の働きが低下すると、発症しやすい。免疫による攻撃力が低下し、体内に侵入したウイルスや細菌が増殖してしまう

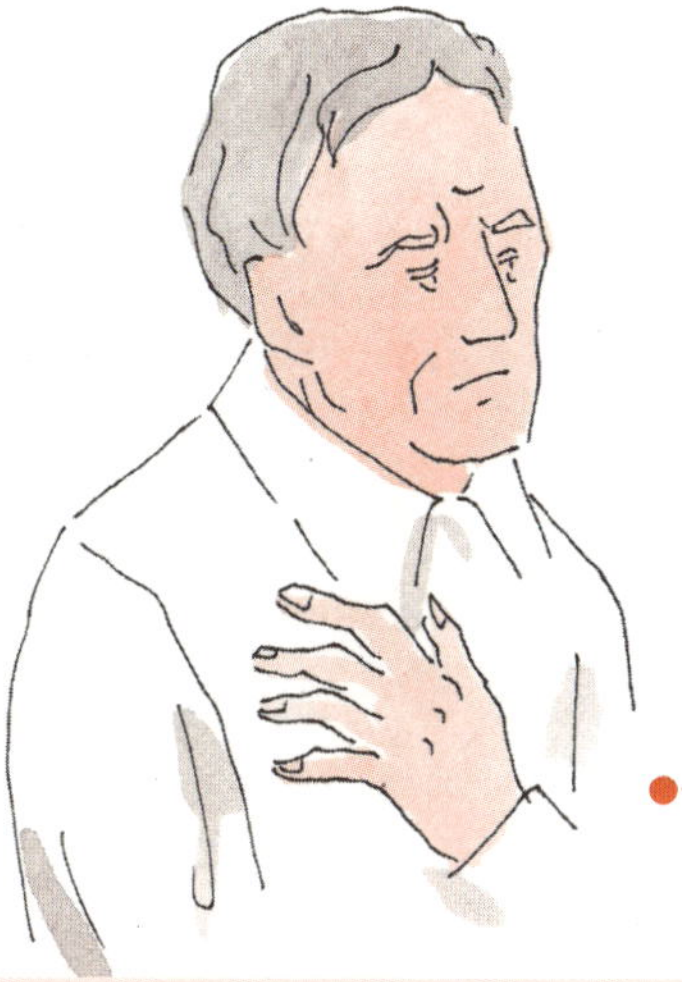

## がん

がん細胞は、体を構成する細胞が突然変異を起こすことで生まれる。毎日いくつもできるが、免疫システムにより、すぐに攻撃され消滅している。ただ、ストレスによって免疫が低下すると、がん細胞が生き残り、増殖をはじめてしまう

に機能しなくなります。働きが低下したり、乱れが生じたりすることがあるのです。強いストレスを感じている人の体を調べると、免疫をつかさどる細胞の活性が低下している、という研究も報告されています。

これが、ストレスで病気が起こる1つの原因なのです。

column

### 免疫は体の防衛隊

免疫システムは、本来体内にないはずの物質が入ったときに、体を守るために作動し始めるんだ。

まず、その物質と結合する抗体をつくり、攻撃役の細胞が抗体を目印に攻撃をしかける。感染症は、一度病気にかかると、次からかかりにくくなることがあるよね。これは、病原体に対する抗体が体内にできて、次からはすぐに攻撃されてしまうからなんだ。

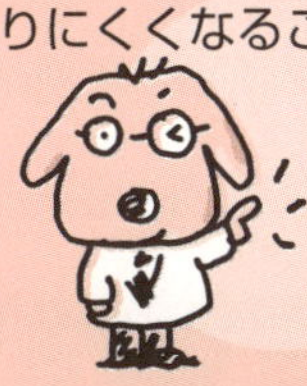

# 3 慢性ストレスに急性ストレスが加わると過労死を招く



過労死とは、「過重労働が誘因となって心臓病などを発症し、永久的労働不能や死亡にいたった状態」と定義されています。

現代は、身体的な疲労より精神的な疲労のほうが大きいといえるので、過労死はストレスが大きな原因になっていると考えていいでしょう。

具体的な事例をみると、過労死は、過重労働という慢性的なストレス状態にある人が、突発的な出来事に遭遇し、死にいたる心臓発作などを起こしてしまうということが多いのです。

## がんばりすぎは故障のもと

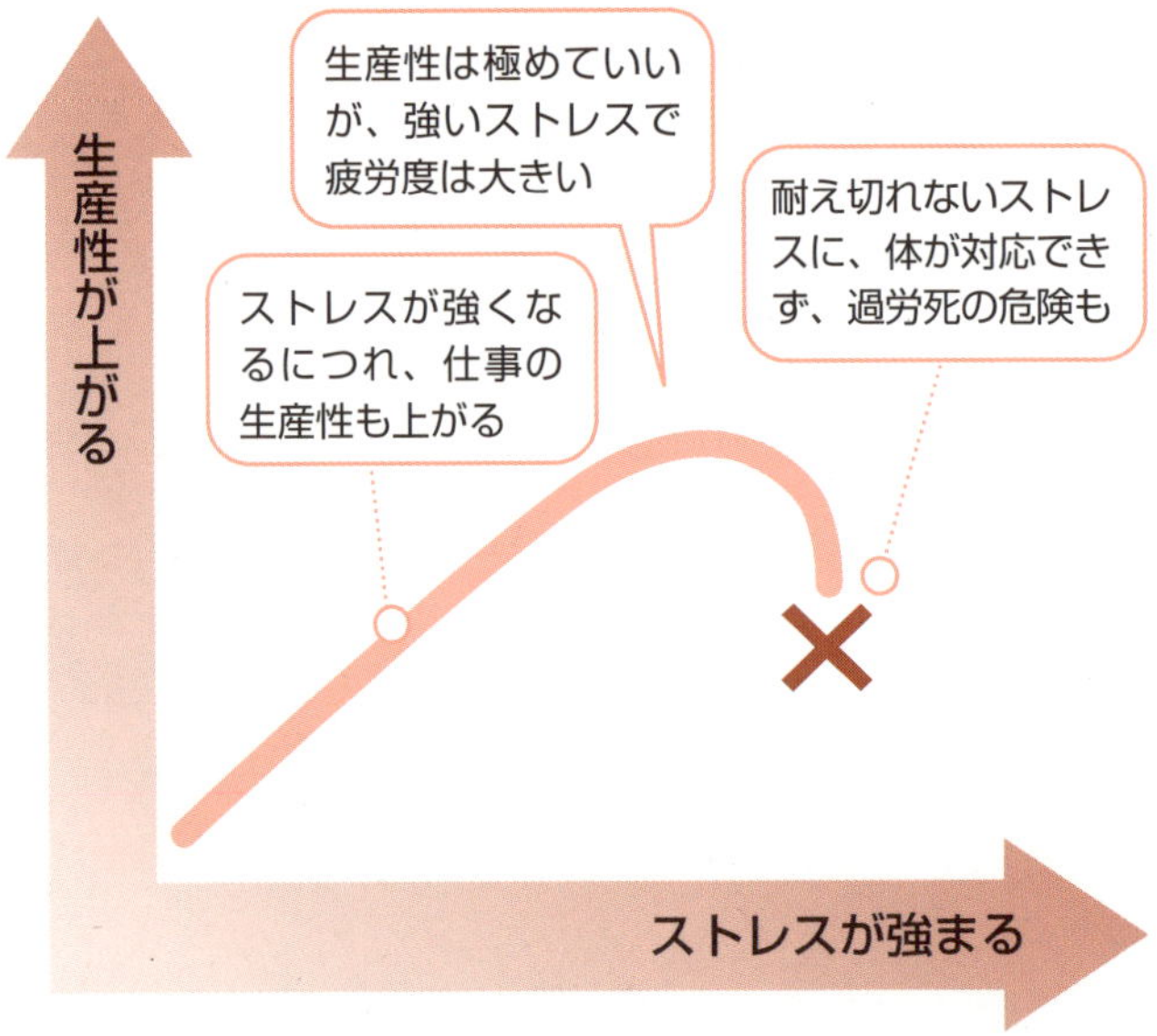
生産性が上がる
ストレスが強まる
ストレスが強くなるにつれ、仕事の生産性も上がる
生産性は極めていいが、強いストレスで疲労度は大きい
耐え切れないストレスに、体が対応できず、過労死の危険も

適度な強度のストレスは生産性を向上させるのに役立つが、ストレスの強度があるレベルを超えると、仕事の効率は急激に低下する。
過労死は、生産性が低下するほどのストレスが加わっているときに起きやすい。仕事に追われているのに、思うようにはかどらなくなったら要注意だ

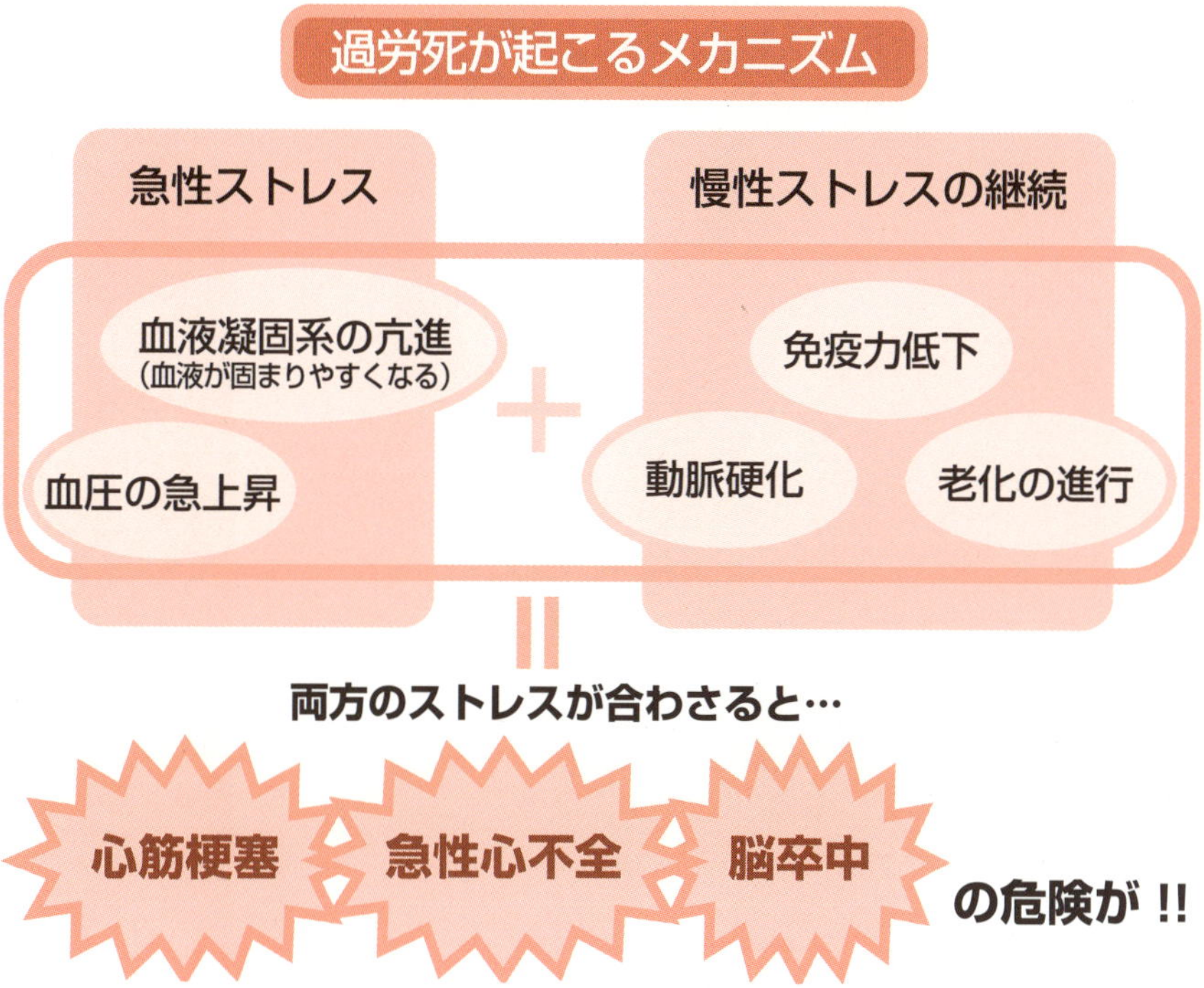
過労死が起こるメカニズム
急性ストレス
慢性ストレスの継続
血液凝固系の亢進
（血液が固まりやすくなる）
血圧の急上昇
免疫力低下
動脈硬化
老化の進行
両方のストレスが合わさると…
心筋梗塞
急性心不全
脳卒中
の危険が!!

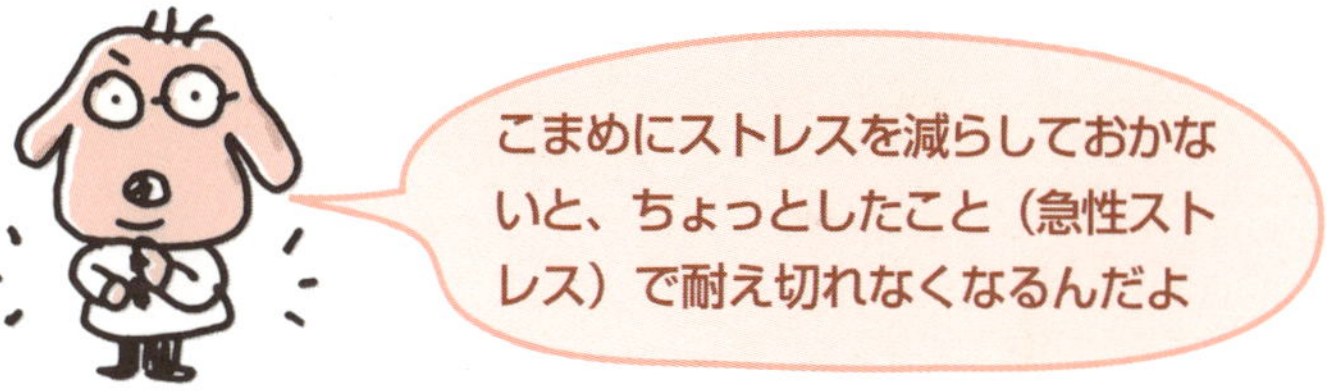
こまめにストレスを減らしておかないと、ちょっとしたこと（急性ストレス）で耐え切れなくなるんだよ

## ストレスの下地は多くの人にある

たとえば、ノルマに追われて毎日残業を続けていた人が、ある日、大切な書類を紛失してしまい、それに気づいたとたん心筋梗塞《しんきんこうそく》の発作を起こしてしまう、といったケースが考えられます。

過労死がこのようなタイミングで起こるのは、持続する慢性ストレスで発作の下地がつくられ、突発的な急性ストレスが発作の引き金の役割を果たしてしまうからです。

引き金となる急性ストレスが軽いものであっても、下地ができていれば、死にいたるような発作を起こしてしまうことがあります。下地ができているのに、それに気づいていない人がたくさんいます。

# 4 適度なストレスで生活は活性化するが、体は疲労する



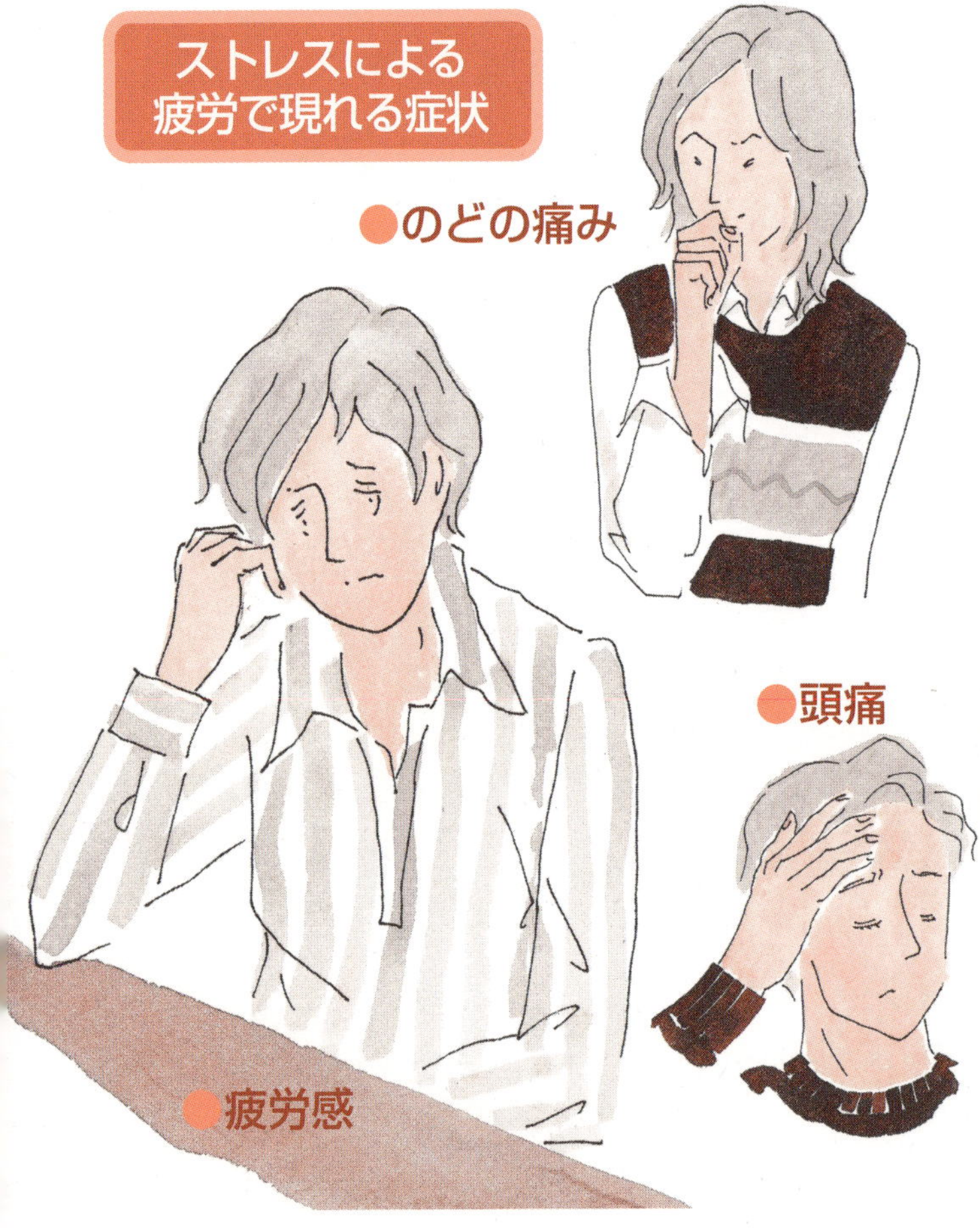
ストレスによる疲労で現れる症状
●のどの痛み
●頭痛
●疲労感

ストレスに疲労はつきものです。過度なストレスが加わっているときはもちろん、適度なストレスであっても、疲労から逃れることはできません。

## ストレスは体に現れる

適度なストレスがあると、生活は活性化します。仕事もはかどり、何事に対しても積極的に行動していくことができます。

そういったプラス面もあるのですが、必ず代償としての疲労がおとずれることを忘れてはいけません。

column

### 慢性疲労症候群とは

数年前から、慢性疲労症候群という病名が注目されている。休息や睡眠をとっても疲れが解消できないのが特徴。原因はウイルス説、うつ病説などがあるけれど、ストレスがきっかけで発病するともいわれているんだ。

原因がみつからないから、なまけ病といわれることもあったけど、現在は精神面を含めた治療が行われている。

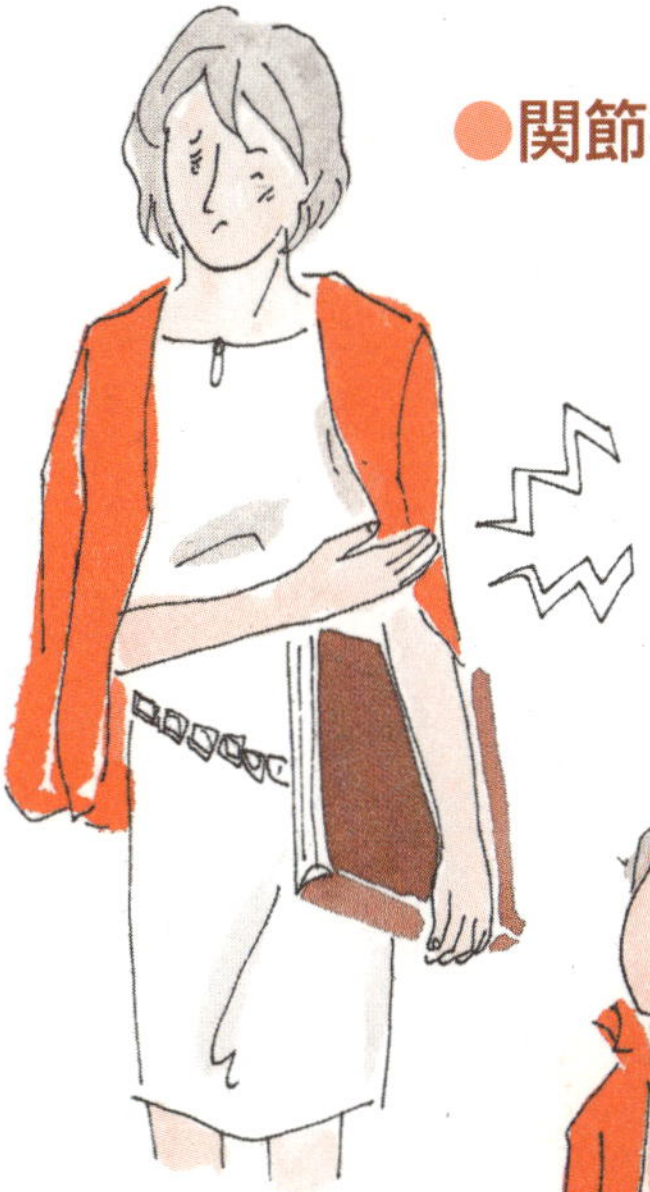
●関節痛

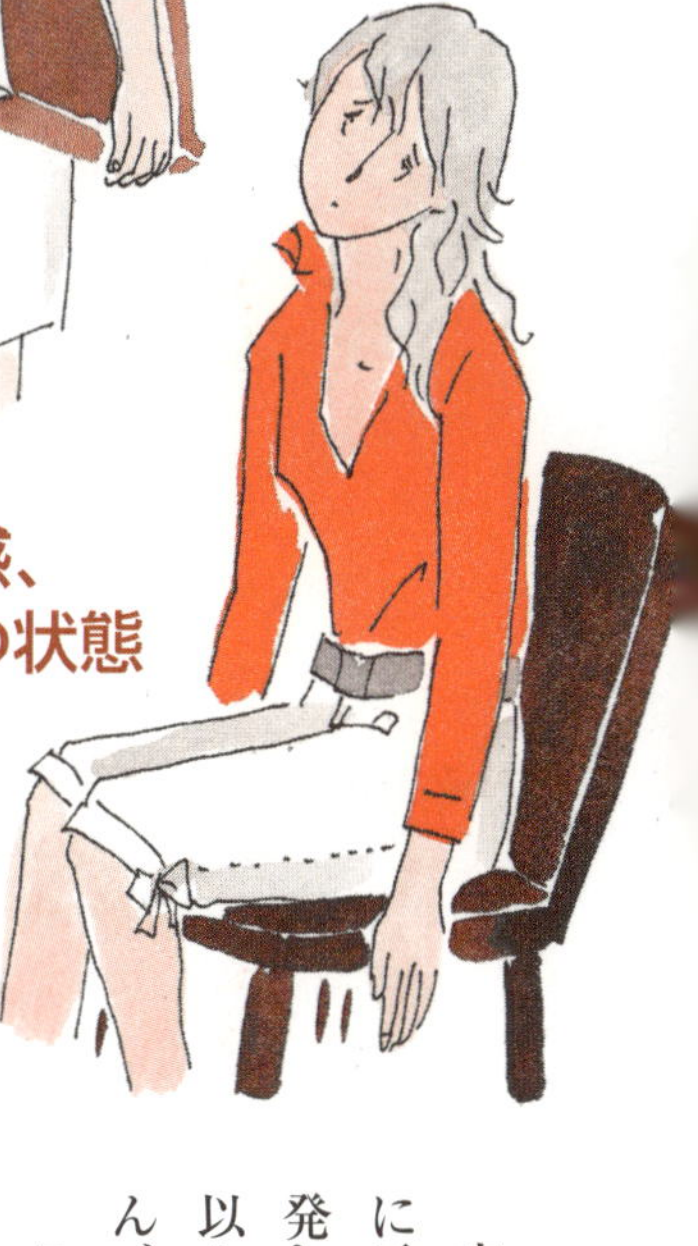
●脱力感、
抑うつ状態

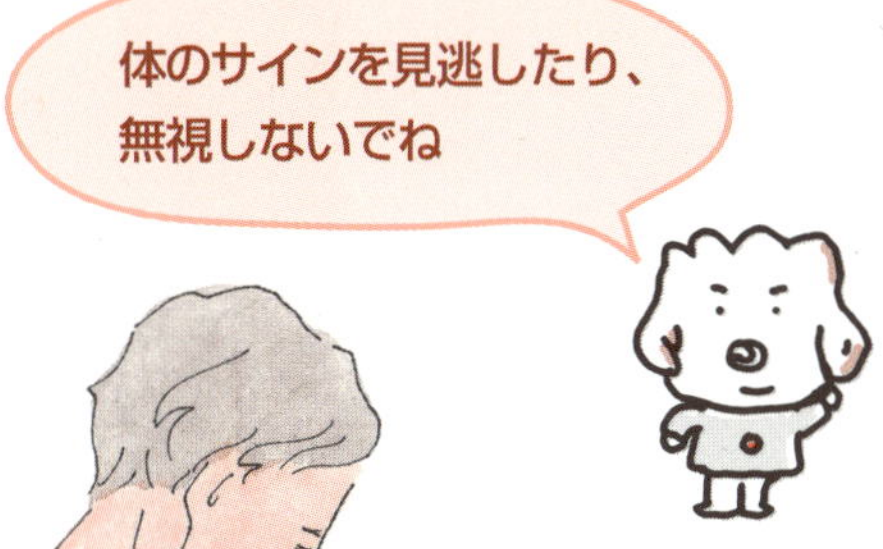
体のサインを見逃したり、
無視しないでね

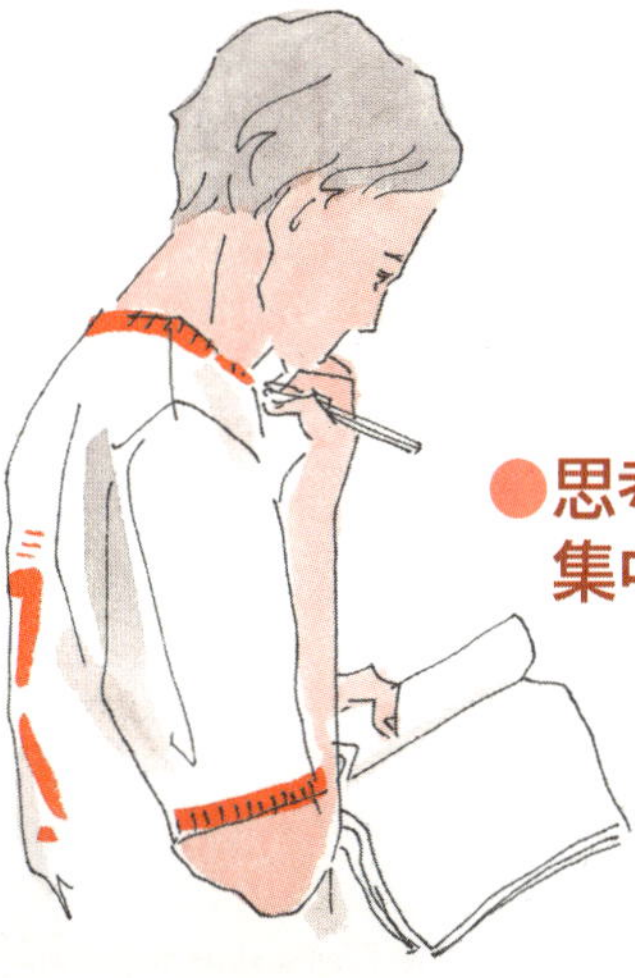
●思考力、
集中力の低下

疲労がたまってくると、体は上に示したようないろいろな信号を発してきます。これは、もうこれ以上がんばりすぎてはいけません、という体からの信号です。

このような症状が現れたら、体を休めるだけでなく、ストレスのもとになっている生活環境を改善することが大切です。

Chapter 6. 5

# ストレスに弱い人は血圧が上がりやすい

Stress Control

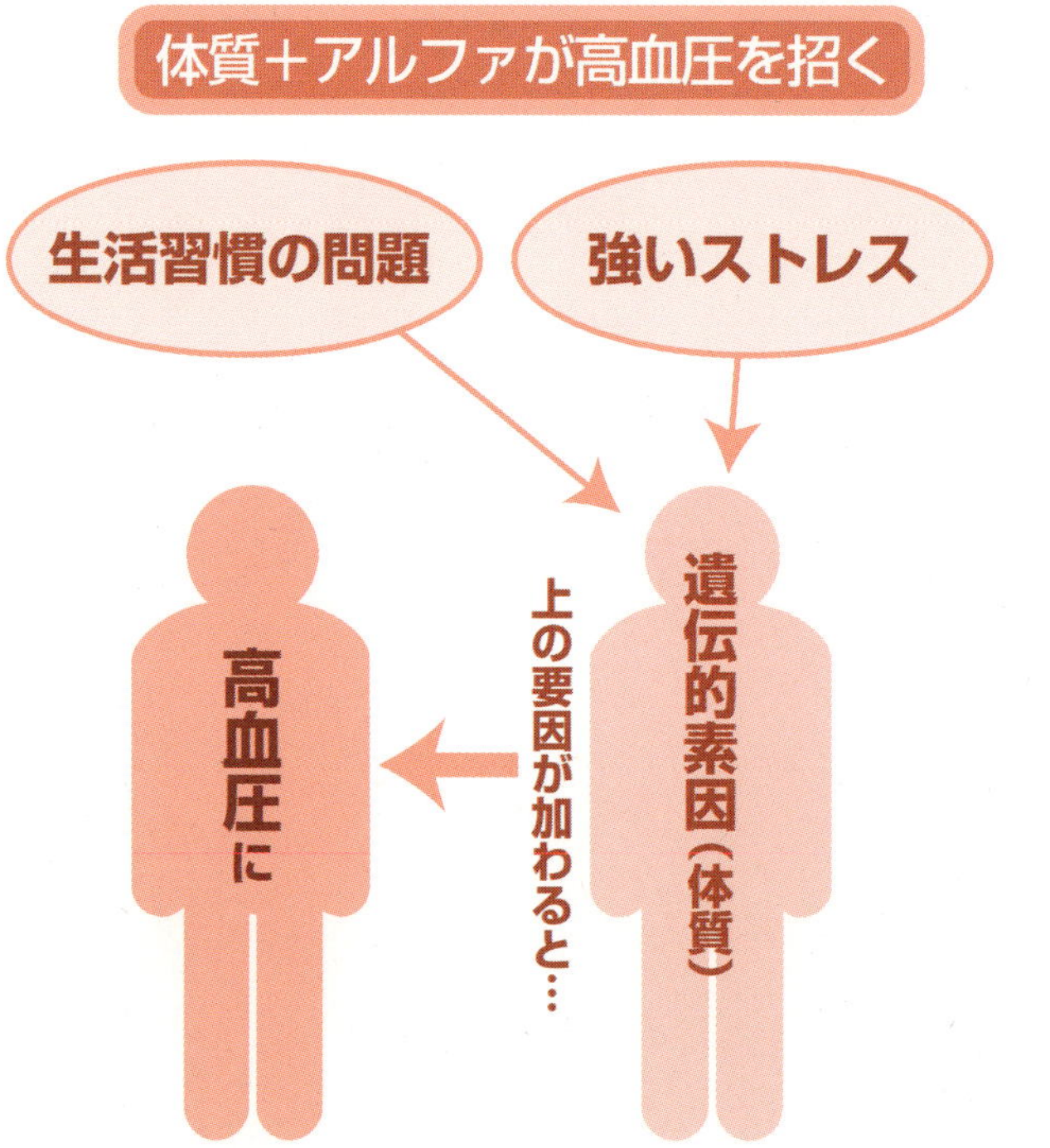
体質＋アルファが高血圧を招く
生活習慣の問題
強いストレス
遺伝的素因（体質）
上の要因が加わると…
高血圧に

高血圧は生活習慣病の１つだが、その発症には遺伝的素因（高血圧になりやすい体質）が深く関わっている。

もともと体質をもっている人に、食事などの生活習慣の問題が生じたり、強いストレスを受けるといった状況が生じたりすると、高血圧が発症する

ＷＨＯ（世界保健機関）の診断基準では、最高血圧が１４０㎜Hg以上、最低血圧が90㎜Hg以上の人を高血圧としています。この値を基準にすると、日本には約３０００万人も高血圧の人がいることになります。

## 交感神経が緊張する

高血圧の発症には、ストレスが深く関わります。ストレスによって交感神経が緊張し、血圧が上昇するのです。そのためストレスの多い環境では、高血圧が発症する可能性が高くなってしまいます。

## ストレスで血圧が上がりやすいタイプ

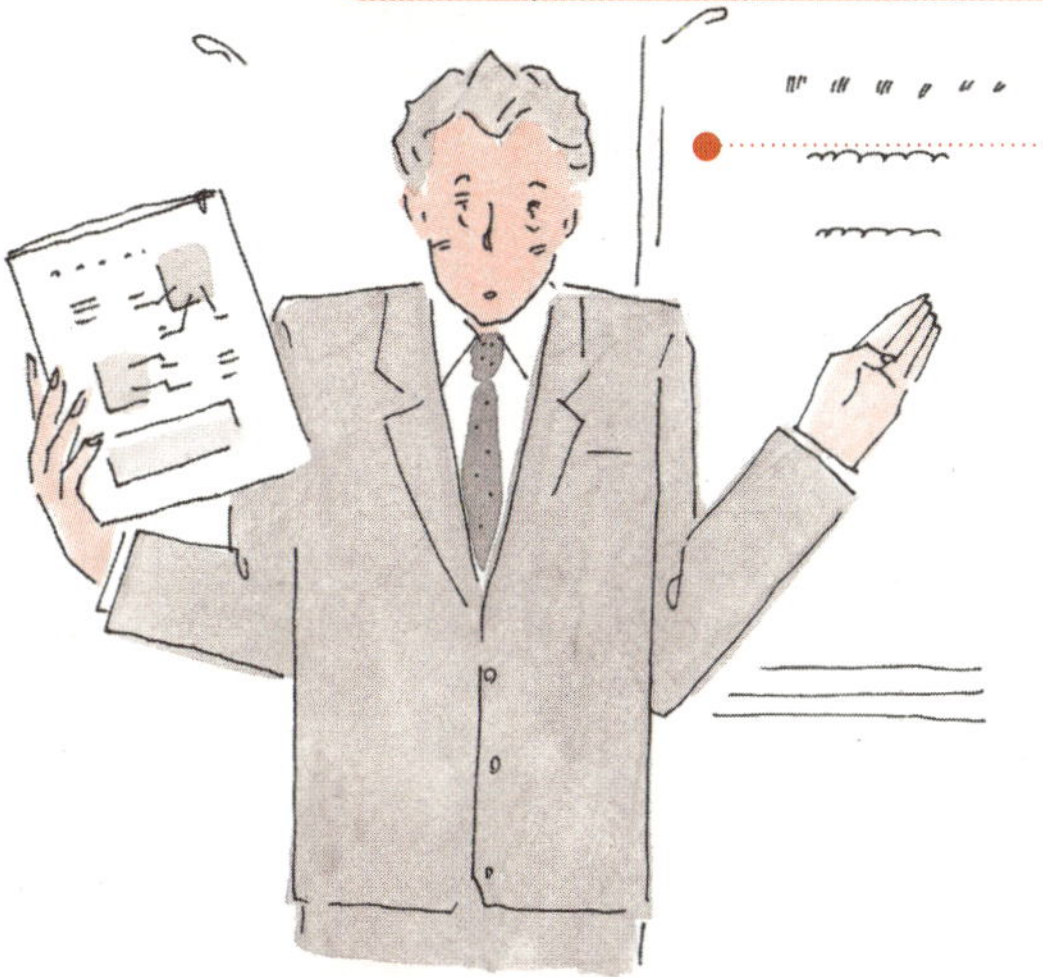

### 緊張しやすい

人前で話す、テストを受ける、初対面の人と会うときなどに、必要以上に緊張し、ストレスを強く受けてしまう

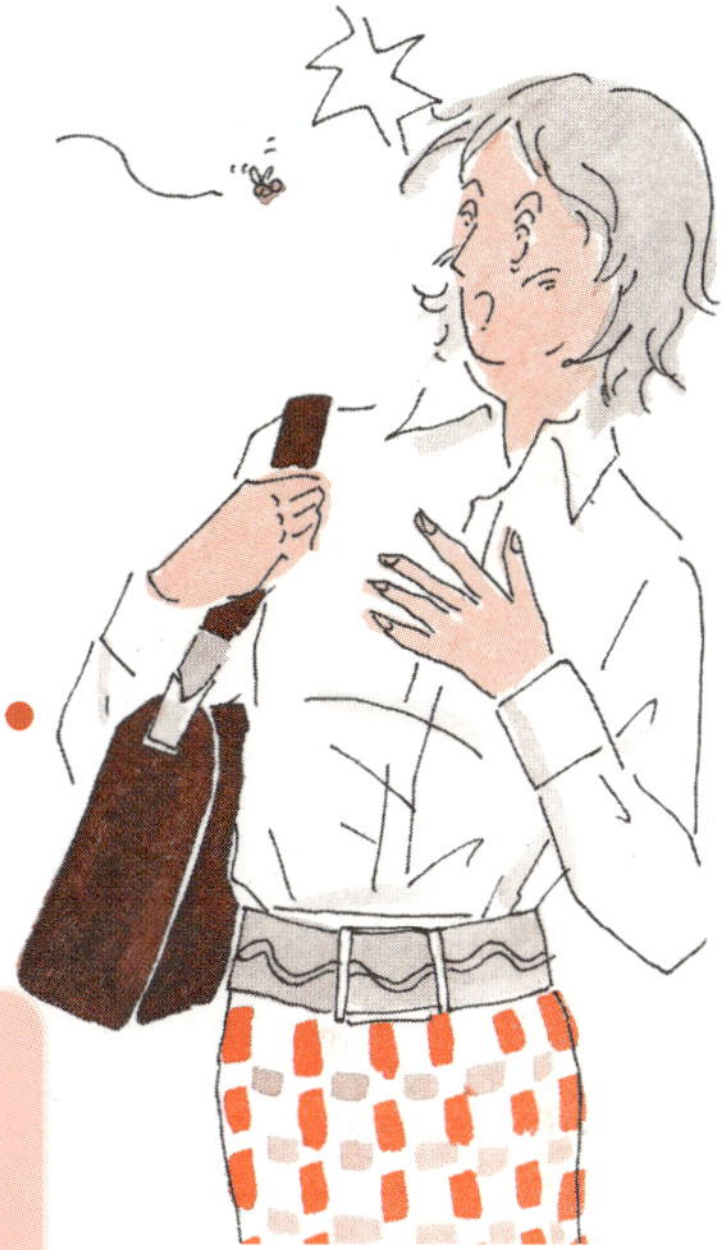

### 刺激に敏感に反応しやすい

ちょっとしたことで驚く、怖がる、騒音を気にするなど、普通の人がストレスと感じないことまでストレスになる

ただ、ストレス状況に置かれた人が、すべて高血圧になるわけではありません。ストレスによって血圧の上がりやすい人と、そうでない人がいるのです。

ストレスに弱い人ほど、血圧が上昇しやすくなります。

column

### 白衣性高血圧

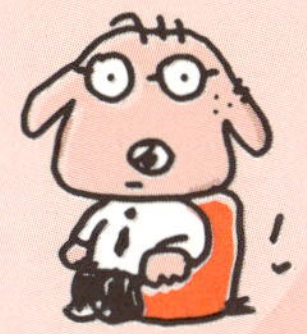

普段の血圧は正常なのに、医師の前で測る血圧だけ高くなる人がいる。このような高血圧を白衣性高血圧というんだ。白衣をみると、知らず知らずのうちに緊張して、血圧が高くなってしまうんだね。

このような人は、高血圧ではないけれど、ストレスで血圧が高くなりやすいことは確か。遺伝的な体質や生活習慣によっては、高血圧の発症予備軍になるんだ。

Chapter 6

6

# ストレスで血液が固まりやすくなる

Stress Control

## 動脈硬化の進んだ血管で血栓ができる仕組み

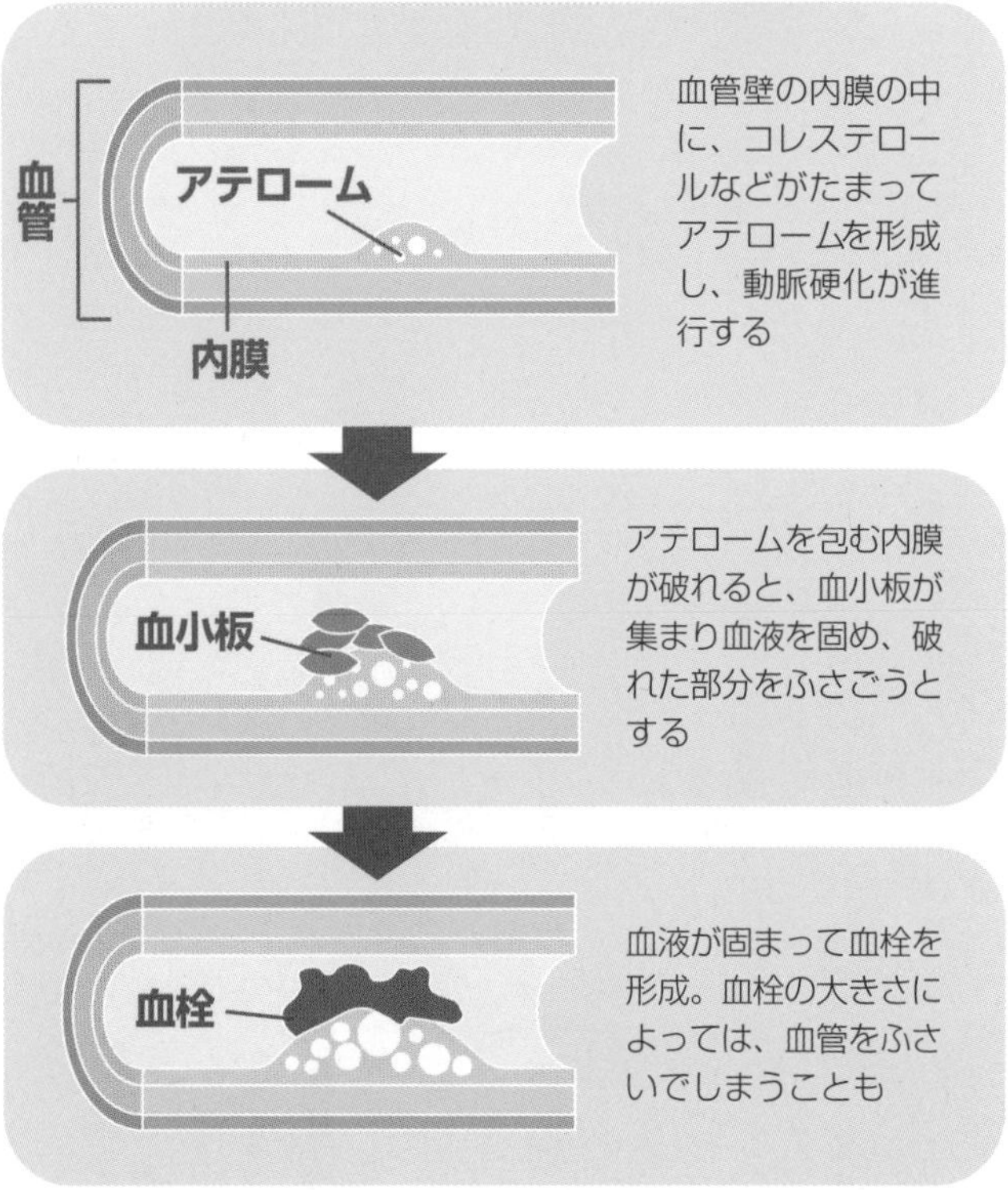
血管
アテローム
内膜
血管壁の内膜の中に、コレステロールなどがたまってアテロームを形成し、動脈硬化が進行する
血小板
アテロームを包む内膜が破れると、血小板が集まり血液を固め、破れた部分をふさごうとする
血栓
血液が固まって血栓を形成。血栓の大きさによっては、血管をふさいでしまうことも

人間の体には、血液を凝固させる機能が備わっています。けがで出血したとき、血液が固まらないと、出血が続いてしまうからです。

ストレスを受けると、この機能が高まり、血液が固まりやすくなります。血液中に含まれている血《けっ》小板《しょうばん》の働きが活性化されることで、凝固機能が高まるのです。

### 固まりすぎると大問題

血液はけがをしたとき以外に、血管の中で固まることもあります。

血液のかたまりを血栓《けっせん》といいま

## 血液が固まることで起こる病気

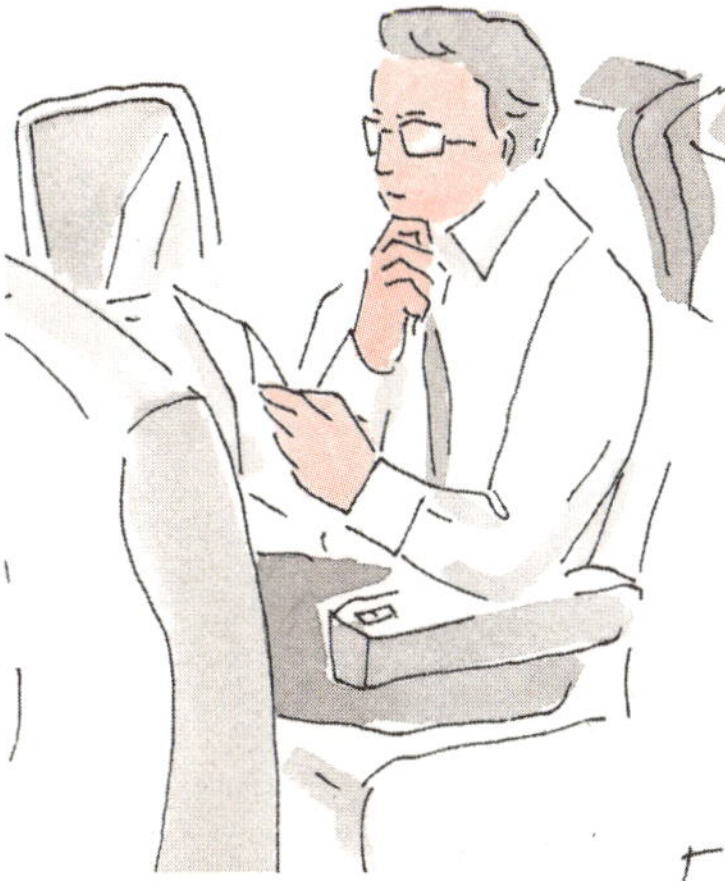

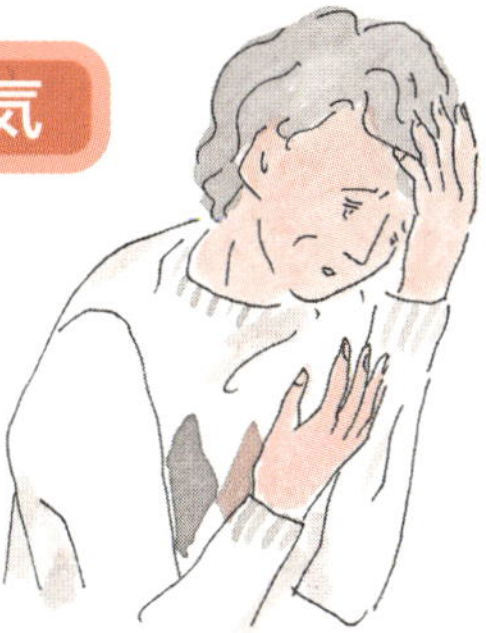

### 脳梗塞

脳血管で血栓ができて詰まる場合と、脳以外でできた血栓が流れてきて詰まる場合がある

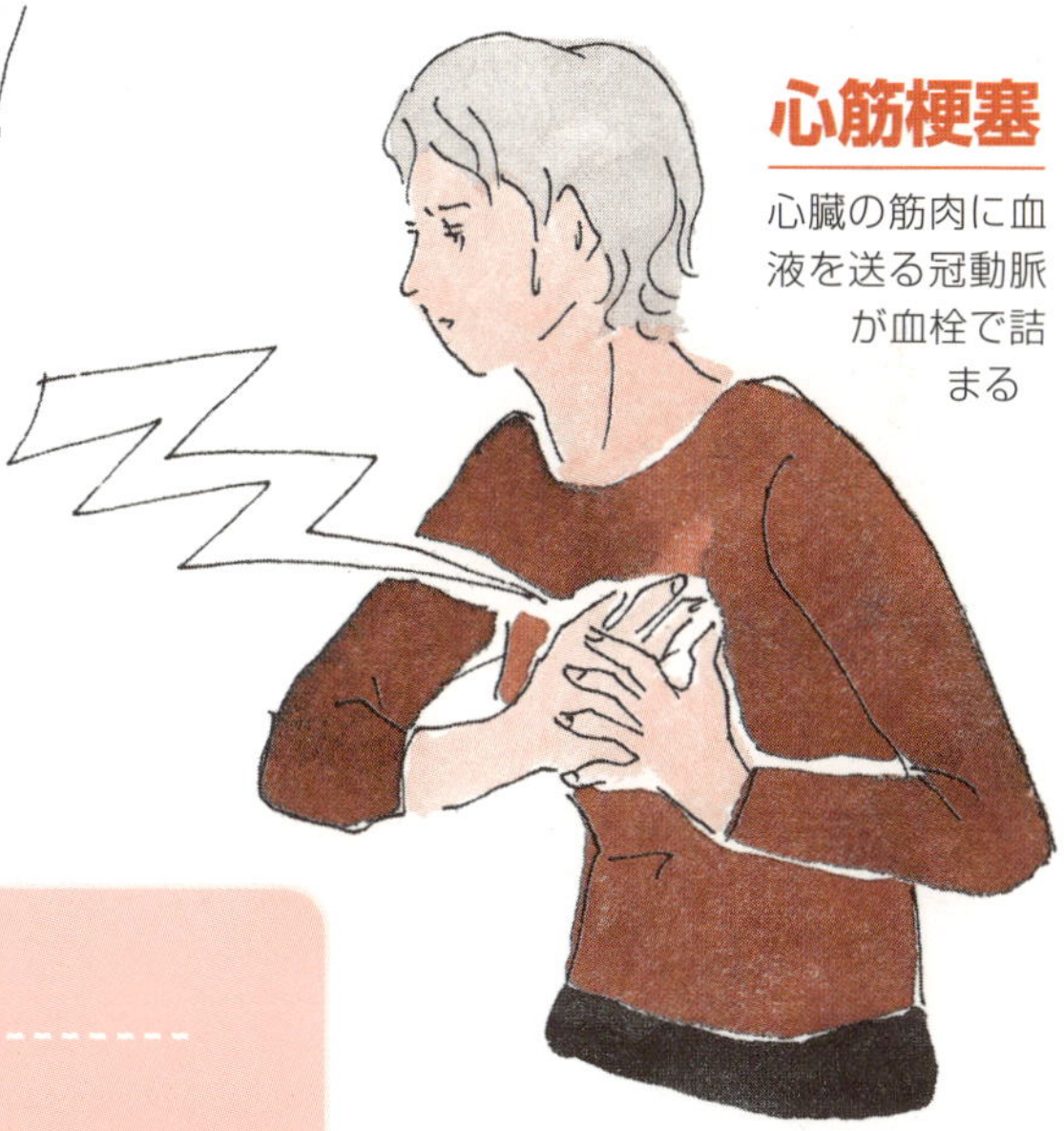

### 心筋梗塞

心臓の筋肉に血液を送る冠動脈が血栓で詰まる

### エコノミークラス症候群

狭い場所で長時間じっとしているせいで、血流の悪くなった血管内で血栓ができる

すが、血管の中で血栓ができると、心筋梗塞《しんきんこうそく》や脳梗塞など、命に関わる病気を引き起こす原因になります。血栓が血管に詰まり、脳血管や心臓の冠動脈《かんどうみゃく》をふさぐのです。

日ごろからストレスをためないようにして、血液の流れをさらさらにしておくことが大切です。

column

### 本来は体を守るため

動物は敵と遭遇したとき、戦うにしても逃げるにしても、けがをして、出血する可能性が高いんだ。それに備えて、ストレス状況に置かれると、血小板を活性化させてすぐに出血がとまるようにしているんだ。

現代人にとってのストレスは、ほとんどの場合、出血など招かないけれど、体にはそうした機能が備わっているというわけ。

Chapter 6.
7
# ストレスは胃潰瘍を発症させる引き金となる

Stress Control

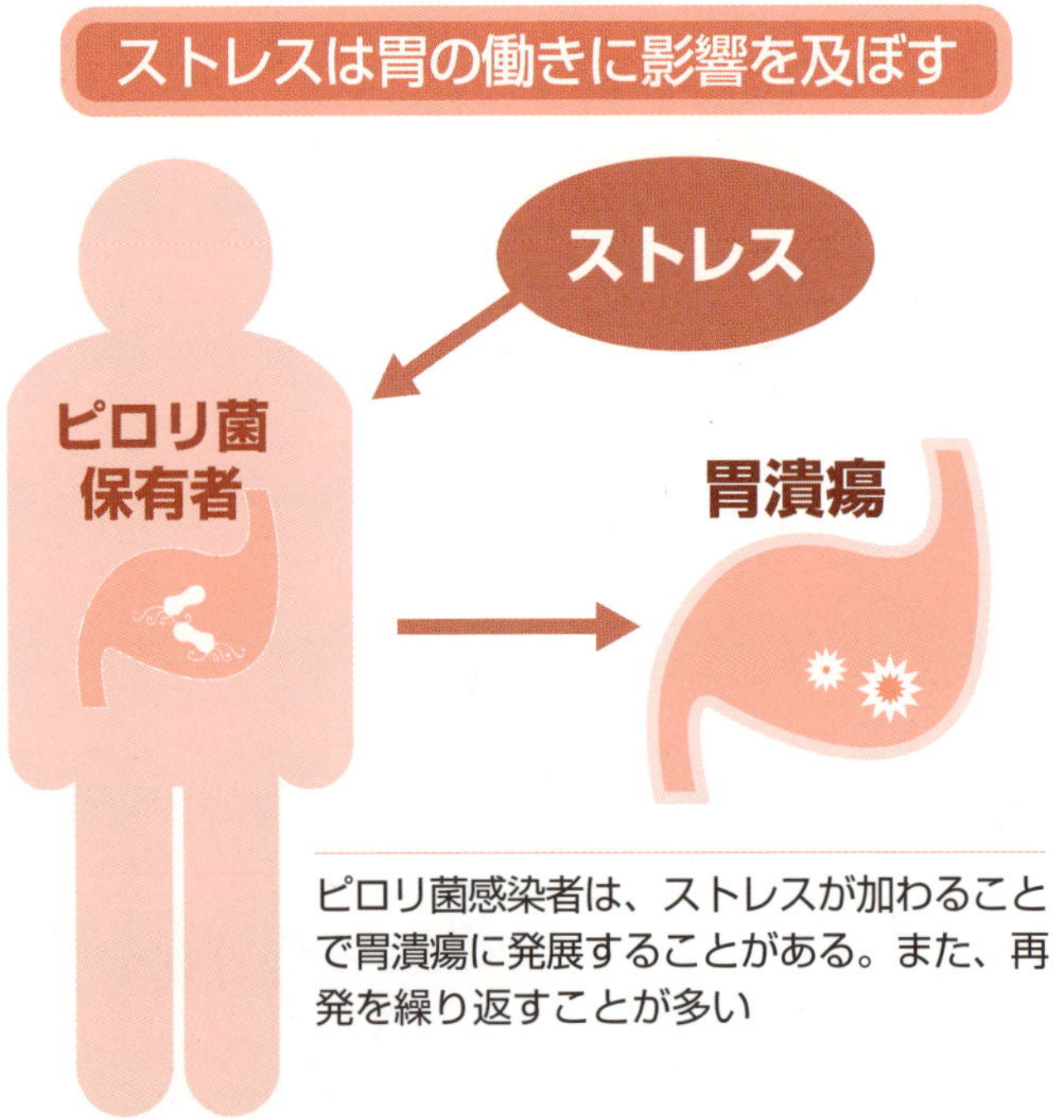
ストレスは胃の働きに影響を及ぼす
ストレス
ピロリ菌
保有者
胃潰瘍

ピロリ菌感染者は、ストレスが加わることで胃潰瘍に発展することがある。また、再発を繰り返すことが多い

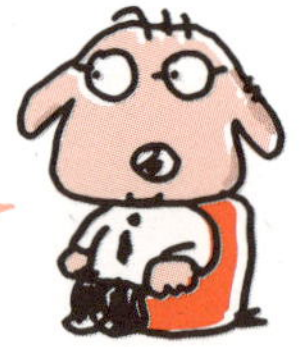
ただし、感染者でなくても強い精神的、肉体的ストレスや暴飲暴食などで急性胃潰瘍になることがあるよ

胃潰瘍《いかいよう》になる人のほとんどは、胃の粘膜にピロリ菌が感染しています。ピロリ菌は胃潰瘍の発症に関係していますが、ピロリ菌を保有している人がすべて胃潰瘍になるのではありません。

ピロリ菌の感染が下地となり、ストレスが加わることで、胃潰瘍が発症してくるのです。

## 胃の調子でストレスを知る

心配事があるとき「胃がきりきり痛む」と表現しますが、胃の働きはストレスと密接に関係しています。

column

## ピロリ菌とは

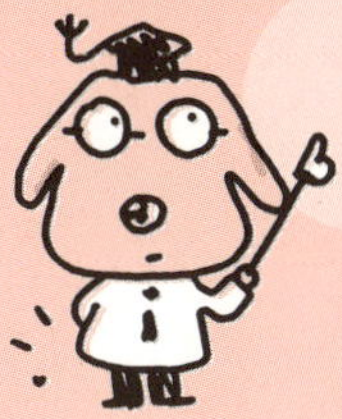

正式名称はヘリコバクターピロリ。胃の粘膜に感染し生息する。胃に入った細菌は、通常は胃酸で殺菌されるが、ピロリ菌は粘液などに覆われ、胃酸にさらされないんだ。

日本では中高年以上に感染者が多い。50歳以上では6割が保菌者という数字からも、保菌者すべてが胃潰瘍になるのではなく、ストレスが引き金になっているとわかるね。

## 胃潰瘍発症のメカニズム

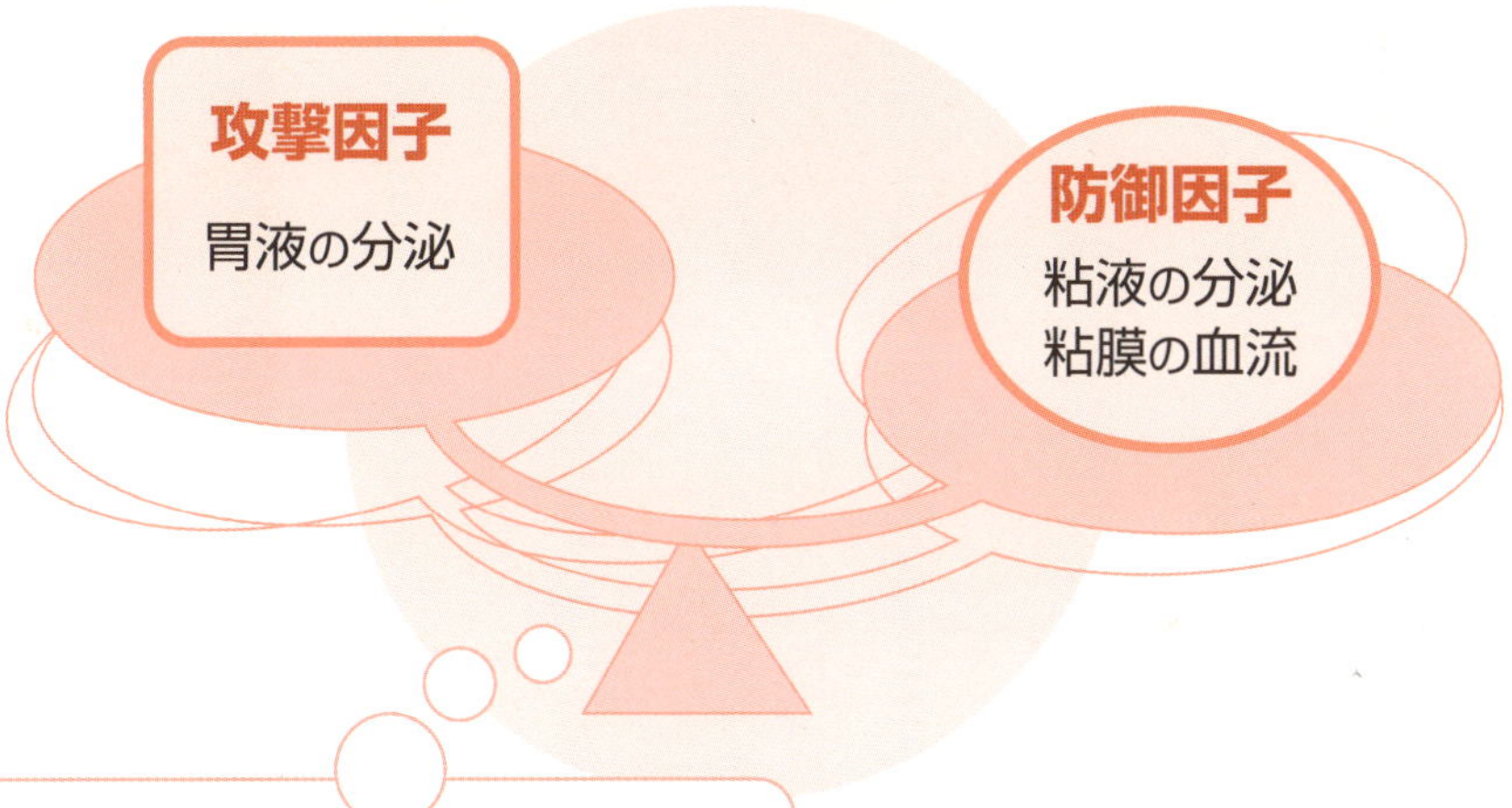


胃液に対し、粘液などが胃壁を防御するため、本来なら胃潰瘍は発生しない（胃液が胃壁を消化してしまうことはない）。
だが、ストレスは、攻撃因子（胃液）を強め、防御因子（粘液など）を弱めてしまう。両者のバランスが崩れると、胃潰瘍発生の条件がそろうことになる

ストレスがあると、まず胃の粘膜の血流が低下し、粘膜が弱った状態になります。さらに、粘膜を保護している粘液の分泌も、低下します。そのうえ胃液の分泌が高まり、胃液で粘膜が消化されるのです。

そして胃潰瘍が発症します。

Chapter 6.

8

# ストレスで起こる性機能障害が急増している

Stress Control

## 半数以上のEDは精神的な理由

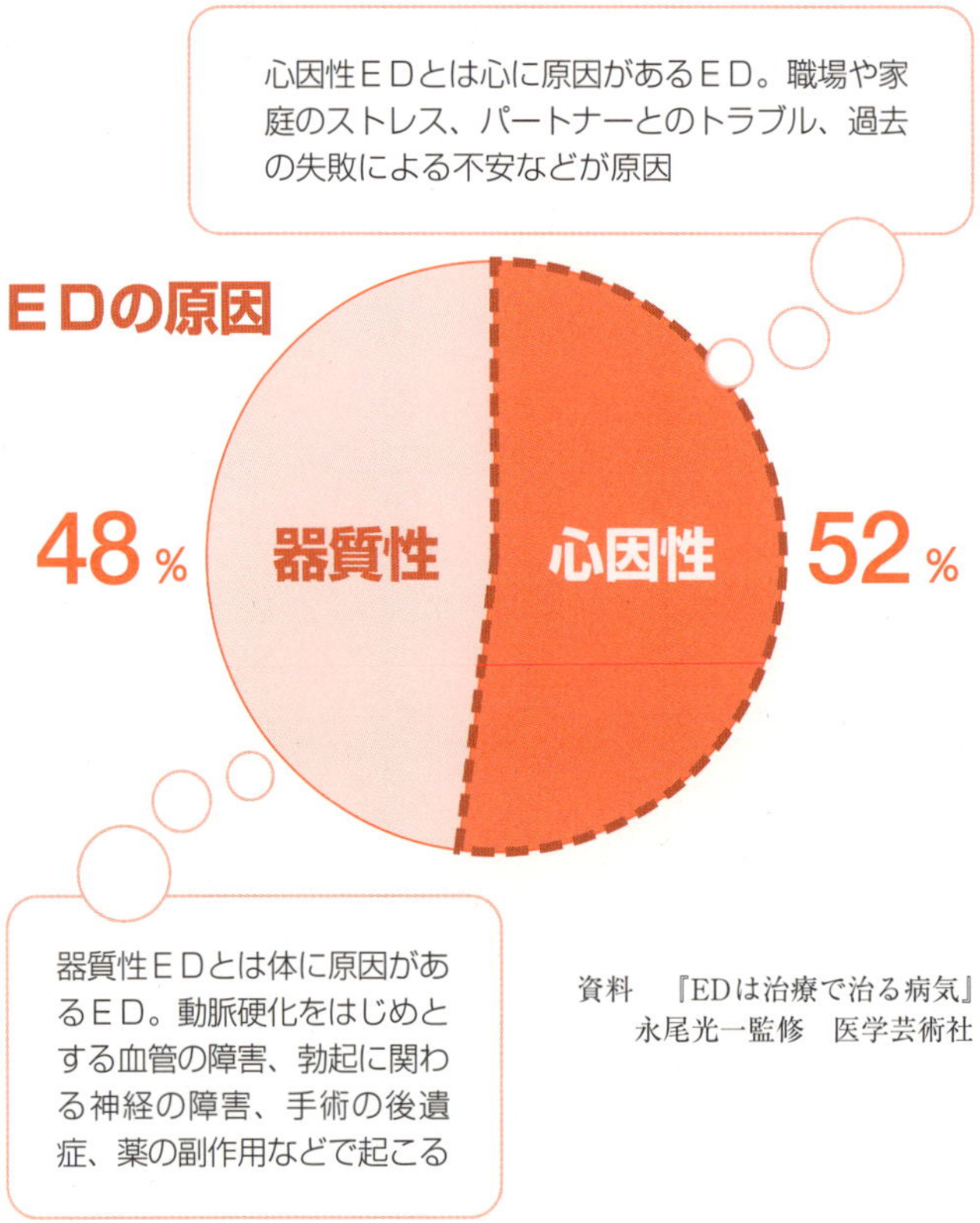

心因性ＥＤとは心に原因があるＥＤ。職場や家庭のストレス、パートナーとのトラブル、過去の失敗による不安などが原因
ＥＤの原因
48％
器質性
心因性
52％
器質性ＥＤとは体に原因があるＥＤ。動脈硬化をはじめとする血管の障害、勃起に関わる神経の障害、手術の後遺症、薬の副作用などで起こる


資料　『EDは治療で治る病気』
永尾光一監修　医学芸術社

慢性的に加わり続けるストレスは、性機能にも影響を及ぼし、男性ではＥＤ（勃起障害）、女性では無月経などが起こりやすくなります。

男性のＥＤ有病率は、40代で約20％、50代で約40％。全体の人数は１１３０万人といわれます。

このうち、心に原因がある心因性ＥＤが半分余りを占めていますが、若い年代に限れば、心因性が大部分といっていいでしょう。

### 性欲があってもうまくいかない

ストレスは、性的興奮を抑え、

## 性機能障害が起こるメカニズム

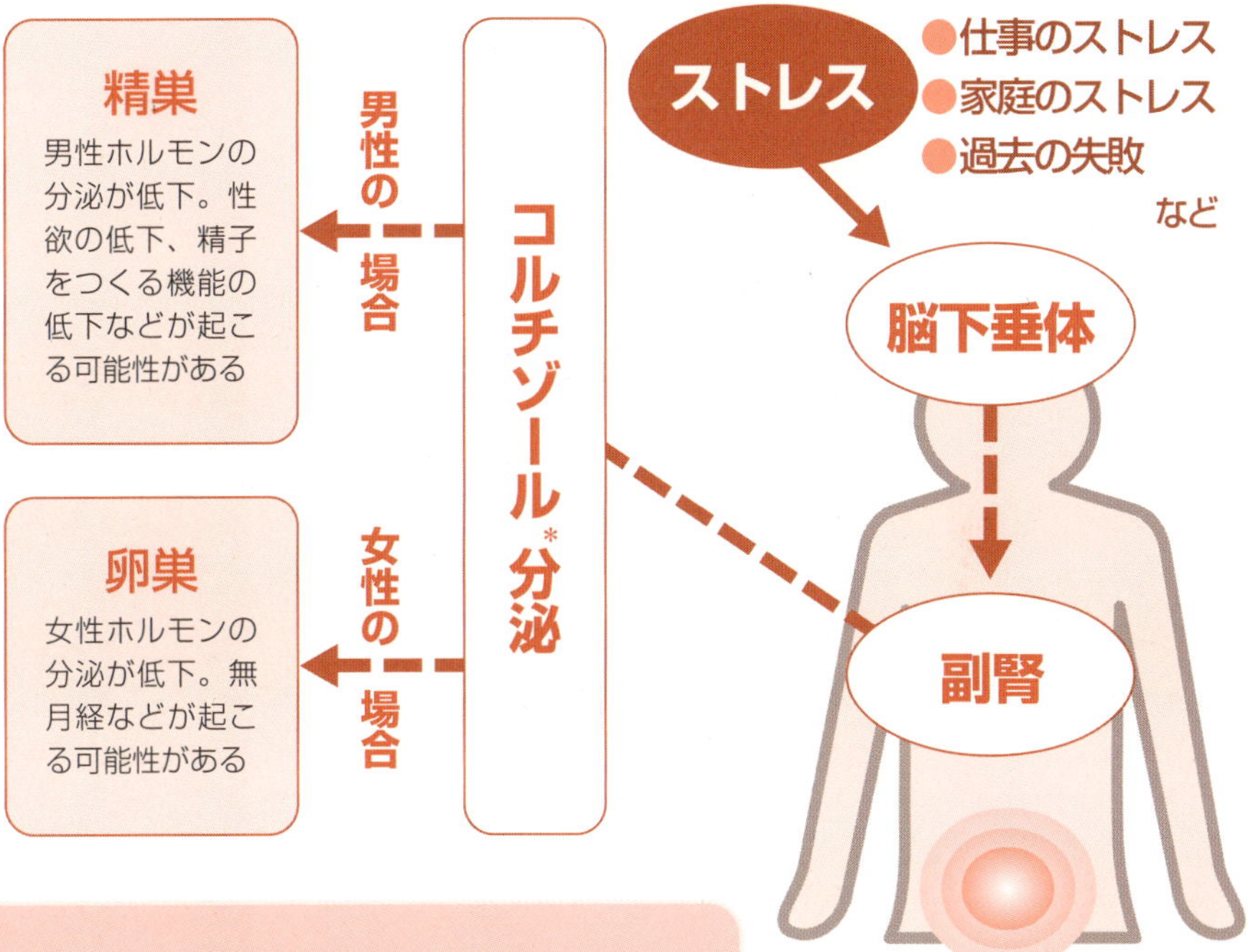
ストレス
●仕事のストレス
●家庭のストレス
●過去の失敗
など
脳下垂体
副腎
コルチゾール*分泌
男性の場合
女性の場合
精巣
男性ホルモンの分泌が低下。性欲の低下、精子をつくる機能の低下などが起こる可能性がある
卵巣
女性ホルモンの分泌が低下。無月経などが起こる可能性がある

*コルチゾールとはストレスを感じたときに副腎皮質から分泌されるホルモン（P154参照）

性欲はあるのにうまくいかない、という結果を引き起こします。

また、性ホルモンの分泌が抑制されます。男性なら男性ホルモン、女性なら女性ホルモンの分泌が減るため、性機能全般が低下してしまいます。

column

### ストレスが 少子化や ユニセックス化を生む

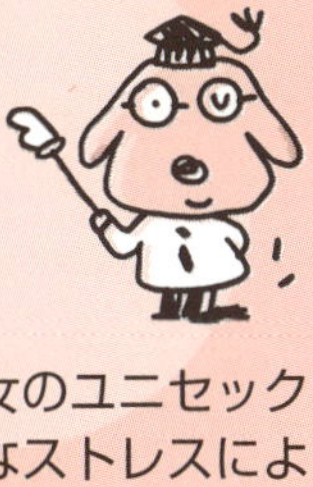

性ホルモンは、男性らしい体つきや女性らしい体つきをつくる働きをし、生殖機能にも関わっているんだ。

現代の少子化現象や男女のユニセックス化は、現代社会の過剰なストレスによって性ホルモンの分泌が抑制されて、男女の性機能の低下や、男性らしさや女性らしさの希薄さから起きている可能性があるんだ。

Chapter 6.
9

# 原因のはっきりしないめまいや頭痛はストレスが原因

Stress Control

## こんな症状が現れやすい

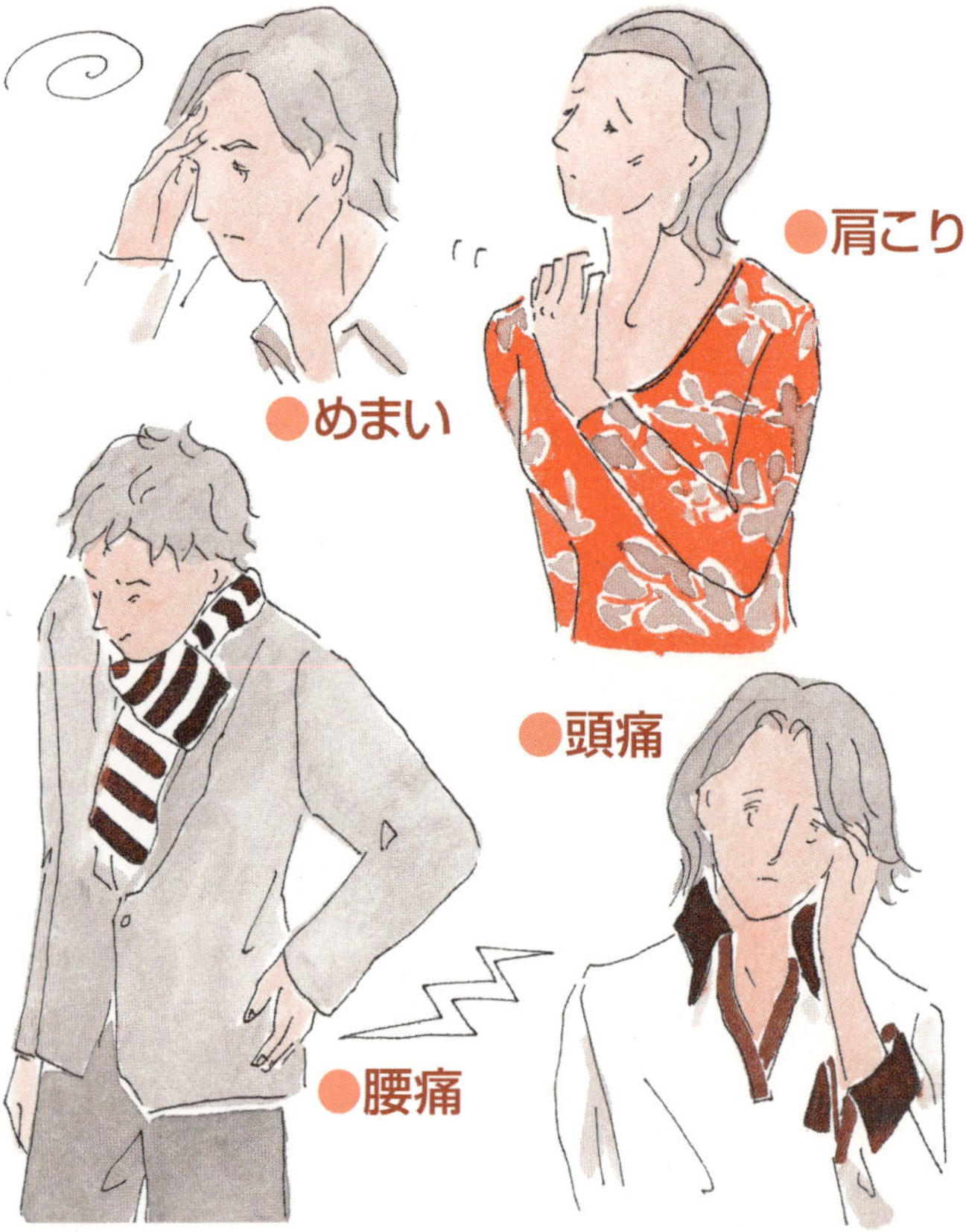


いろいろな自覚症状が現れているのに、その原因がはっきりしないことがあります。

重い荷物を運んだから腰が痛いとか、かぜをひいていて頭が痛いというように、思いあたる原因もなく、X線撮影やCTなどの検査を受けても、異常がみつからないケースです。

このように、器質的な原因がないにもかかわらず、自覚症状が現れることを不定愁訴《ふていしゅうそ》といいます。

体に自覚症状が現れると、体の病気を考えがちですが、不定愁訴はストレスが原因となって起きる

## ストレスと不定愁訴の悪循環

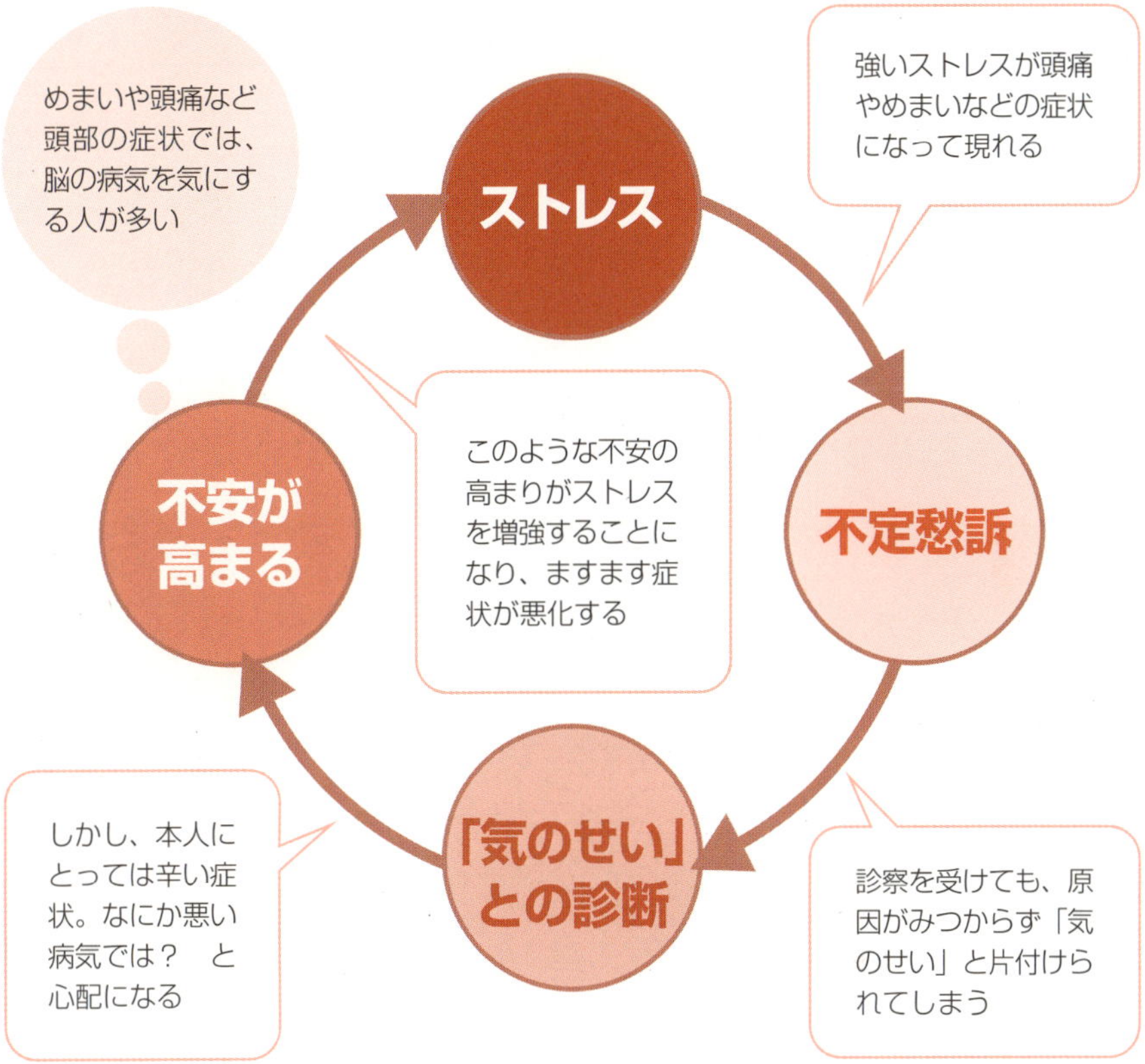
めまいや頭痛など頭部の症状では、脳の病気を気にする人が多い
ストレス
強いストレスが頭痛やめまいなどの症状になって現れる
不定愁訴
診察を受けても、原因がみつからず「気のせい」と片付けられてしまう
「気のせい」との診断
しかし、本人にとっては辛い症状。なにか悪い病気では？　と心配になる
不安が高まる
このような不安の高まりがストレスを増強することになり、ますます症状が悪化する

ことがよくあります。

体に原因がみつからないときは、生活全般を見渡して、ストレスを生み出す状況がないか、チェックしてみるといいでしょう。

### その痛みはストレスのせい？

しかし、実際に腰に痛みを感じていたり、めまいを感じたりしている本人は、それがストレスによる症状だということを、なかなか納得できません。

どうしても身体的な原因を求め、いくつもの病院や診療所を渡り歩いてしまいがちです。

もちろん、身体的な異常がないことを確認しておくことは大切ですが、身体的な原因がみつからないときには、ストレスに目を向けてみてください。

Chapter 6.
10

# ストレスで起こるうつ病が増加している

Stress Control

## 反応性うつ病の起こり方

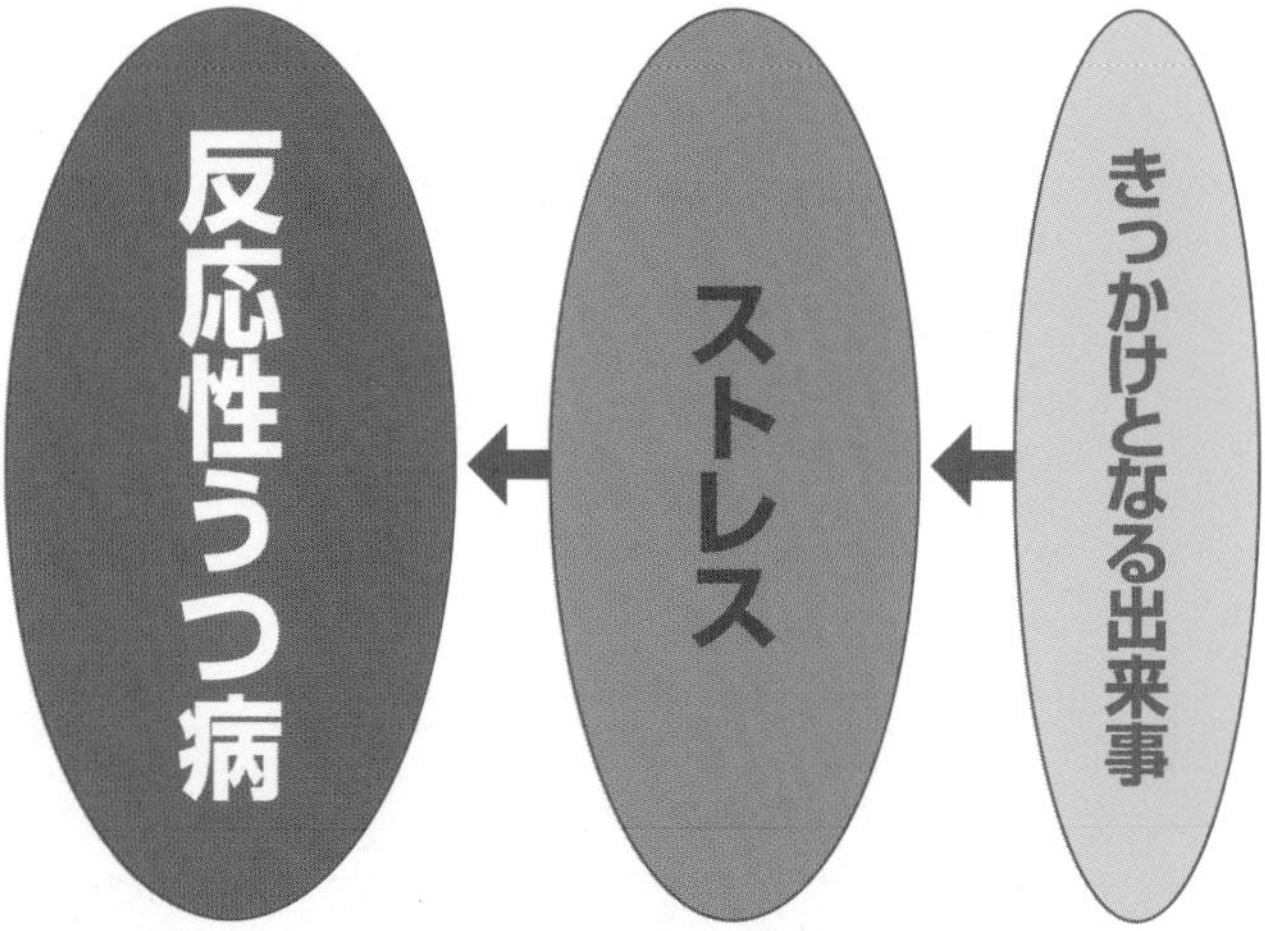
きっかけとなる出来事
ストレス
反応性うつ病

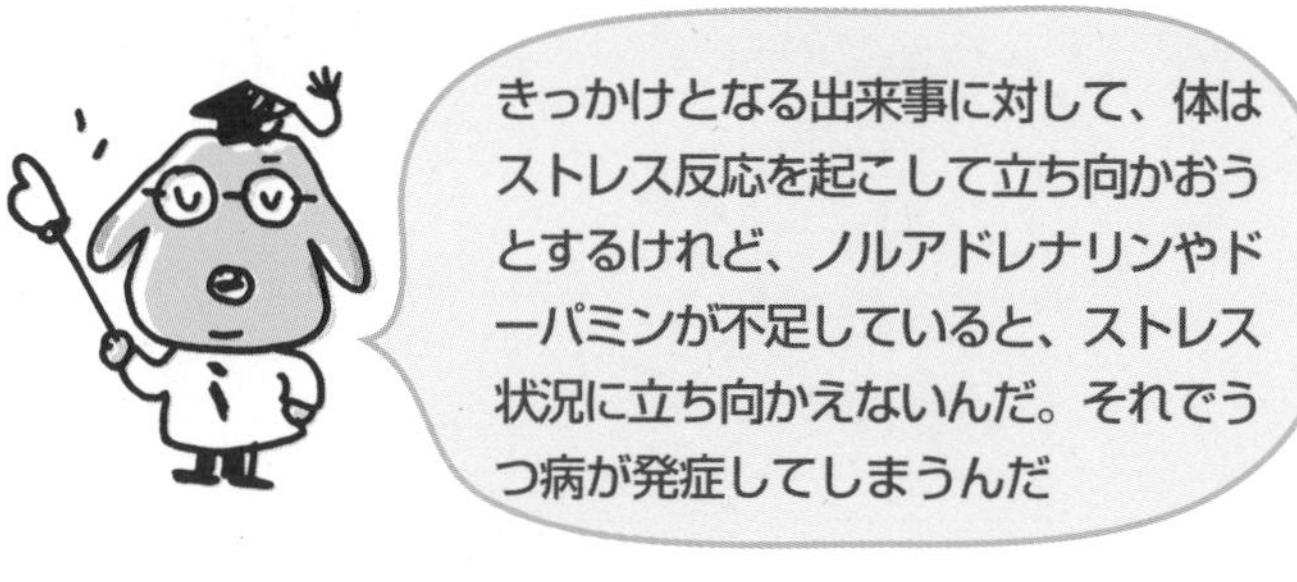
きっかけとなる出来事に対して、体はストレス反応を起こして立ち向かおうとするけれど、ノルアドレナリンやドーパミンが不足していると、ストレス状況に立ち向かえないんだ。それでうつ病が発症してしまうんだ

うつ病は「心のかぜ」と呼ばれます。かぜのような感染症ではないので、人にうつることはありませんが、誰もがかかる可能性がある心の病気ということで、そう呼ばれているのです。

一生のうちに一度はうつ病になる人が、男性では15%、女性では15~20%もいるといわれています。うつ病は決して特別な病気ではありません。

うつ病にはいくつかのタイプがありますが、最も多いのは、なにかきっかけとなる出来事があり、それがストレスとなって発症する

## うつ病の原因となる出来事

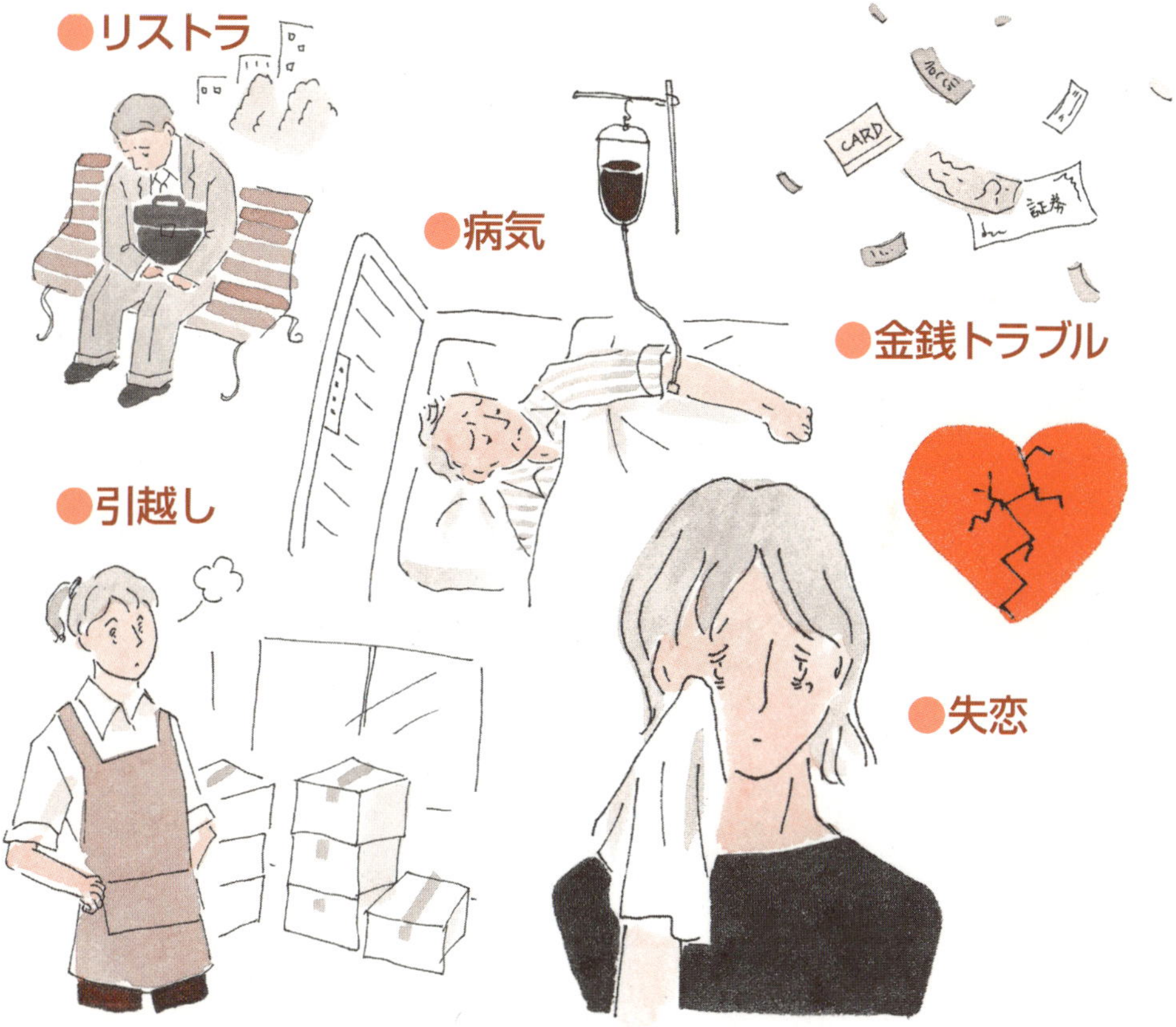
●リストラ
●病気
CARD
証券
●金銭トラブル
●引越し
●失恋

うつ病です。このようなうつ病を、反応性うつ病といいます。

### ストレスと戦えないときもある

きっかけとなる出来事は、実にさまざま。ストレスを感じる出来事なら、うつ病の原因になる可能性があります。

ストレスが加わると、脳の神経細胞が放出するノルアドレナリンやドーパミンといった神経伝達物質が増えます。それによって、ストレス状況に立ち向かっていく態勢を整えるのですが、うつ病になる人たちは、これらの物質が不足した状態になっています。

そのため、ストレスと戦うことができず、気分が落ち込む、なにもやる気になれない、といった症状が現れてくるのです。

Chapter 6.

# 11 ストレスシンドロームはうつ症状を伴う

Stress Control

## スーパーウーマン症候群

職場では男性に負けずにがんばり、家庭では妻として母として完璧でいようとする女性が、ストレスを抱え込みすぎてうつ状態に陥る

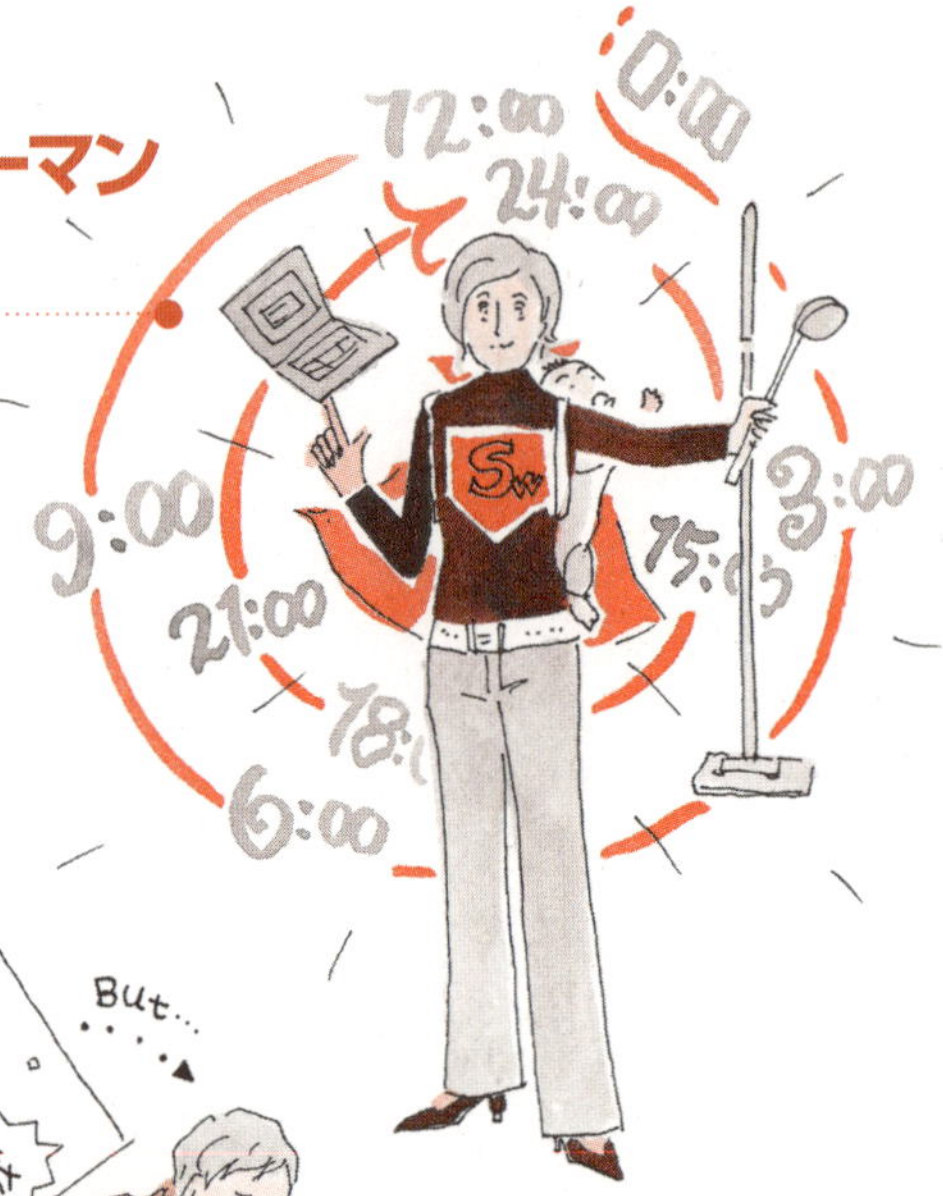


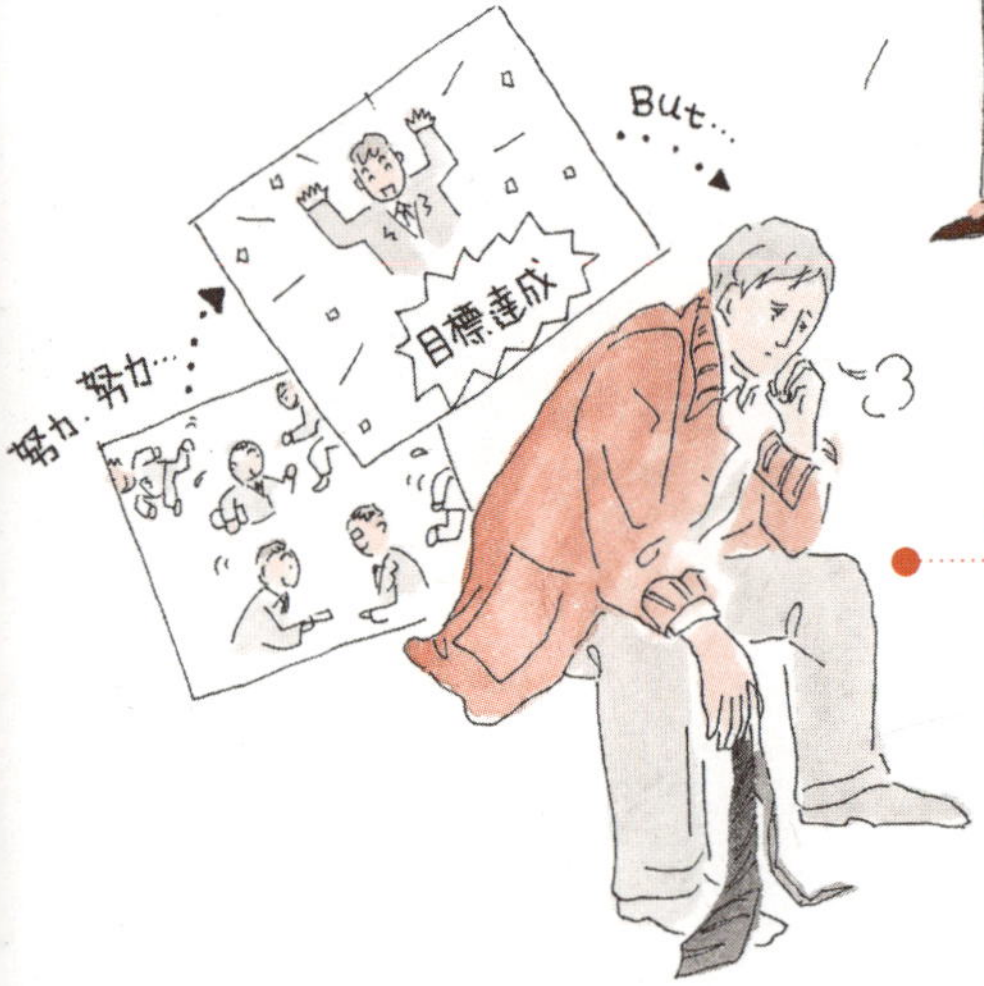


## 燃えつき症候群

がむしゃらにがんばって地位を手に入れたり、仕事をやりとげたときに起こる。達成感とともに、心にぽっかりと穴が空いたように感じられ、意欲が失せる

ここにあげるストレスシンドローム（ストレス症候群）は、いずれも正式の病名ではありません。

ある特定の原因がストレスとなり、うつ病や抑うつ状態になる人が多いため、原因から分類して、このような呼び名がつけられているのです。

原因を象徴的に表現した病名がつけられているため、同じような状況を抱えている人は、「自分は大丈夫だろうか……」と考えます。

これは、うつ病の早期発見に役立つのですが、あなたは大丈夫ですか？

## 昇進うつ病

昇進で職場環境がかわったり、責任が重くなることで起こる。周囲には喜ばしいことにみえても、本人にはそれがストレスになる

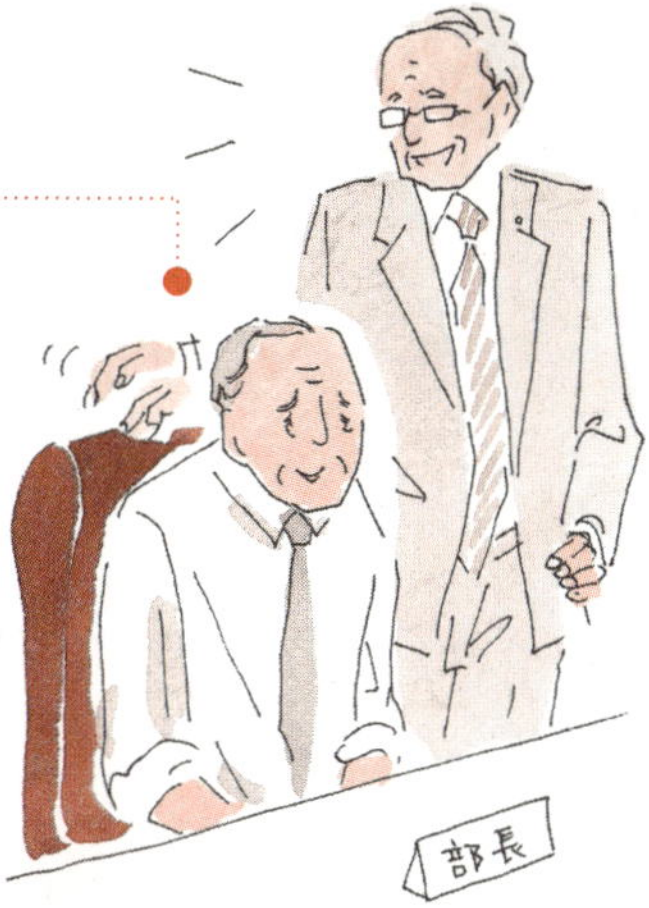


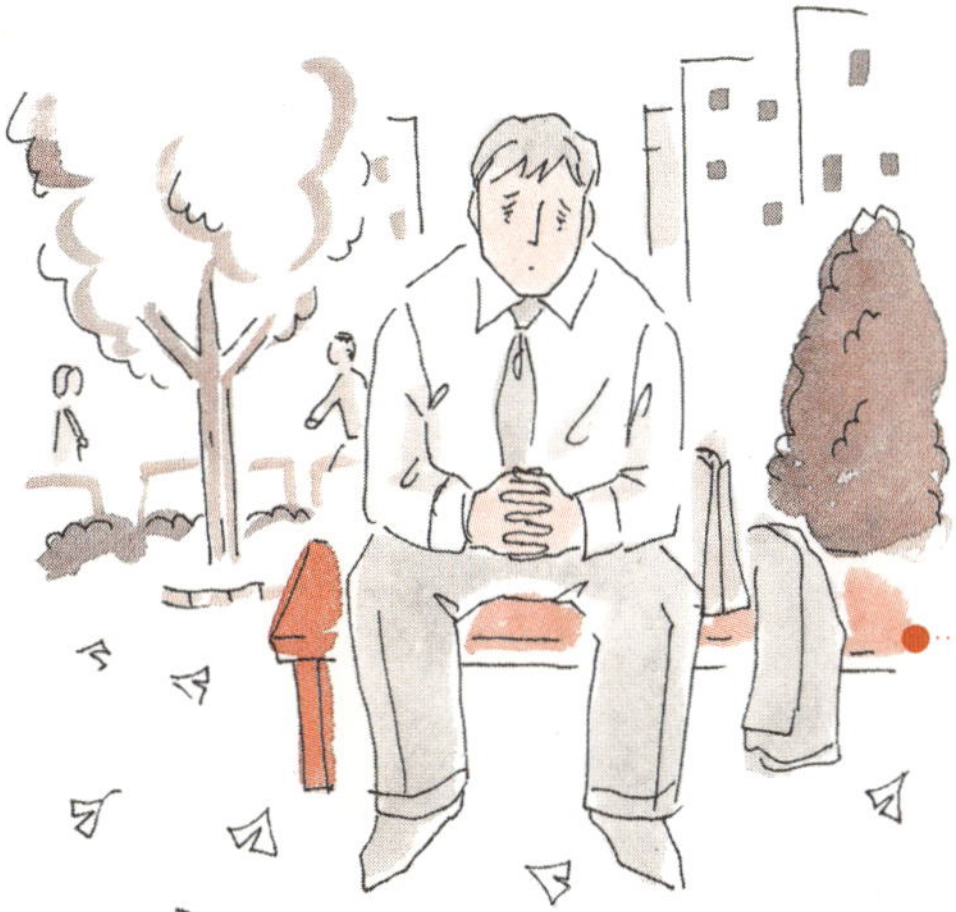

## 出社拒否症

会社でのストレスが原因となり、出社しようとすると身体的な不調が起こる。いこうと思うのに、どうしてもいけず苦しむ

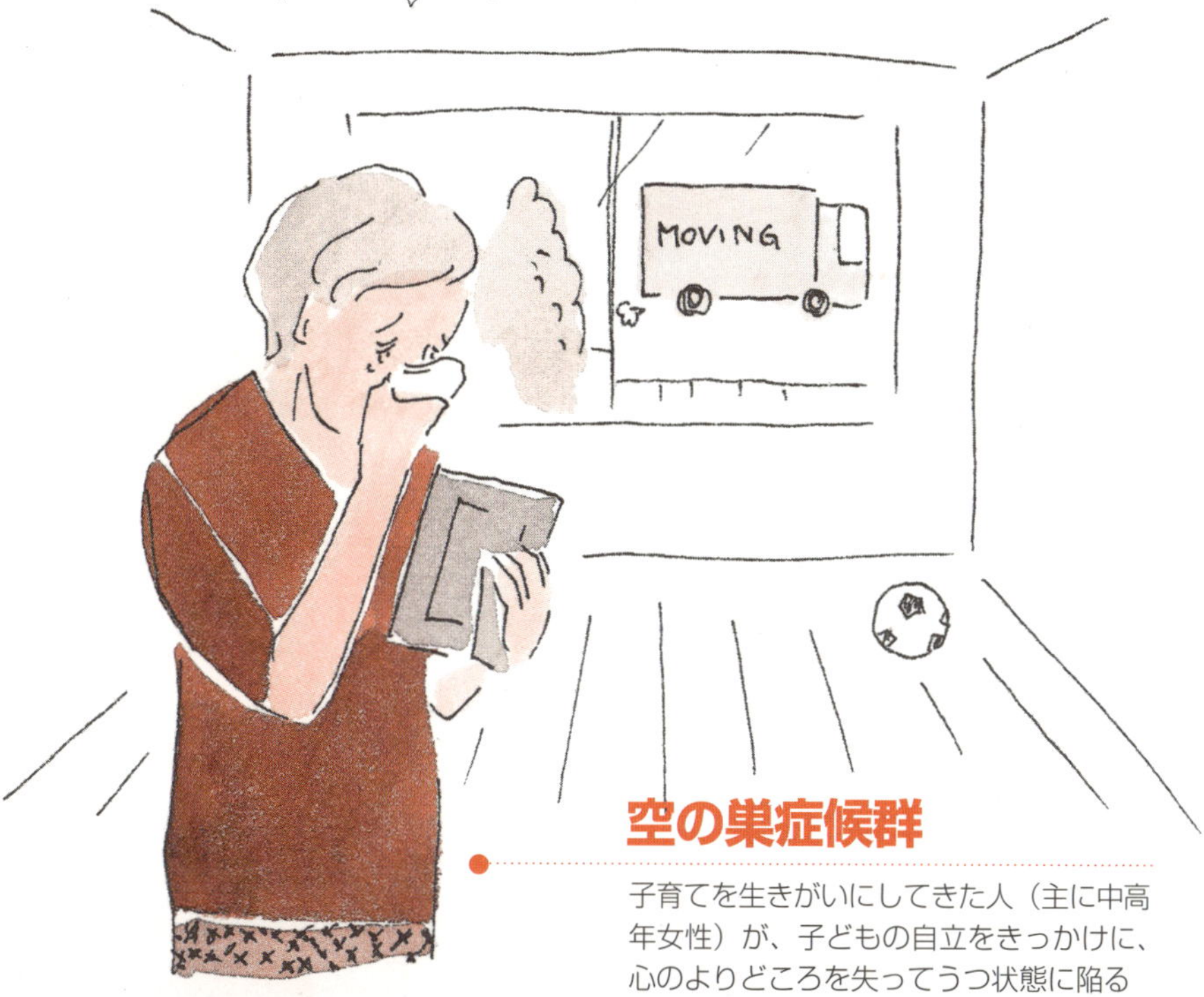


## 空の巣症候群

子育てを生きがいにしてきた人（主に中高年女性）が、子どもの自立をきっかけに、心のよりどころを失ってうつ状態に陥る

Chapter 6.
12

# うつ病では3つの症状が現れる

Stress Control

感情に現れる症状

- ゆううつな気分
- 暗く沈みこむ
- 涙もろくなる
- 朝は特に気分が晴れない
- 不安感がある
- 焦燥感がある

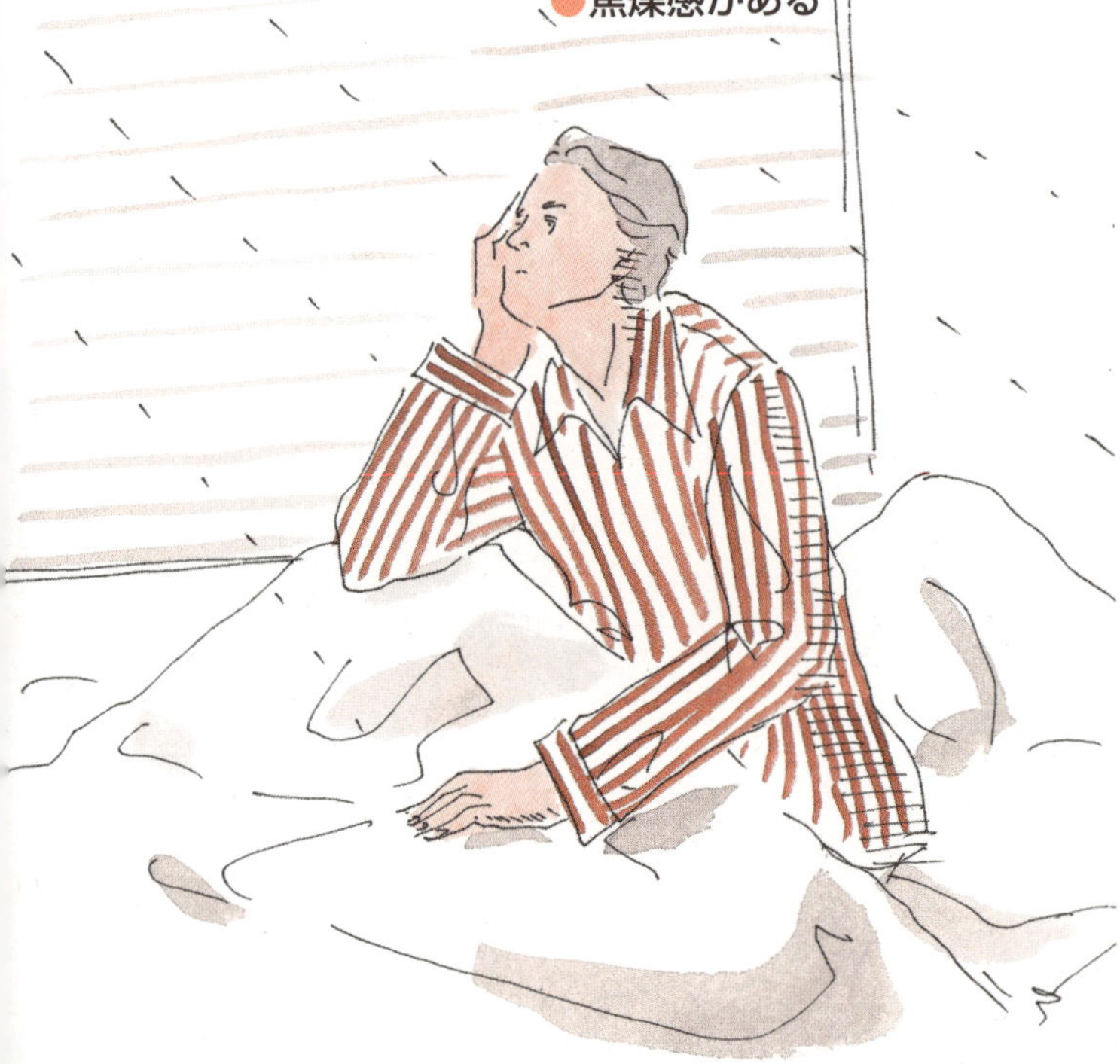

うつ病というと、ゆううつな気分になる病気、と考える人が多いのではないでしょうか。もちろん、それは間違いではありません。

しかし、うつ病で現れる症状は多岐にわたっています。ゆううつな気分だけだと思っていると、うつ病を見逃すことになりかねません。

うつ病の症状を3つに分類し、具体的な症状を上にあげました。

ストレスが気になっている人は、自分にこれらの症状が現れていないかどうか、注意しているといいでしょう。

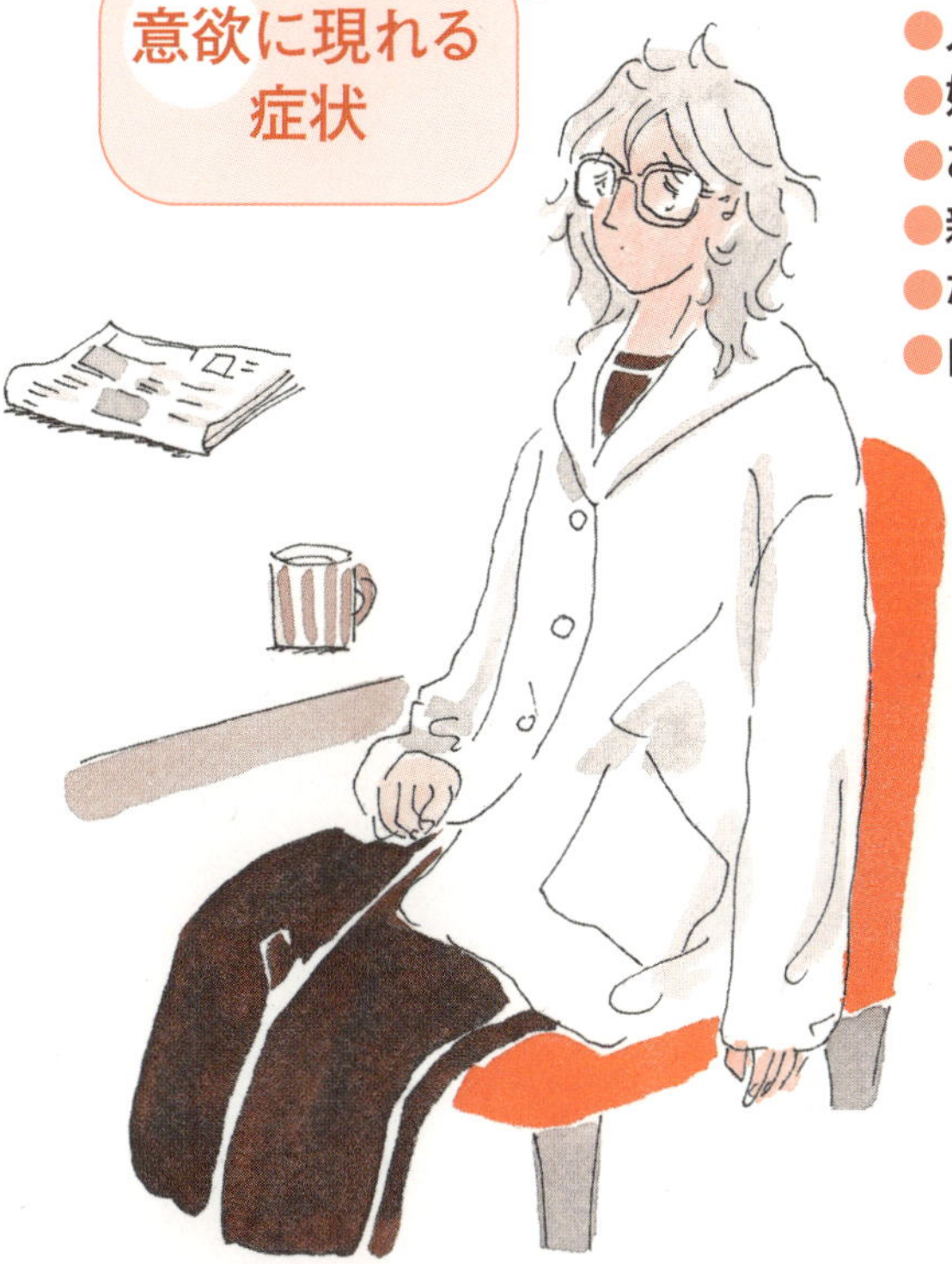

**意欲に現れる症状**

- 仕事（勉強）をやる気になれない
- 人と話をしたくない
- 好きだったことに関心がなくなる
- おしゃれや化粧に無頓着になる
- 新聞やテレビに興味がわかない
- なにをするのもおっくうになる
- 自殺をしたいと思う

**体に現れる症状**

- だるい、疲れやすい
- 眠れない
- 食欲がない
- 性欲が低下する
- 食べ物をおいしく感じない

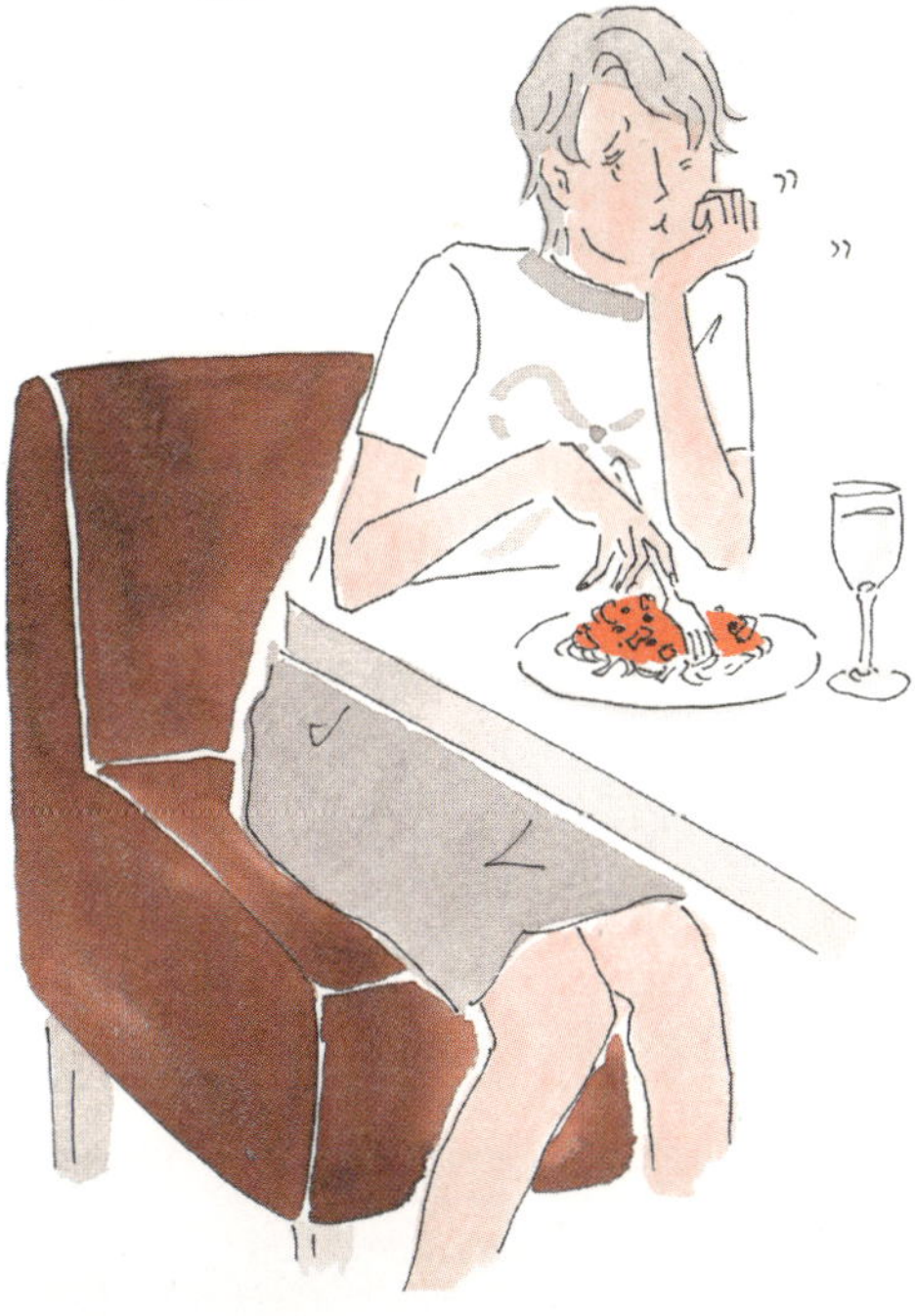

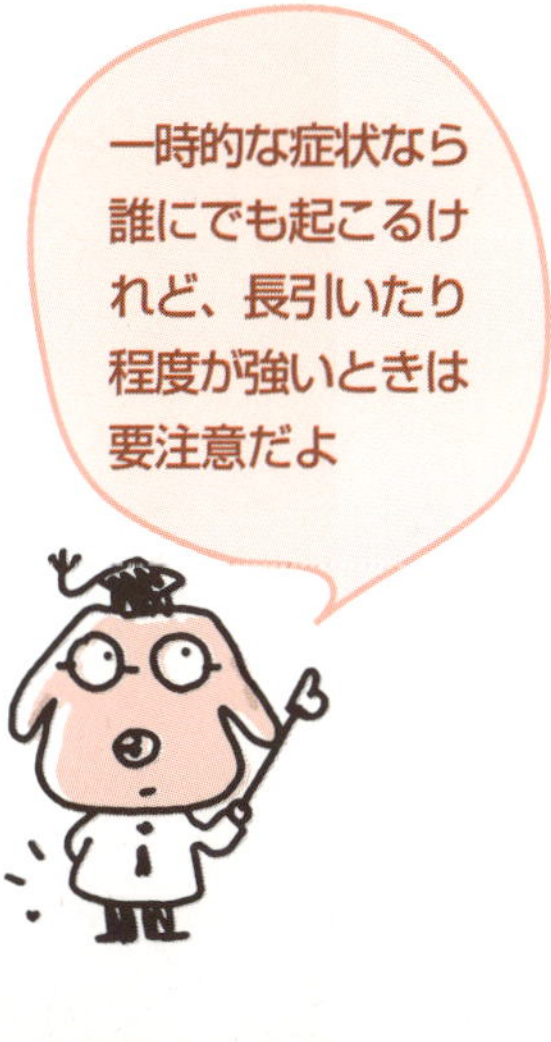
一時的な症状なら誰にでも起こるけれど、長引いたり程度が強いときは要注意だよ

# 13 こんな人がうつ病になりやすい



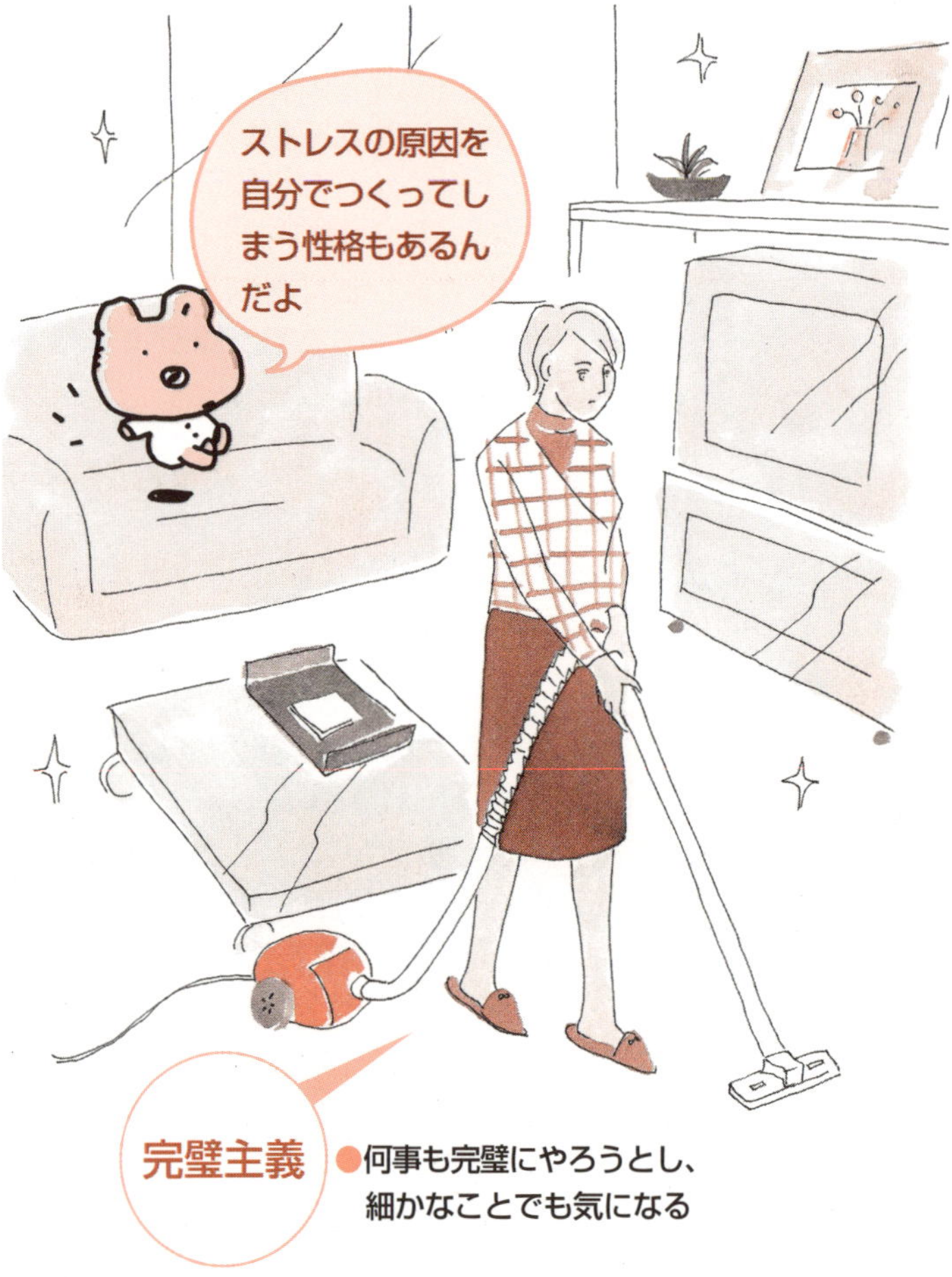
ストレスの原因を自分でつくってしまう性格もあるんだよ
完璧主義
●何事も完璧にやろうとし、細かなことでも気になる

心の病気は性格と密接な関係をもっていることが多いのですが、うつ病も例外ではありません。ここに示したような「うつ病になりやすい性格」が特に知られています。

うつ病の多くはストレスによって引き起こされるので、うつ病になりやすい性格は、自らストレスを生み出してしまう性格であり、ストレスに弱い性格でもあります。

自分の性格がどれかにあてはまる人は、うつ病を防ぐためにも、ストレス対策に取り組むべきでしょう。

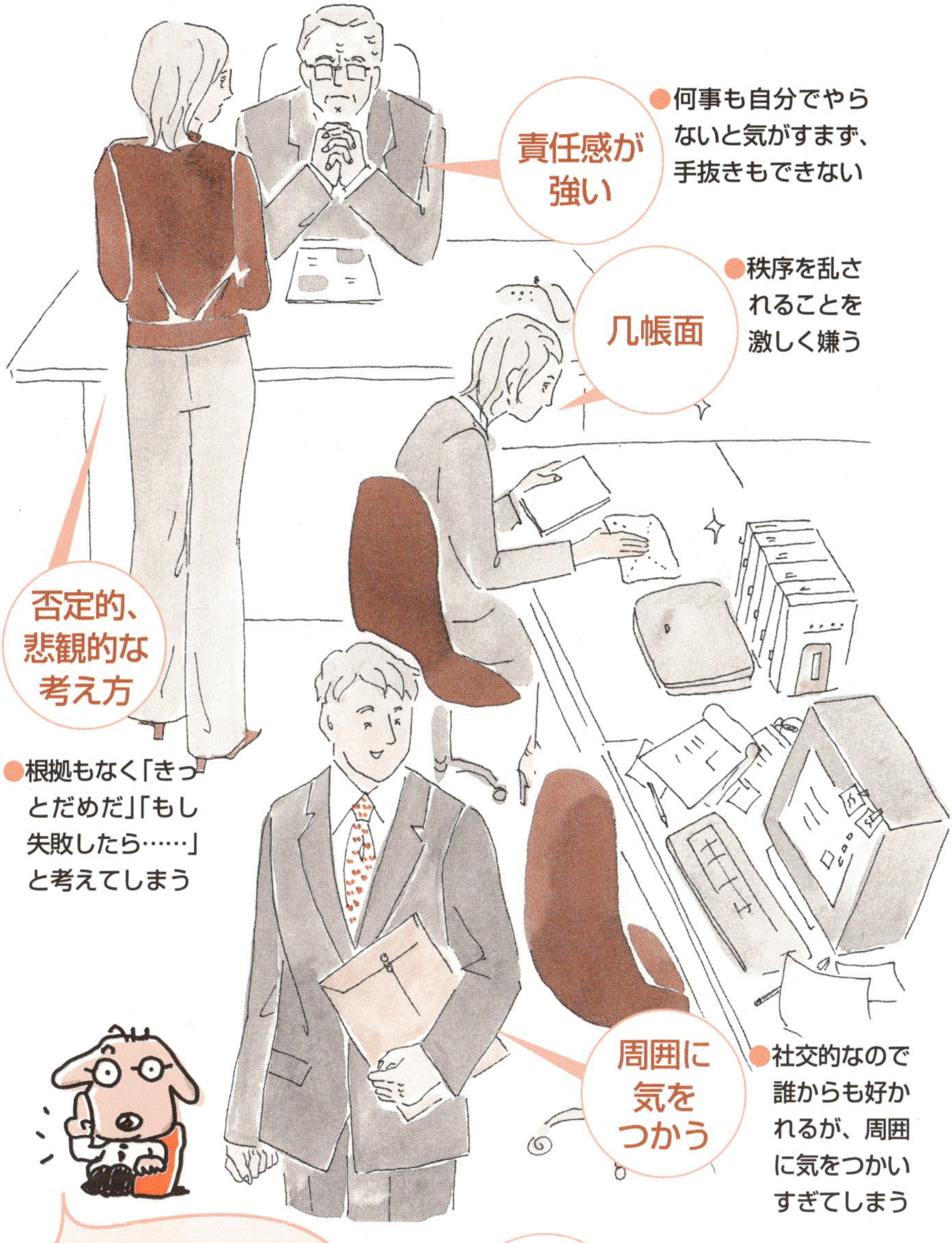
責任感が強い
●何事も自分でやらないと気がすまず、手抜きもできない
几帳面
●秩序を乱されることを激しく嫌う
否定的、悲観的な考え方
●根拠もなく「きっとだめだ」「もし失敗したら……」と考えてしまう
周囲に気をつかう
●社交的なので誰からも好かれるが、周囲に気をつかいすぎてしまう

これらの性格はどれも社会的には好まれることが多い。でも実は弱さやもろさが隠れているんだ

**ほかにもこんな人がなりやすい**

- 他人の評価が気になる
- 生真面目
- 仕事熱心で仕事を抱え込むなど

Chapter 6.

14

# うつ病を招く「心の疲労度」自己診断チェックテスト

Stress Control

## 心の疲れがたまったときが危ない

思い悩むより、どの程度疲れているのか把握してストレス対策に取り組もう。仲間とチェックし合うのもいい

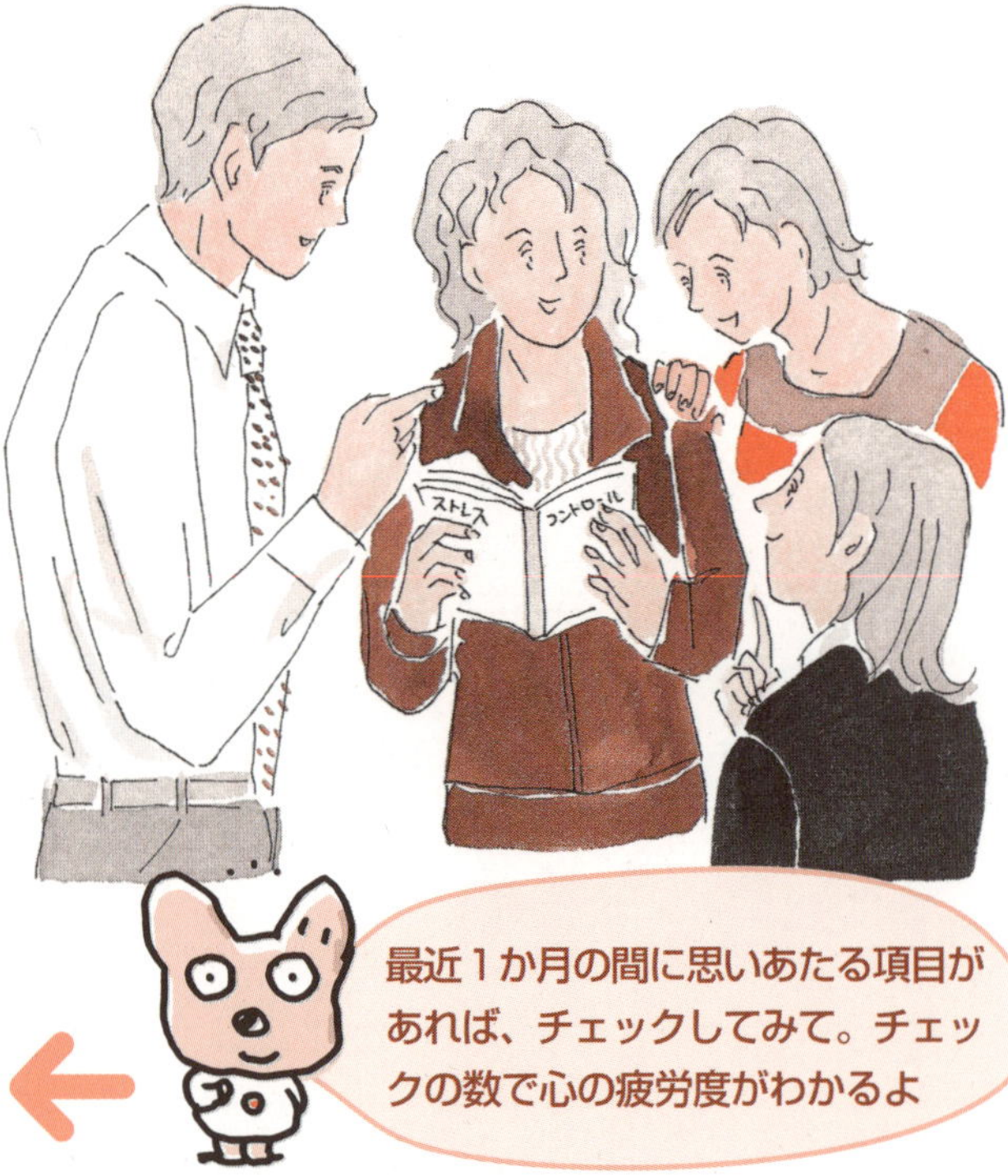


最近１か月の間に思いあたる項目があれば、チェックしてみて。チェックの数で心の疲労度がわかるよ

ストレスは心と体を疲れさせます。しかし、ストレスが加わったからといって、すぐに心や体が病気になってしまうわけではありません。

疲れているぞと警告を発する時期があり、なんとか抵抗しようとする時期があり、そしてついに疲れきってしまうのです。うつ病が発症するのはそんなときなのです。

さて、あなたの心はストレスによってどの程度疲労しているでしょうか。

左ページの診断テストで、心の疲労度をチェックしてください。

# check! あなたの心の疲労度 自己診断テスト

□のところにチェックしてね！（例：☑）
＊ チェックの合計数が、あなたの心の疲労度を判定します

| | | | |
|---|---|---|---|
| □ | 気分がゆううつですっきりしない | □ | 退職、退学を考えるときがある |
| □ | 仕事をやる気になれず疲れやすい | □ | 前のように仕事がはかどらない |
| □ | 些細なことでいらいらする | □ | 判断力が鈍くなってきた |
| □ | 人の名前がときどき思い出せない | □ | 人と会うのがおっくうだ |
| □ | 将来に希望がもてない | □ | 異性に関心がもてない |
| □ | 最近、気分が晴れない | □ | 昔はよかったと思う |
| □ | １日の終わりに充実感がない | □ | 人生の先がみえた気がする |
| □ | 大声で笑うことが少ない | □ | 老後の生活がとても心配だ |
| □ | １人で考え事をすることが増えた | □ | 自分は役立たずだと思う |
| □ | 涙もろくなってきている | □ | 死にたいと思うことがある |

あなたのチェックの合計数は、　　　点です
※チェック１個につき１点で計算してください

| あなたの心の疲労度 | |
|---|---|
| 0～5点 | あなたは**正常◎**です |
| 6～10点 | あなたは**まあまあ正常○**です |
| 11～15点 | あなたは**疲労予備軍△**です |
| 16～20点 | あなたは**疲労状態▲**です |

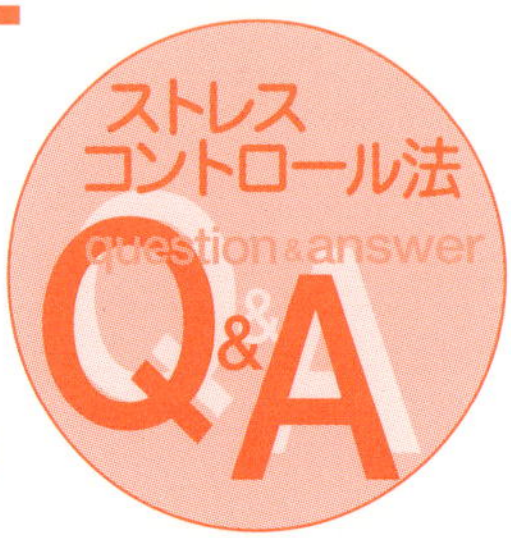
ストレス
コントロール法
question & answer
Q&A

## Q　なにもする気が起きません。なまけているだけ？それとも病気ですか？

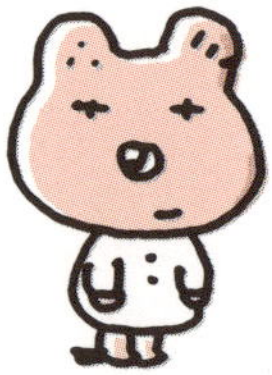

## A　仕事や日常生活に支障が出るようなら病気の可能性がある

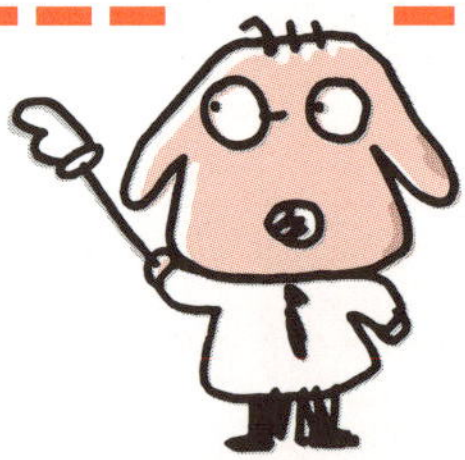

**生徒**　ストレスを感じながら仕事を続けてきたのですが、最近、ぼんやりしていることが多くなりました。やらなければいけない仕事はたくさんあるのに、なにもする気になれなくて……。
周囲からはなまけていると言われるし、自分でもこのままではいけないと思うけど、どうにもならないんです。

**先生**　周囲の人からはなまけているようにみえても、実は心の病気が原因になっていることもあるからね。それを見落とさないようにしないと。

**生徒**　心の病気で仕事が停滞してしまうことってあるんですか。

**先生**　もちろんあるさ。たとえば、うつ病で抑うつ感が強くなれば、なにかをしようという気力がわいてこないからね。気分が落ち込んだり、毎日の生活や仕事に苦痛を感じたりする場合には、軽症かもしれないけれど、心の病気にかかっていると考えていい。
症状が軽い場合には、自然と回復するのを待つこともできるけど、日常生活や仕事に支障が出ているようなら、きちんと治療を受ける段階といえそうだな。

**生徒**　そうか、なまけていたわけではなくて、心の病気のために、行動面に影響が出ていたんですね。

**先生**　自分を責めるより、治療を受けるべきだろうね。

Chapter7.

# 第7章

# カウンセリングを受けて心を救う

ストレスに負けそうになったら、1人で苦しんでいないで、専門家の力を借りたほうがいいでしょう。カウンセラーはあなたの話を聞き、あなたの辛さや苦しみをすべて受け入れ、あなたが立ち直るための手助けをしてくれます。

Chapter 7. 1

# ストレスに負けそうになったら専門家の力を借りる

Stress Control

## 気軽に受けたいカウンセリング

心の病気の治療
↓
精神療法 / 薬物療法

●カウンセリング

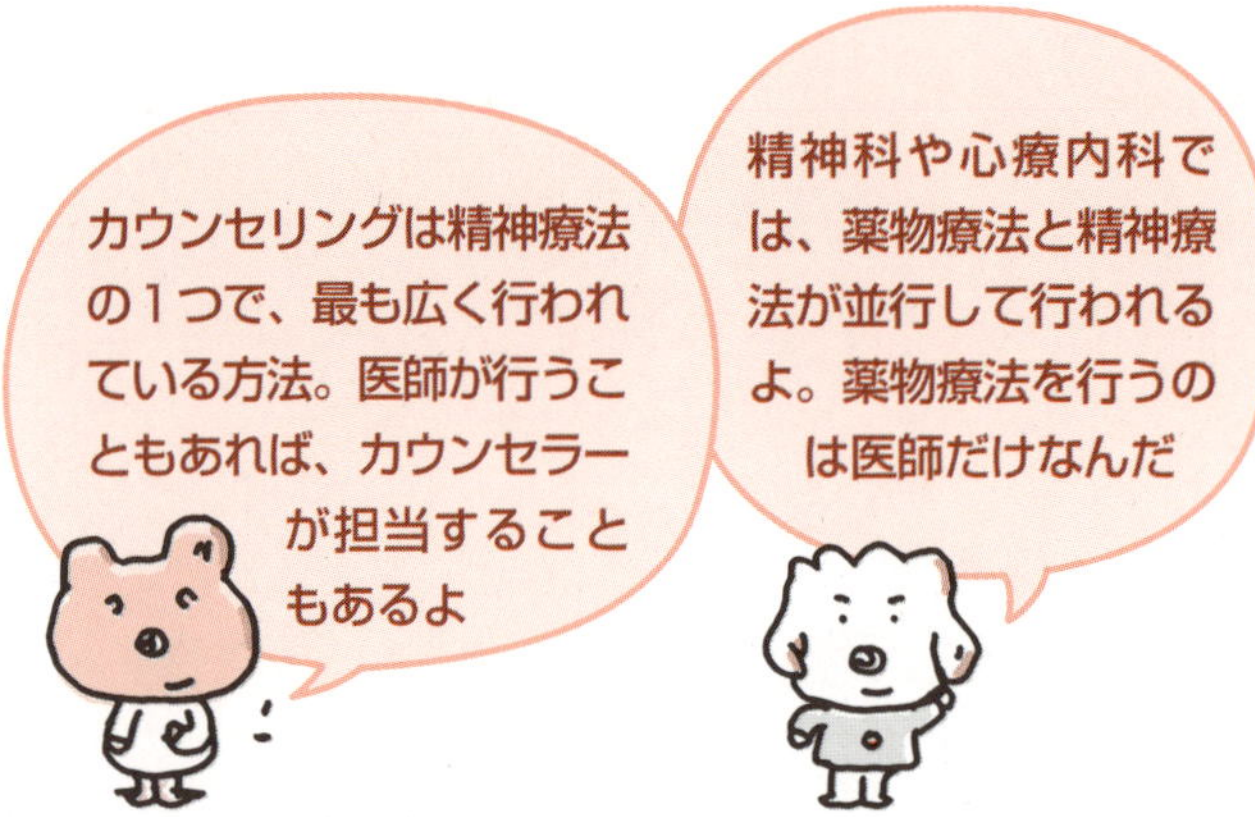
カウンセリングは精神療法の1つで、最も広く行われている方法。医師が行うこともあれば、カウンセラーが担当することもあるよ
精神科や心療内科では、薬物療法と精神療法が並行して行われるよ。薬物療法を行うのは医師だけなんだ

体の具合が悪くなれば病院で治療を受けるのが普通ですが、心の問題となると、自分自身で抱え込んでしまう人が多いようです。しかし、ストレスで心の具合が悪くなってきたようなときには、早めに専門家の力を借りる必要があります。

心の病気の治療には、薬物療法と精神療法とがあり、精神療法の重要な部分を占めるのがカウンセリングです。

### カウンセラーは応援団

カウンセリングでは、相談者の

## 話を聞いてもらって自分に気づく

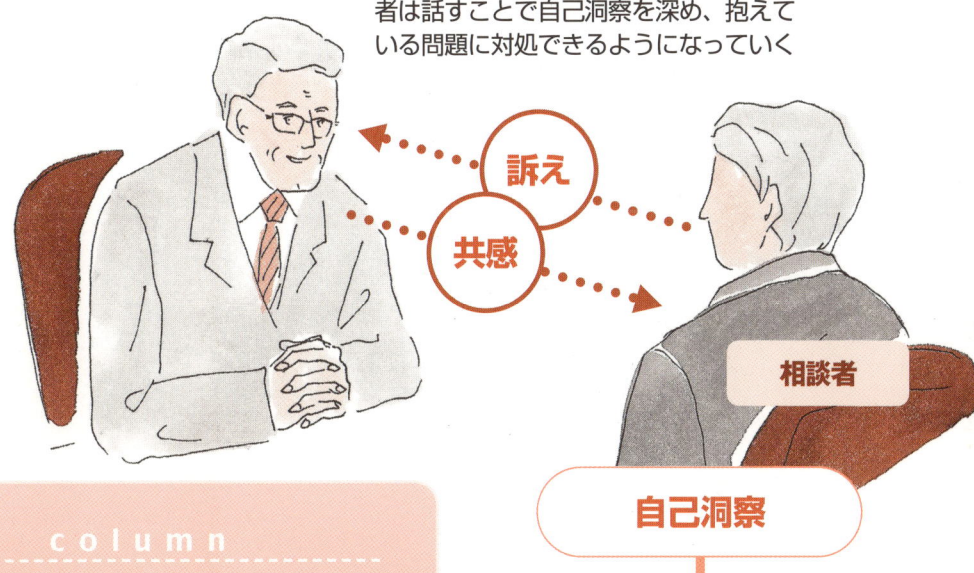

カウンセラーの仕事は、相談者の話を聞き、それに対する共感を示すこと。相談者は話すことで自己洞察を深め、抱えている問題に対処できるようになっていく

自己洞察

↓

人間的成長

悩みや症状そのものを直接解消することよりも、相談者自身の精神的な自立や成長をうながすことに目標が置かれます。たとえば、ストレスに負けそうになっている相談者に「自分にはストレスに対処していく力があるのだ」と気づいてもらうようにします。

その手助けをするのが、カウンセラーの仕事なのです。

column

### カウンセラーもいろいろある

カウンセラーは、カウンセリングを通じて、心の病気を予防したり治療したりする仕事をするんだ。

臨床心理士、産業カウンセラー、学校カウンセラーなど、いろいろな資格があるけれど、今のところ、カウンセラーの国家資格はない。専門的な勉強をしたうえで、学会や団体が出しているカウンセラーの資格を取得して、カウンセリングの仕事を始めるんだよ。

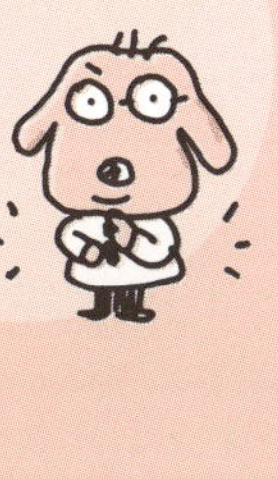

Chapter 7.
2

# 「こうしなさい」とアドバイスするのはカウンセリングではない

Stress Control

## 考え方や行動パターンをかえる

心の問題を抱え込みやすいのは、マイナス思考の人。そのような原因に気づかせ、マイナス思考からプラス思考へ自ら修正させることが、カウンセリングの目標

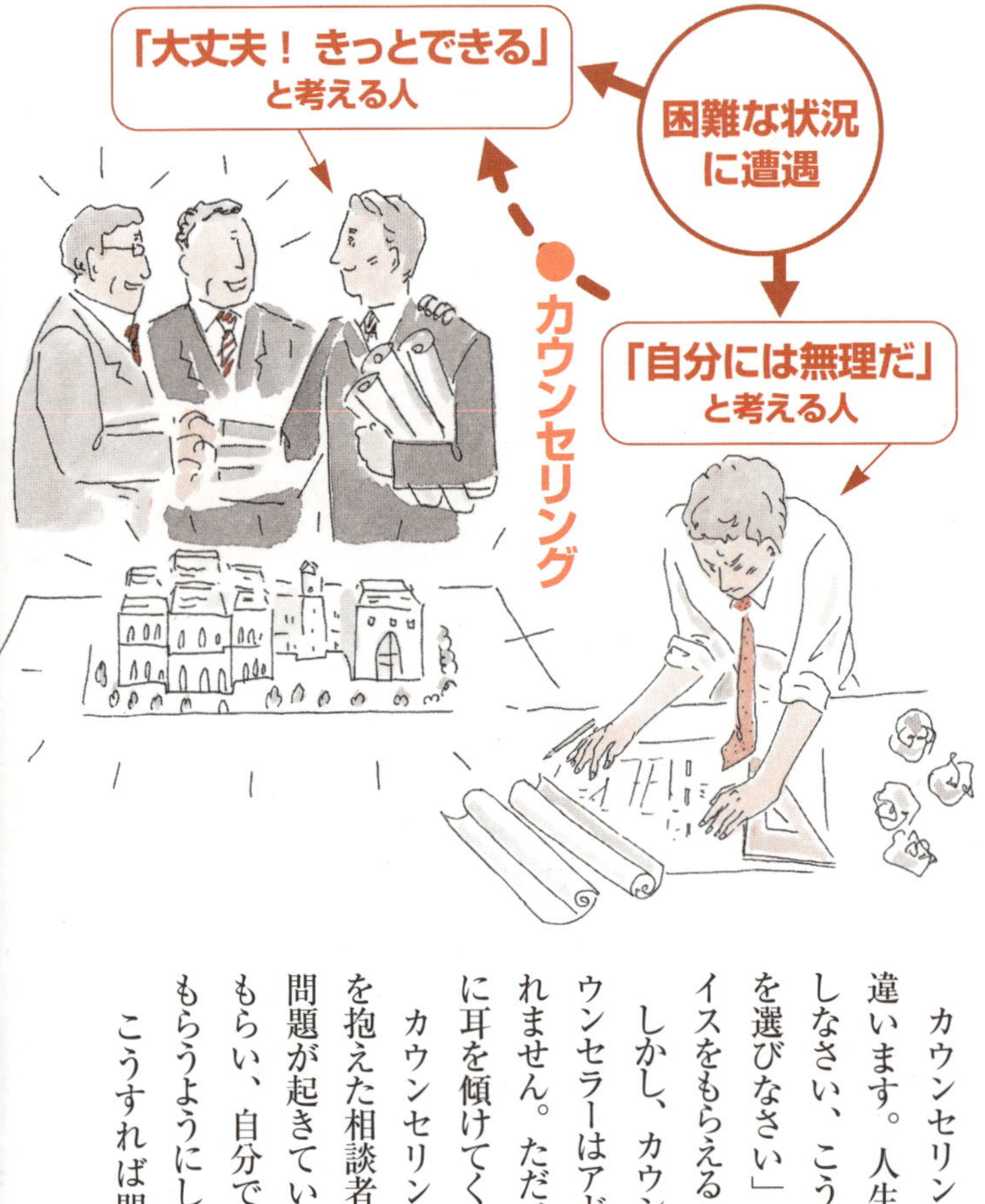

「大丈夫！ きっとできる」と考える人
困難な状況に遭遇
カウンセリング
「自分には無理だ」と考える人


カウンセリングは人生相談とは違います。人生相談では、「ああしなさい、こうしなさい、こちらを選びなさい」と具体的なアドバイスをもらえるのが普通でしょう。しかし、カウンセリングでは、カウンセラーはアドバイスなどしてくれません。ただ、共感をもって話に耳を傾けてくれるだけです。

カウンセリングでは、心の問題を抱えた相談者自身に、どうして問題が起きているのかに気づいてもらい、自分でそれを乗り越えてもらうようにします。

こうすれば問題が解決します

## 問題を乗り越えることが自信に

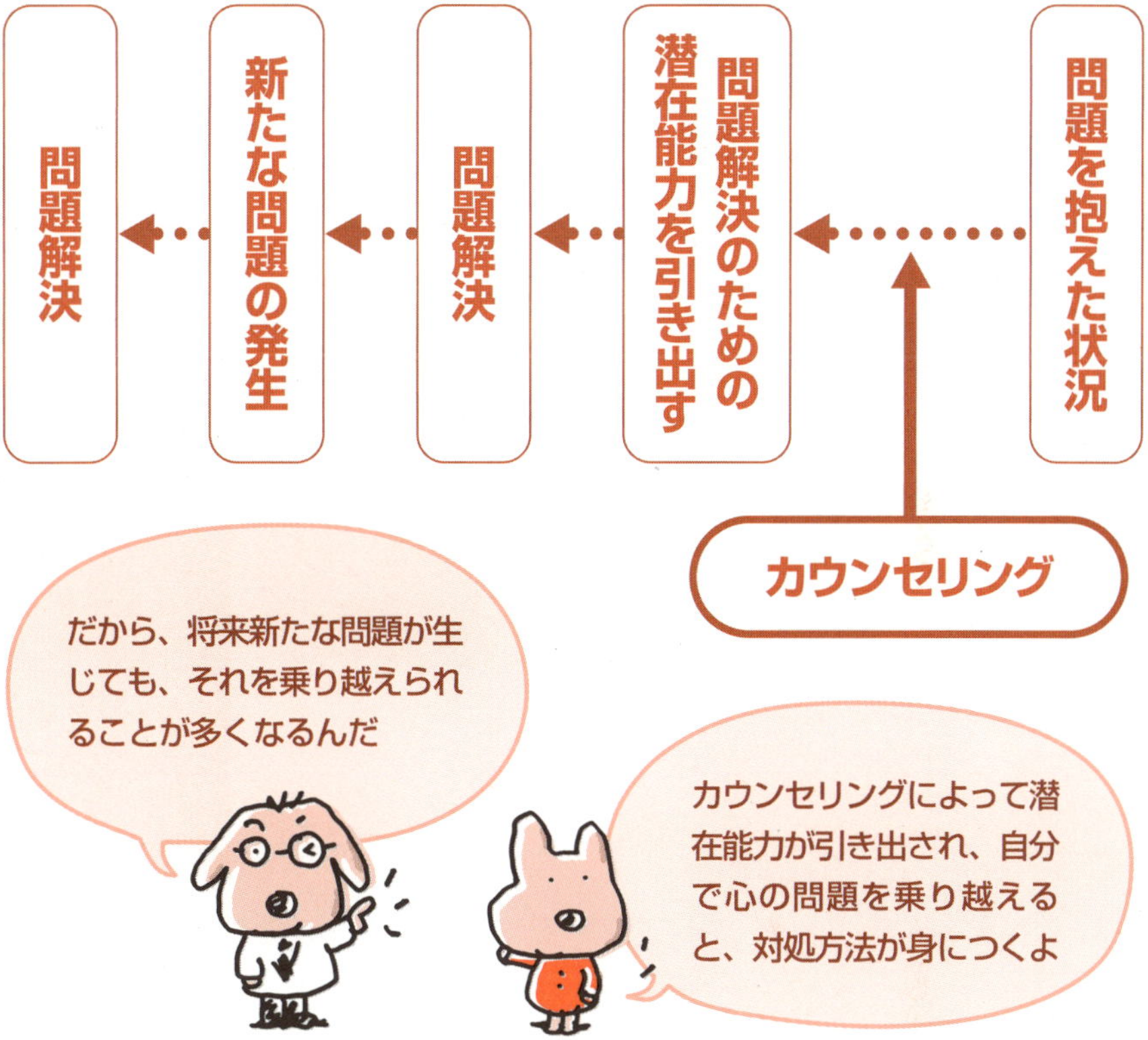
問題を抱えた状況
問題解決のための潜在能力を引き出す
問題解決
新たな問題の発生
問題解決
カウンセリング
だから、将来新たな問題が生じても、それを乗り越えられることが多くなるんだ
カウンセリングによって潜在能力が引き出され、自分で心の問題を乗り越えると、対処方法が身につくよ

よ、と教えるわけではありません。

### 気づくことができる場

たとえば、本人のものの考え方や行動パターンが原因になっているのであれば、本人がそれに気づくのを待ちます。

何回か面接を重ねていくうちに、なにが問題なのかが明確になり、自分で考え方や行動パターンを修正していけるようになります。カウンセラーはその手助けをするのです。

つまり、相談者の心の問題を解決していくために、相談者自身も気づいていなかった潜在能力を引き出すのが、カウンセラーの重要な仕事といえます。

相談者は精神的に成長し、心の問題を乗り越える能力を身につけることになります。

Chapter 7.
3
# カウンセリングを受けられる場が増えている

Stress Control

## 心の病気かも？と心配になったら

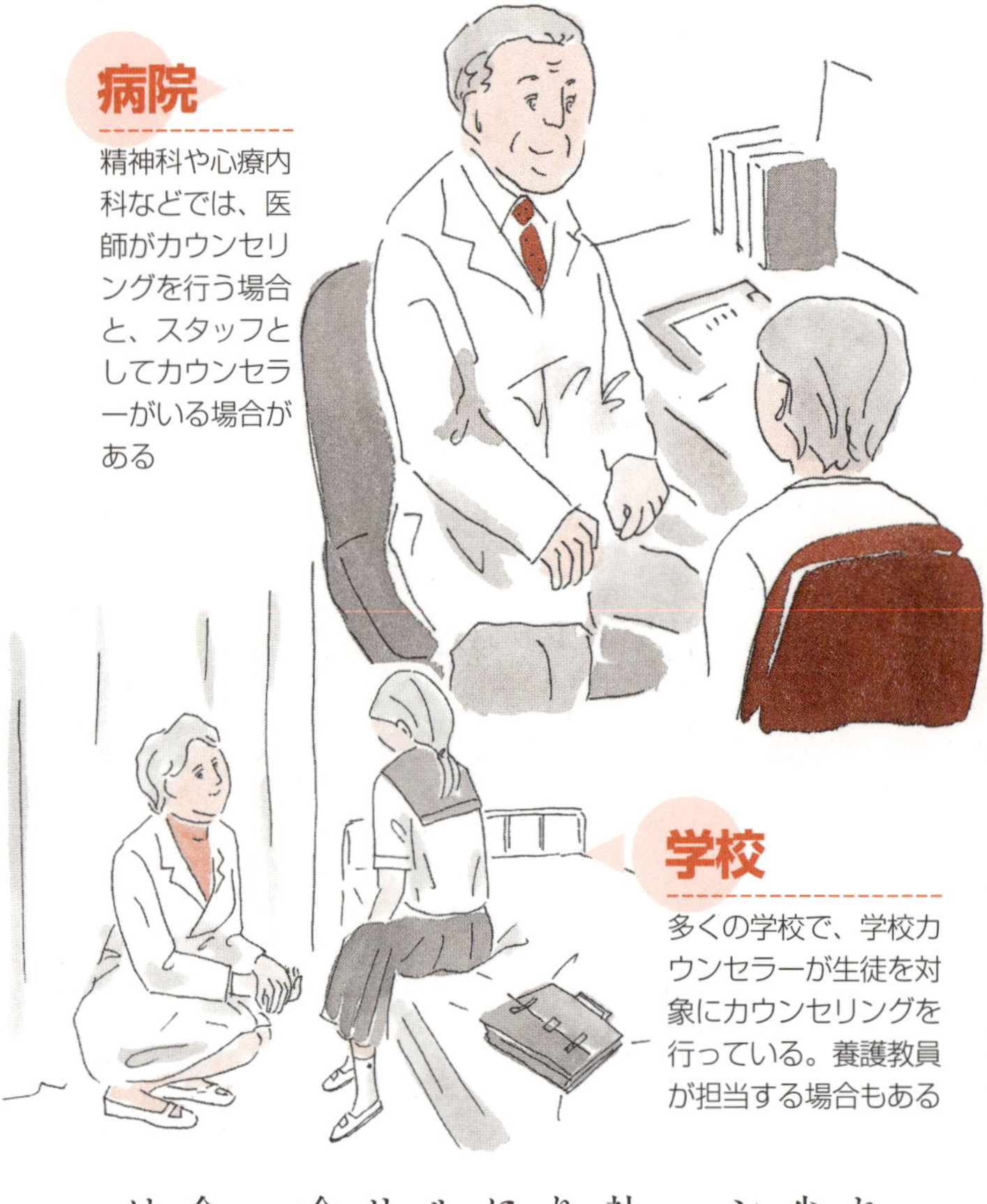
病院
精神科や心療内科などでは、医師がカウンセリングを行う場合と、スタッフとしてカウンセラーがいる場合がある
学校
多くの学校で、学校カウンセラーが生徒を対象にカウンセリングを行っている。養護教員が担当する場合もある

どこでカウンセリングを受けられるのかわからない、という人が少なくありません。しかし、カウンセラーはあなたの身近にいます。

会社勤めをしている人なら、会社にカウンセラーがいる場合があります。どの企業でもというわけにはいきませんが、職場のメンタルヘルス向上のために、カウンセリングが受けられる態勢を整えた企業が増えていることは確かです。

会社に原因がある心の問題を、会社のカウンセラーに相談するのは抵抗がある人もいるでしょう。

しかし、カウンセリング内容に

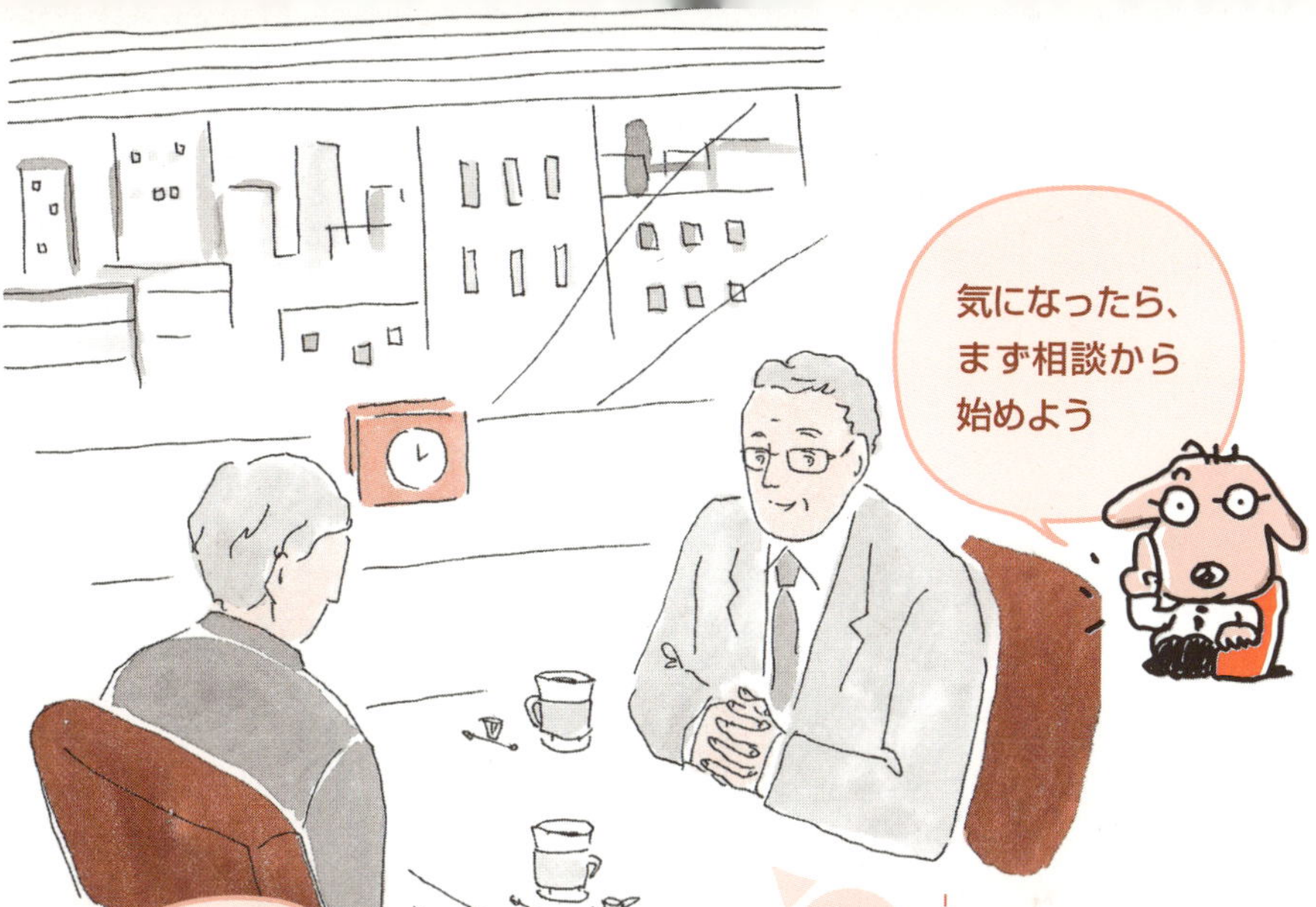

気になったら、まず相談から始めよう


**企業** カウンセリングが受けられる態勢を整えた企業も増加

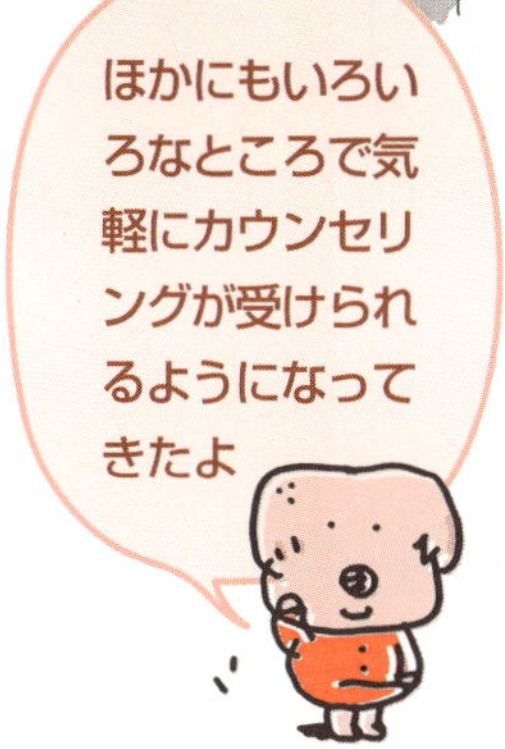

ほかにもいろいろなところで気軽にカウンセリングが受けられるようになってきたよ


**・精神保健福祉センター**

各都道府県と政令指定都市の一部に設置され、住民のカウンセリングを受け付ける

**・保健所**

相談日を設けてカウンセリングを行っているところが多い。電話相談を行っているところも

**・民間のカウンセリング施設**

カウンセラーが開業している施設。「○○カウンセリングルーム」「○○精神分析オフィス」「○○心理研究所」など名称はさまざま

関しては、厳密に秘密が守られるので心配はありません。また、そのあたりに配慮して、社外のカウンセラーにカウンセリングを委託する企業も増えているようです。

## カウンセリングは時間をかけて

精神科や心療内科でもカウンセリングが行われていますし、カウンセリングだけを望むのであれば、民間のカウンセリング施設もあります。公的機関では、地方自治体の精神保健福祉センターや保健所でカウンセリングを行っているところがあります。

しっかりしたカウンセリングを行うには、1時間以上の時間が必要になります。そのため、カウンセリングの専門機関は、ほとんどが完全予約制を採用しています。

## 参考文献


『「あぶない心」どこが問題かわかる本』東京都精神医学総合研究所編　講談社

『「うつ」に陥っているあなたへ』野村総一郎監修　講談社

『EDは治療で治る病気』永尾光一監修　医学芸術社

『企業におけるストレス対応　―指針と解説―』中央労働災害防止協会

『きょうの健康』2003年5月号　NHK出版

『きょうの健康』2003年12月号　NHK出版

『きょうの健康』2004年2月号　NHK出版

『NHK現代日本人のストレス』日本人のストレス実態調査委員会編著　NHK出版

『心のストレス病』河野友信著　PHP研究所

『これだけは知っておきたい胃と腸の病気』木村健総監修　NHK出版

『職場のメンタル・ヘルス』内山喜久雄・小田晋編　有斐閣

『睡眠の不思議』井上昌次郎著　講談社

『図解　初めての禅』ひろさちや編著　主婦と生活社

『「生体リズム障害」がわかる本』大川匡子・深田信二・高橋清久著　農山漁村文化協会

『パワー・スリープ　快眠力』ジェームズ・B・マース著　井上昌次郎監訳　三笠書房

『不眠で悩む人に』井上昌次郎・大川匡子監修　NHK出版

『免疫力を鍛えるスーパー食事法』星野泰三監修　講談社

「事業場における労働者の心の健康づくりのための指針」2000年（厚生労働省）

「平成12年保健福祉動向調査の概況」（厚生労働省）

「平成14年労働者健康状況調査の概況」（厚生労働省）

「健康づくりに関する意識調査 平成8年度」（財団法人健康体力づくり事業財団）

「健康日本21」「休養・こころの健康づくり（睡眠）」（財団法人健康体力づくり事業財団）

**竹之内　敏**（たけのうち　さとし）

1965年鹿児島県生まれ。NTT情報流通基盤総合研究所カウンセラー。株式会社フィットネス アライアンス代表取締役。竹之内整体クリニック院長。健康運動指導士（厚生労働省）。日本市民スポーツ連盟評議委員。社会教育主事（文部科学省）。メンタルヘルスカウンセラー。人事院、NTT健康保険組合、JAL、日立製作所、日本中央競馬会などでストレスについて講演を実施。また、トライアスリートとしても活躍。

装幀　亀海昌次
装画　小野寺美恵
イラスト　秦野くみこ
　　ヨージ・ハタ
デザイン　オムデザイン（園田千草）
校正　黒石川由美
　　小村京子
編集協力　柄川昭彦
　　高野恵子
編集　鈴木恵美（幻冬舎）

**イラスト図解**
**治し方がよくわかる心のストレス病**

2004年5月25日　第1刷発行
2012年9月15日　第4刷発行

著　者　竹之内　敏
発行人　見城　徹
編集人　福島広司

発行所　株式会社 幻冬舎
〒151-0051　東京都渋谷区千駄ヶ谷4-9-7
電話　03-5411-6211（編集）　03-5411-6222（営業）
振替　00120-8-767643
印刷・製本所　株式会社 光邦

検印廃止


ISBN4-344-90057-X C2077
Printed in Japan
幻冬舎ホームページアドレス　http://www.gentosha.co.jp/
この本に関するご意見・ご感想をメールでお寄せいただく場合は、comment@gentosha.co.jpまで。